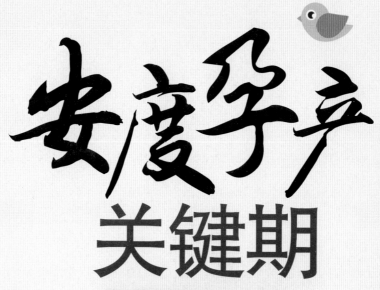

安度孕产

关键期

为你10个月的孕期
之旅保驾护航 | 孕产期保健 全程指南

张小平◎主编

U0387107

吉林科学技术出版社

图书在版编目（CIP）数据

安度孕产关键期：孕产期保健全程指南 / 张小平主编．
—— 长春：吉林科学技术出版社，2015.1
ISBN 978-7-5384-8729-9

①安…Ⅱ．①张…Ⅲ．①孕妇－妇幼保健－基本知识
②产妇－妇幼保健－基本知识Ⅳ．① R715.3

中国版本图书馆 CIP 数据核字（2014）第 302181 号

安度孕产关键期：孕产期保健全程指南

Andu Yunchan Guanjianqi Yunchanqi BaojianQuancheng Zhinan

主　　编	张小平							
编　　委	张海媛	史颖超	李玉兰	黄建朝	高亭亭	孙灵超	张志军	曾剑如
	孟　坤	陈　涤	刘力硕	杨丽娜	黄艳素	张　羿	杨志强	张　伟
	陈　勇	黄　辉	夏卫立	张海斌	逯　莹	刘波英	王雪玲	

出版人　　李　梁
特约策划　张海媛
策划责任编辑　孟　波　杨超然
执行责任编辑　姜脉松
封面设计　长春市一行平面设计有限公司
开　　本　780mm×1460mm　1/24
字　　数　300千字
印　　张　10.5
印　　数　1—7000册
版　　次　2015年4月第1版
印　　次　2015年4月第1次印刷

出　　版　吉林科学技术出版社
发　　行　吉林科学技术出版社
地　　址　长春市人民大街4646号
邮　　编　130021
发行部电话/传真　0431-85635177　85651759
　　　　　　　　　　85651628　85635176
储运部电话　0431-84612872
编辑部电话　0431-85659498
网　　址　www.jlstp.net
印　　刷　沈阳新华印刷厂

书　　号　ISBN 978-7-5384-8729-9
定　　价　35.00元

致我最关注的读者们

经历了两年多的创作时间，这本《孕产期保健全书》终于要和大家见面了，说实话我确实有些紧张。我并非一个善于言语表达的人，大概是职业问题吧。当出版社的编辑拿着一份选题报告单找到我时，起初我有些犹豫，我担心满腹的医学知识无法顺畅地用言语表达出来，担心把这本书讲成教科书读者因看不懂而不买账，担心我没有那么多的精力去写稿件……

大家都知道，医生这个职业是很繁忙的，接诊、会诊、手术、术后监护等一系列的事情让我很难静心写作。可是，出版社编辑的一番话让我动摇了，他说："张主任，您坐诊治病帮的是一部分人，而您出书立说惠及的是广大读者。从前在没有西医、医院的年代，人人都知道神医扁鹊，其医术之高明被世人称赞，可谓名声显赫。但扁鹊却说：'真正厉害的是我的哥哥，我善治已病自然名声在外，而我的两位哥哥则善治未病，是让大家不得病。'如果孕妈妈们能通过本书对妊娠、分娩有个正确的认识，并能将自己的问题与书本知识对号入座，就能及时地保护自己及腹中宝宝，这对降低孕产期意外死亡率能起到莫大的推动作用！我们这么做就相当于是在治未病，孕妈妈们都健健康康地诞下聪明可爱的宝宝这不正是您希望看到的吗？"

我很欣赏他能抛开功利站在治病救人的角度来看待图书出版，通过一番沟通，我决心参与到该书的创作中来。在本书中，从孕前准备到10月怀胎再到分娩护理，利用我多年的从医经验及科学知识一一给予了详细解说。有过到医院就医经验的人都知道，医生口中的那些专业术语实在让人头疼，很难理解。这也是我所担心的，为此我征求了许多患者的同意，并邀请了许多孕妈妈为大家现身说法，讲述在她们身上发生的故事，并有针对性地给予解决方案，这样做大家可能会觉得轻松些吧！另外，编辑们还精心安排了彩色插图、图表流程展示，更进一步把复杂的理论通俗化。

在此，我真心感谢出版社的编辑们，在你们的帮助下本书才能如此精彩，我的医生职责才能发挥到如此之大。我也感谢支持我的读者们，期盼着您的来信，能为您答疑解惑是我的荣幸！

愿普天之下的所有孕妈妈都有个健康的身体、美满的家庭，顺利诞下聪明健康、活泼可爱的宝宝！

—— 张小平

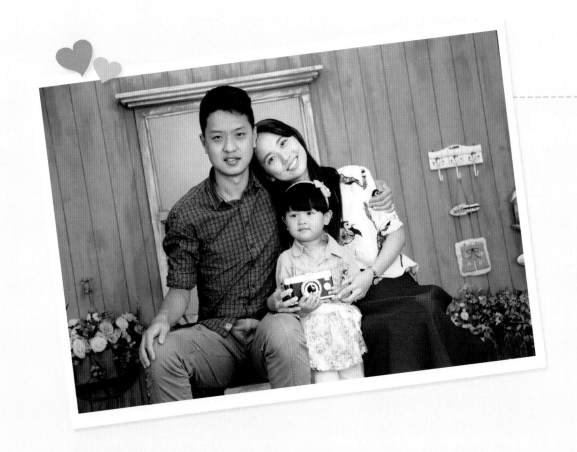

亲爱的读者朋友们：

大家好！

我是梅朵，是本书的特约模特，也是一名书评人，我代表女儿和先生
向读者朋友们问好。两年前，当本书的出版人找到我参与图片拍摄时，其
实我是有些犹豫的，出于职业习惯我对图书质量有着极高的专业要求，我
担心本书内容理论依据不足，给读者造成误导，但当出版人将初稿拿给我
看时，文稿中流畅的文笔、有理有据的内容给我吃了一颗定心丸，就此决
定参与图片拍摄，现在看来我的决定是对的，希望这本书能惠及更多的孕
妈妈！

做新新妈妈的时代来临啦！

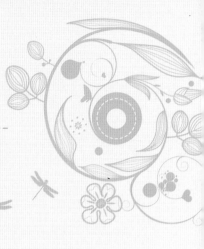

什么是新新妈妈？

对于80、90后的人们来说，视野开阔了，知识量大了，文化素养高了，敢于对老一辈的教育模式提出质疑了，对新时代的教育理念更容易接受了，这就是第一个新的寓意，而后面的新妈妈也就不言而喻了，既指孕期又包含初产期的妈妈们。

关于我们……

专家团队：

张小平，副主任医师，副教授，从事妇产科工作多年，熟练掌握妇产科常见病、多发病的诊断、治疗及产后恢复。

艺术创作团：

金牌摄影师：任兴立、刘计

特约模特：梅朵、于悦洋、张海斌

化妆师：予墨

我们的目的……

提起孕产期保健，相信许多人都觉得是老生常谈了。事实也的确如此，但我们致力于打造一部"轻松的孕产期保健书"，为此，我们引用了大量的真实案例、特约一对小夫妻参与图片拍摄，此外还特别把冗长的文字说明知识以流程图的模式展现在读者眼前，以最大的努力为孕产期的读者朋友们减轻阅读压力，实现在轻松阅读的基础上获得知识。

幸福生活从这里开始！

祝普天之下所有的孕妈妈、新妈妈健康多多、幸福满满；愿未出生及已出生的宝宝们健康多多、智慧满满！

目录 CONTENTS

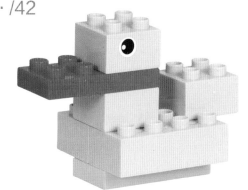

Part2　孕早期
充实早孕知识，平安度过"多事之秋"

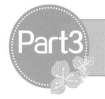

Part3 孕早期
强化保健常识，顺利度过稳定期

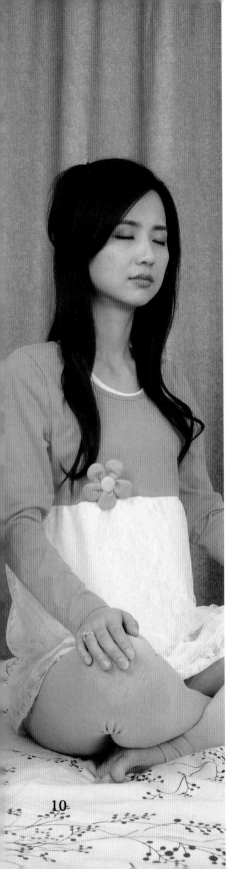

Part4　孕晚期
做足一切准备，让幸福与艰难一起来吧

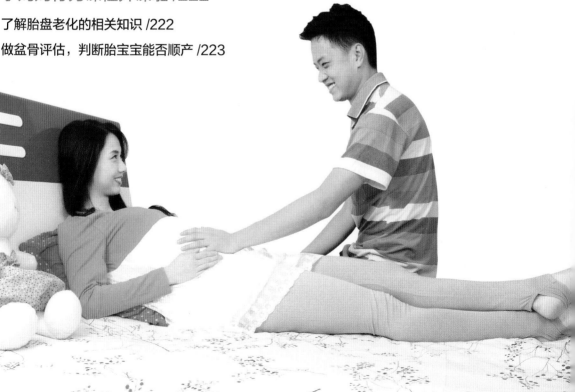

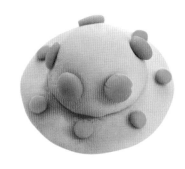

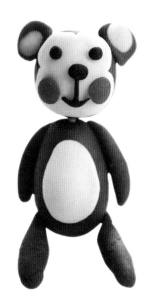

❤ 我的分娩初体验 ❤

　　预产期慢慢靠近，孕妈妈们兴奋之余总有一丝淡淡的担忧。关于分娩，有人格外害怕，有人不那么怕，也有人一点也不怕，但无论你属于哪一种，在预产期即将到来之际，你总会情不自禁地猜想：分娩时到底会出现什么样的状况？据我几十年的"接生"经验，并从经历过分娩的女性的体验来看，每个人的分娩过程都是独一无二的，孕妈妈们与其胡思乱想，不如事先详细了解一下分娩的征兆与流程吧！

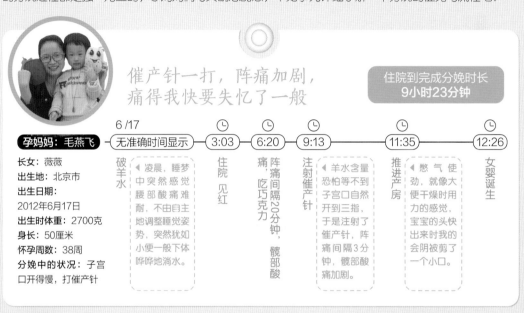

催产针一打，阵痛加剧，
痛得我快要失忆了一般

住院到完成分娩时长
9小时23分钟

孕妈妈：毛燕飞

长女：薇薇
出生地：北京市
出生日期：
2012年6月17日
出生时体重：2700克
身长：50厘米
怀孕周数：38周
分娩中的状况：子宫口开得慢，打催产针

6/17

无准确时间显示	3:03	6:20	9:13	11:35	12:26
破羊水	住院 见红	痛，吃巧克力，髋部酸	注射催产针	推进产房	女婴诞生

◀ 凌晨，睡梦中突然感觉腰部酸痛难耐，不由自主地调整睡觉姿势，突然犹如小便一般下体哗哗地淌水。

◀ 阵痛间隔20分钟，髋部酸。

◀ 羊水含量恐怕等不到子宫口自然开到三指，于是注射了催产针，阵痛间隔3分钟，髋部酸痛加剧。

◀ 憋气使劲，就像大便干燥时用力的感觉，宝宝的头快出来时我的会阴被剪了一个小口。

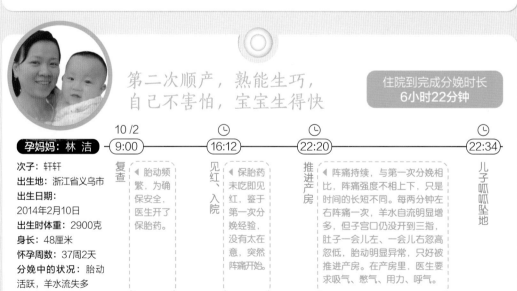

第二次顺产，熟能生巧，
自己不害怕，宝宝生得快

住院到完成分娩时长
6小时22分钟

孕妈妈：林洁

次子：轩轩
出生地：浙江省义乌市
出生日期：
2014年2月10日
出生时体重：2900克
身长：48厘米
怀孕周数：37周2天
分娩中的状况：胎动活跃，羊水流失多

10/2

9:00	16:12	22:20	22:34
复查	见红、入院	推进产房	儿子呱呱坠地

◀ 胎动频繁，为确保安全，医生开了保胎药。

◀ 保胎药未吃即见红，鉴于第一次分娩经验，没有太在意，突然阵痛开始。

◀ 阵痛持续，与第一次分娩相比，阵痛强度不相上下，只是时间的长短不同。每两分钟左右阵痛一次，羊水自流明显增多，但子宫口仍没开到三指，肚子一会儿左、一会儿右忽高忽低，胎动明显异常，只好被推进产房。在产房里，医生要求吸气、憋气、用力、呼气。

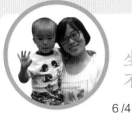

生时不痛心惶恐，生完腹痛不敢动，被迫翻身真遭罪

住院到完成分娩时长
19小时44分钟

孕妈妈：冯菲

长子：翔翔
出生地：浙江省杭州市
出生日期：
2012年6月5日
出生时体重：3500克
身长：50厘米
怀孕周数：39周5天
分娩中的状况：胎儿仰面位，母亲骨盆比较窄，选择剖宫产

6/4 10:04 医院产检

13:23 入院

6/5 8:34 推进产房

9:07 宝宝出生

◀ B超、胎心监测一切正常，医生指检，宫口微开，摸到胎儿面部朝上，且头围较大，考虑母亲身材娇小，建议剖宫产，安排第二天一早手术。

◀ 为了随时观察母婴情况，安排入院，并进行了一系列详细的检查。

◀ 剖宫产手术，术前准备，被护士推进等待室，大约等待15分钟，进手术室。麻醉师往腰椎注入麻药，强烈的刺痛，随即下肢开始发麻，主刀医生确定麻药起效后，开始手术。肚皮感觉被划了一刀，但是无痛感，意识非常清楚，能听见医生护士的每句话、器械的所有声音。

◀ 随着一阵啼哭声，肚子瞬间感觉被抽空，宝宝抱出。由于宫缩非常无力，医生给我打了宫缩针，以便于缝合腹部，这时就感觉一根钉正在缝合一个肉皮布袋，挺用力但是不痛，皮肤有被抽拉的感觉，最后被挂上了镇痛棒。

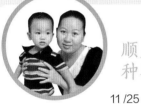

顺产转剖宫产，一次分娩两种感受，二茬罪真不简单

住院到完成分娩时长
16小时04分钟

孕妈妈：沈亚娇

长子：辰辰
出生地：海南省海口市
出生日期：2012年11月25日
出生时体重：3800克
身长：51厘米
怀孕周数：39周1天
分娩中的状况：胎位不正，顺产转剖宫产

11/25 6:00

7:00 住院

17:25 阵痛

18:00 人工破水

19:00

19:30 剖宫产准备

23:04 宝宝顺利剖出

早上醒来感觉肚子一阵阵疼痛，感觉快要生了，在家待产休息。

◀ 医生检查骨缝开到3指，但是羊水并没有破，医院还讶异并反复多次问及："第一胎？"之后安排住院。

◀ 阵痛越来越强烈，为了保留力气，我吃了一块巧克力，调整呼吸，阵痛强烈时就拼命呼吸，不敢号叫。

◀ 痛感十分强烈，但羊水仍旧没有破，最后只好人工破羊水。

◀ 宝宝的脉动已经在下降，只好由顺产转为剖宫产。

◀ 麻醉针注入身体，神志不清，一切都变得那么模糊。

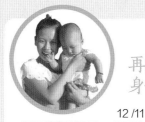

再疼也得勤走动，子宫口开得快，
身体完全麻木，耳朵像是失聪

住院到完成分娩时长
17小时23分钟

孕妈妈：刘 丹

12 /11

6:00 — 6:33 — 8:37 — 18:06 — 23:10

长女：欣怡
出生地：山东省青岛市
出生日期：
2011年12月11日
出生时体重：2800克
身长：51厘米
怀孕周数：39周3天
分娩中的状况：没力
气生产，助产医生循
环推按我的腹部

凌晨起床上厕所，见红，肚子不疼，没有大动干戈。

入院

阵痛

◀ 肚子像是例假时的疼痛，之后频率加快，可是子宫口还未开。为了使子宫口尽快打开，我忍痛下床走动。

◀ 子宫口还未完全打开，继续在忍受疼痛，并试图使劲用力赶紧生完，医生斥责用力不当会导致大出血，于是在医生的指导下，按照一定节奏吸气、呼气、用力，突然感觉下身砰的一声，羊水破了。

推进产房

◀ 声嘶力竭，完全没有力气生孩子了，医生拱起我的双腿，循环反复推按我的腹部，顿时下身一阵剧痛，肚子顺势平下去了，漂亮闺女顺利降生。

闺女降生

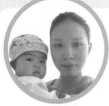

哭喊，无济于事；
憋气用劲，生宝宝更快

住院到完成分娩时长
11小时35分钟

孕妈妈：张 俊

3 /29

无准确时间显示 — 6:12 — 6:17 — 17:04 — 17:52

长女：童童
出生地：内蒙古
出生日期：
2014年3月29日
出生时体重：3100克
身长：51厘米
怀孕周数：40周
分娩中的状况：胎位
横位，顺产有点吃力

见红

◀ 凌晨起夜，上了趟厕所，脱下内裤，迷迷糊糊地看见内裤有红血丝，吓得我立马清醒，叫醒丈夫，闭目等待阵痛的到来。

羊水破

◀ 阵痛没开始，下体突然一阵发热，哗哗地流出淡黄色的液体，一点儿腥臊味都没有，我意识到羊水破了，躺在床上不敢出大气。

住院

◀ 阵痛一阵一阵来袭，疼痛感不是很明显，老公喂我吃巧克力，婆婆给我喂水。随着时间的推移，阵痛明显加强，直至下午，子宫口打开三指，做B超检查，宝宝处于横位，医生建议剖宫产，我坚持顺产，于是打催产针，阵痛让我大声吼叫，嗓子都喊哑了。

进产房

◀ 进入产房，我仍在撕心裂肺地哭喊，接生的医生训斥我，教我憋气、呼气，并在憋气时让我用力生。

女娃降生，哇哇的哭声让我激动得落泪。

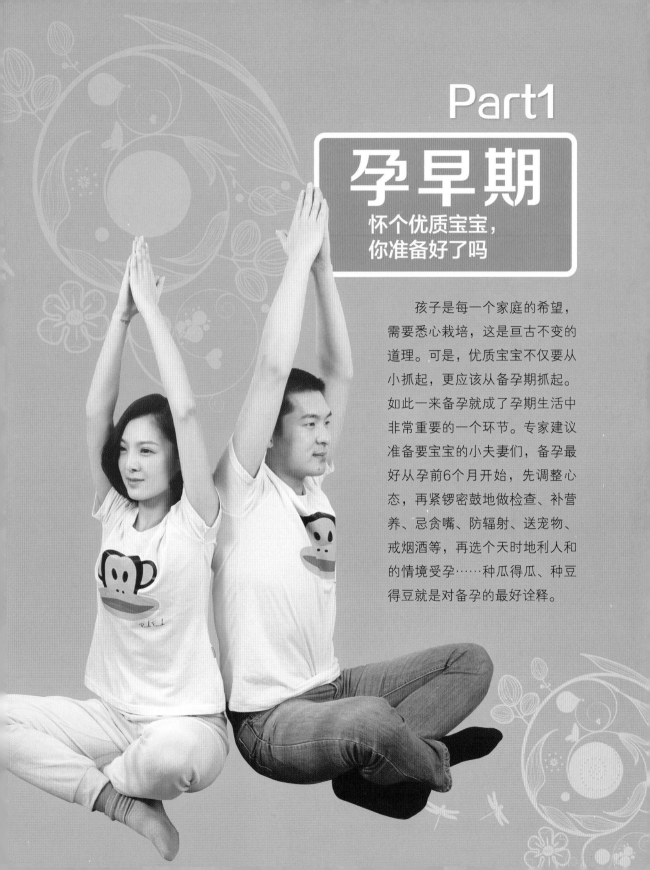

Part1

孕早期

怀个优质宝宝，你准备好了吗

孩子是每一个家庭的希望，需要悉心栽培，这是亘古不变的道理。可是，优质宝宝不仅要从小抓起，更应该从备孕期抓起。如此一来备孕就成了孕期生活中非常重要的一个环节。专家建议准备要宝宝的小夫妻们，备孕最好从孕前6个月开始，先调整心态，再紧锣密鼓地做检查、补营养、忌贪嘴、防辐射、送宠物、戒烟酒等，再选个天时地利人和的情境受孕……种瓜得瓜、种豆得豆就是对备孕的最好诠释。

孕前检查你做了吗

朋友薛林跟我一样，也是一名医生。前阵子，她在微信的朋友圈里分享了一件事儿：

> 　　我最近接诊了一位孕妈妈。这位孕妈妈的身体看着很健壮，精神也不错，预产期快到了，就在家人的陪伴下到我们医院住院待产。但是，在入院检查的时候，我发现，这位孕妈妈患有乙肝，检查结果HBsAg、anti-HBc、anti-HBe均为阳性。我告诉她和她家人："宝宝在分娩期感染乙肝的可能性最大，不论是剖宫产还是顺产结果都是一样的，建议宝宝在出生后6小时内注射乙肝高效免疫球蛋白，以后再分阶段注射乙肝疫苗。"这位孕妈妈听了之后，当场就哭了起来。
>
> 　　其实，如果这位孕妈妈和丈夫能在孕前做一个检查，早点发现疾病，及早进行治疗，就可以避免这些痛苦和麻烦了。不过，事情已经发生了，就要坚强地面对，用最有效的方法来拯救宝宝的健康。

　　读完这篇日志，我不禁伤感起来。宝宝就像天使，她的降临本该是最神圣、最快乐的事儿。但是，因为大人们的疏忽，反而变成了一个家庭的不幸。宝宝的降临，意味着你的生活方式将会发生改变，你要承担更多的责任与压力。为了宝宝的健康，以及减少不必要的麻烦和负担，在这里，我建议所有想要孕育宝宝的夫妻，在怀孕之前，一定要做一次孕前检查！

孕前检查的最佳时间

　　孕前检查能让夫妻在备孕时了解自己的健康状况，排除各种影响优生优育的因素，以减少流产、畸胎及妊娠并发症，从而保证宝宝的健康。

　　我建议夫妻在准备怀孕的3~6个月前去做孕前检查，以便医生能够及早发现身体异常或不适合怀孕的疾病，从而进行及时的治疗。

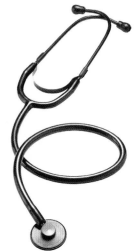

女性孕前检查项目

检查项目	检查内容	目的与意义	检查时间
生殖系统	通过白带常规筛查滴虫、真菌、支原体及衣原体感染，阴道炎症及淋病，梅毒等传播疾病	确定是否有妇科疾病，如患有性传播疾病，最好先彻底治疗，然后再怀孕，否则会引起流产、早产等危险	孕前6个月
脱畸全套	包括风疹、弓形虫、巨细胞病毒3项	60%~70%的女性都会感染上风疹病毒，一旦感染，特别是妊娠前3个月，会引起流产和胎儿畸形	孕前3个月
妇科内分泌	卵泡促激素、黄体生存激素等项目	月经不调等卵巢疾病的诊断	孕前6个月
肝功能	乙肝全套，以及血糖、胆质酸等项目	如果母亲是肝炎患者，容易早产，宝宝还可能感染肝炎病毒	孕前3个月
尿常规	尿的颜色、透明度、红细胞、白细胞、蛋白质及尿糖定性等	有助于肾脏疾病的早期诊断	孕前3个月
口腔检查	如果牙齿没有其他问题，只需洁牙就可以了，如果牙齿损坏严重，就必须拔牙	检查口腔内是否有龋齿、未发育完全的智齿及其他口腔疾病，以避免孕期牙齿的疼痛与治疗	孕前6个月
染色体异常	检查遗传性疾病	避免胎儿畸形或有遗传性疾病	孕前3个月
微量元素检测	主要检测钙、铁、锌等	微量元素缺乏会影响胎儿的发育	孕前6个月

男性孕前检查项目

检查项目	检查内容	目的与意义	检查时间
精液	精液的颜色、液化情况、活力、畸形率、浓度等	确定精子质量。精子的质量直接影响到宝宝的健康与智力	孕前3个月
泌尿生殖系统	生殖系统是否健全，以及梅毒、艾滋病等传染性疾病排查	生殖系统不健全会影响生育能力；若患传染性疾病，容易传染给妻子，影响受孕或胎儿健康	孕前6个月
染色体异常	检查遗传性疾病	避免胎儿畸形或有遗传性疾病	孕前3个月

　　医生还会根据夫妻的身体状态，对所患疾病进行相应的检查和病情评估，并告知在何种情况下容易受孕、疾病对怀孕可能产生的影响以及孕期的治疗计划等。

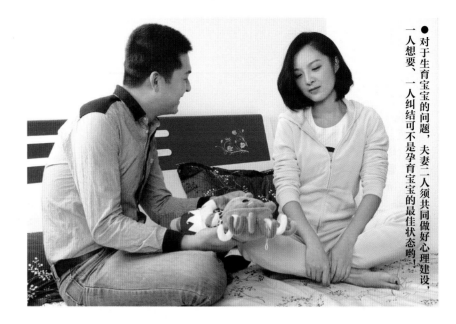

做好心理建设——由新新人类变身新新父母

● 对于生育宝宝的问题，夫妻二人须共同做好心理建设，一人想要、一人纠结可不是孕育宝宝的最佳状态哟！

时间不知不觉地溜走，青春已与80后渐行渐远，80后们逐渐步入婚姻殿堂，但结婚容易，生孩子难，不少80后对于生育仍然举棋不定。但最近几年各路明星大腕纷纷结婚生子，影视剧作品也倾向于生儿育女这一主题，不少80后心目中的女神都成功转型性感辣妈，这使得不少年轻人的情感价值取向发生了改变，连生孩子都变成一件特别"潮"的事儿。

80后因赶上了国家依法执行的计划生育而成为第一代独生子女，他们身上必然彰显着这一时代所赋予的个性化烙印，随心所欲、崇尚自由等代名词几乎就是80后的标签，他们成为人们眼中的新新人类。

然而，时间在向前推移，80后已渐渐长大，"不孝有三，无后为大"的传统观念不断冲击着他们的新新观点。在责任、义务、自由这场生活观念的角逐中，一群哼唱着"不想长大"的80后不得不长大，因为他们必须在自己的角色里担负起本该承担的责任——生儿育女。

每每提到生儿育女，人们都有着不同的认识，认为生孩子是利弊共存的一件事。实际上，孕育宝宝无关乎利弊问题，这只能说明您还没有做好生孩子的心理准备。下面，我们就来看看如今最火热的生育话题辩论赛，您属于哪一方。

经济压力有点大!

在这个社会打拼,对于我们这一代年轻人而言本就不易,尤其是经济压力过重,有房得还房贷,还了房贷还想换辆车,逢年过节还得孝敬双方父母,没事还得上网看看促销或团购。一怀孕,营养补充得花钱、做检查得花钱;宝宝一出生所有的衣食住行也是一笔不小的开支。

逃避压力,不如缓解压力!

生养孩子肯定是会有压力的,但排解压力其实有很多方法,其中最简单的方法就是夫妻两人打开天窗说亮话。夫妻双方可以找一个可以互相倾听心声的时间,坦诚地聊聊各自的困扰或烦恼,然后一起讨论解决方法,不论最终能否得到理想的结果,在诉说衷肠的过程中压力已经减半了。另外,新手爸妈们还可以通过睡前做放松运动、用热水泡泡脚等方式来缓解肌肉紧张,从而缓解压力。

空闲时间越来越少了!

反方认为,怀孕之后,尤其是宝宝出生后的前三年里,上餐馆吃饭、去看电影、旅游,甚至逛街都成了极其奢侈的事,每天都心系宝宝,空闲时间几乎全无,太可怕了。

空闲时间拿去挥霍,倒不如陪孩子一起玩、一起长大!

正方认为,空闲时间少,或者说二人世界越来越少,确实有点遗憾,但是塞翁失马焉知非福?随着《爸爸去哪儿》的播出,与孩子成为朋友已然变成一种时髦的亲子关系。你完全可以利用空闲时间与孩子滚在一起、玩在一起,在陪伴孩子的同时又拉近了亲子关系,还能对孩子有更多的了解。当然,你还会惊奇地发现原来幸福的三口之家才是您真正想要的幸福。

教育孩子太伤脑筋!

相比父辈们,80后的学历与文化程度更高,更加注重孩子的教育问题,讲究科学方法。出发点固然很好,但在具体处理上还是会有失偏颇。比如有的新手爸妈就会对国外的教育方式格外推崇,有的新手爸妈则主张给孩子更多的自由,但结果往往总达不到自己的期望值。这着实让人觉得手足无措!

与其教育孩子,不如让孩子模仿你!

教育是一项专业化的职业,如果不是相关工作者,在教育孩子的问题上容易迷失方向或心有余而力不足,这是非常正常的。所以,若是想要教育好孩子,还是应该先提高自身修养,多了解孩子成长发育的规律,多学学如何与孩子沟通的知识等。另外,孩子在一个相当长的时段里比较擅长模仿,所以换个角度看,孩子根本不需要你苦口婆心地教育,倒不如给孩子树立一个极好的榜样,任他(她)模仿或学习。这种教育方式简单可行,屡试不爽!

　　看过上面的辩论,您可能会得出一个结论——公说公有理,婆说婆有理!的确如此,对于生儿育女的问题,辩论确实讨论不出个输赢。这只关乎您的心态问题,如果您已经做足了要宝宝的心理准备,那就规范生活、修身养性,等待胎宝宝的到来吧!

打定主意要宝宝，半年前就要停用避孕药

玩微信，不知不觉成为一种潮流，通过微信向医生咨询与交流的患者也越来越多。前不久，我在微信里结交了一位准备怀孕的女性朋友。她因为避孕药的麻烦与我结缘，却不曾想到我居然可以帮到她。

> 吴女士结婚已经有四五年了，之前为了发展事业，一直没要孩子。现在吴女士30岁了，为了不做高龄产妇，她跟丈夫商量后决定把准备生小孩的大事提上了议程。但是，之前吴女士一直在吃避孕药，她听身边的一些朋友说，长期服用避孕药，就算停药后，体内残留的药物还是会对孩子有影响的。这让吴女士感到很"纠结"：到底停用避孕药多久后怀孕才会比较安全呢？

目前研究表明，口服避孕药并不一定会引起胎宝宝畸形，但这并不是绝对的，临床上也曾有过因停服避孕药不久便怀孕的女性，导致胎宝宝多脏器发生畸形的案例。所以，建议备孕期的女性，不要以此做赌注，更不可怀着试试看、不要紧的心理，在停服避孕药后立即受孕。因为，口服避孕药在进入人体后，会停留在人体肝脏内代谢储存，在停服半年后，体内存留的避孕药成分才能完全被排出体外。如果女性停药时间过短就怀孕，体内的避孕药成分不能完全被排出体外，可能会对胎宝宝形成一定的伤害。

时下快节奏的生活与高强度的工作状态，让不少年轻女性都采用口服避孕药的方式来避孕。事实上，避孕药除了有可能会给下一代带来致畸的麻烦，还会使得女性月经失调、子宫出血，甚至产生妊娠斑等问题。可见，是药三分毒，避孕药也不能幸免，建议备孕女性服用过避孕药后至少半年后再怀孕。

● 打算要宝宝，半年前都得停用避孕药。

流产后能不能马上要宝宝，这是一个存在争议的话题。从优生的角度看，流产后至少要等半年才适合要宝宝。看到这一结论许多人能提出不少可以反驳它的现实例子。的确如此，现实生活中确实存在流产后不久再次怀孕的实例。

流产后不宜着急再孕的原因

流产后可以随时怀孕，但是，这类女性怀孕后会吃很多苦头，吃保胎药、经历流血，甚至宝宝出生后身体素质也会比较差。

受精卵在子宫内膜上着床，跟农民在土地上播下种子是一个道理。当胚芽成长起来时，它的根系在母体里汲取营养，就像我们看到的树根一样，是盘根错节、千丝万缕的。流产，不论是自然流产还是人工流产，相当于铲断"树根"和"土壤"的联系，这样势必造成"土壤"出现大量的伤口。我们都知道，伤口的愈合和恢复是需要一个过程，如果伤口没恢复好，"土壤"就不够肥沃，不能为"种子"提供很好的营养和庇护。这时，如果再次怀孕，会出现两种情况——有的"种子"比较幸运，强悍地扎根了，但要经历出血的"磨难"，挺过去了就会逐渐发育成长，而没有挺过去的，依然化作疼痛和血水，让母亲的身体和心灵再一次遭受伤害。而且这种伤害有可能是永久的，因为连续多次流产，子宫内膜受损严重，以后即使怀孕了，也很容易造成习惯性流产。

流产后休养半年再孕最合理

子宫完全恢复，一般需要半年以上的时间。有过流产经历的人会发现，大部分人流产过后月经不规律，这说明子宫内膜还没有修复完好。若强行受孕，很容易发生意外。

现代医学研究还发现，子宫具有记忆功能，若是没有完全恢复，再次遭遇流产的话，怀孕间隔时间越短，流产的概率也会越高。越容易发生感染、出血、宫腔粘连、宫颈口松弛等问题。因此，从优生优育角度看，我建议女性朋友们在流产半年后再考虑怀孕。

23

下定决心戒烟酒

一次朋友聚会，一时杯箸交错，餐桌上的气氛十分热烈。但是，也有"不和谐"的一幕：几个眼尖的朋友发现从来不醉不归的小胡，这次竟然滴酒不沾，就连分给他的烟，他也没有抽！于是，朋友们纷纷拿起酒杯，非得要小胡喝一杯，一副不达目的誓不罢休的样子。小胡打哈哈说："不好意思哈，最近家里掌柜的有要求，兄弟我以茶代酒。"当然，没有人买账。小胡眼躲不过，就道出了实情，原来小胡正在备孕中。因为我们大多数人是学医出身，都明白烟酒对宝宝的影响，也就不再勉强，小胡"躲过了一劫"。

如果你留意身边的朋友，会发现正准备要孩子的人也像小胡一样，谨慎地拒绝烟、酒。烟、酒对怀孕影响很大吗？答案是肯定的。现在，让我们来看看烟、酒是怎么影响受孕的。

烟、酒影响精子的质量和成活率

点燃香烟，当你在烟雾缭绕中享受快感的同时，烟草中的尼古丁、二氧化硫等有害物质，也会通过血液循环进入到生殖系统，从而侵入精子内，很可能会引起染色体和遗传基因发生变化。而且男性的烟龄越长，其精子的畸形率就会越大。

如果精液中的精子成活数量大量减少，还有可能导致不育。正常男性每次射精量为2~6毫升，小于1毫升或大于6毫升，对生育能力均有一定影响。正常情况下，精子数量应为（50~100）×106个/毫升，如果每毫升精液中的精子数量少于20×106个，可造成男性不育。如果小头、双头、双尾等异常精子超过20%，或精子活动能力减弱等，也可引起男性不育。精子生成后至排出时间间隔越长，其活力越低。众所周知，酒精能对精子的成活率有着直接影响。因为当酒精的主要成分乙醇被胃、肠吸收后进入到血液中并运行到全身之后，只有少部分乙醇会通过汗液、尿液而排出体外，而大部分还是要由肝脏代谢。所以，当乙醇在体内的浓度增加后，就会对大脑、心脏、生殖系统造成一定的危害，致使受精卵不健全。

烟、酒伤害子宫和卵巢

香烟中含有的烟碱、尼古丁等成分，虽然能让人获得暂时的快感，但它们会影响女性的生育能力。研究发现，香烟中的尼古丁成分会影响女性的排卵周期，进而影响到受孕。吸烟还会伤害卵泡，使卵泡提前消失，这就会降低生育能力，严重的还会导致不孕。怀孕后还继续吸烟，孕早期容易发生流产；到孕中期时由于血管病变，血压容易升高，发生妊娠高血压的风险增加；孕晚期时还容易早产。另外，孕妈妈被动吸入二手烟也是非常危险的，因为它对女性健康造成的伤害不亚于主动吸烟。

经常大量饮酒对女性的危害丝毫不比吸烟"逊色"。研究发现，长期饮酒或忽然大量饮酒的女性，其输卵管腔容易发生狭窄，纤毛摆动功能低下，输卵管壁的蠕动性也差，不利于受精卵到子宫去"安家落户"。长期酗酒也会导致卵巢早衰，而卵巢是卵子的"故乡"，卵巢老了，卵子还会健康吗？另外，酒后怀孕，孕早期时，可造成胎宝宝畸形和发育不全，例如出现心血管畸形、腭裂、无脑儿等状况。

也许有的人会疑惑："我们单位有几个同事，每天烟不离手，还经常应酬喝酒，但他们的宝宝也很健康啊。"烟、酒对于胎儿的伤害，这是从专业理

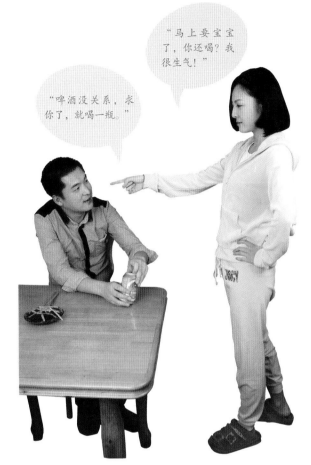

"马上要宝宝了，你还喝？我很生气！"

"啤酒没关系，求你了，就喝一瓶。"

● 备孕期小夫妻应远离各种酒类。

论的角度分析的，至于具体的影响，也跟个人的体质有关。无论如何，为了胎儿的健康，在怀孕前3个月，最好远离烟酒，让精子和卵子以最好的状态结合，孕育出健康聪明的宝宝。

注意啦！

无论男女，吸烟与酗酒都会给身体带来健康隐患，还会殃及下一代，造成畸形儿或发育不全儿。

提前注射疫苗，远离孕期传染性疾病

世界免疫周，可曾听过？估计大部分人都该摇头了吧！这一周的日子得从每年的4月24日算起，维系一周，主要是为了推进疫苗这一最强有力的卫生工具的使用，并保护所有年龄的人群远离传染性疾病。据统计，这一伟大纪念周的诞生，每年可阻止200多万例死亡。

这一数据是多么惊人。众所周知，在妊娠这一特殊时期里，孕妈妈显得特别弱势，比较容易招惹一些传染性疾病。所以，对于孕妈妈来说，预防传染性疾病是头等大事，其中最直接、最有效的方法就是接种疫苗，而且这项工作早在备孕期间就应该落实。既然如此，我们不妨来讨论一下备孕期的疫苗接种问题。

接种疫苗前后，别忘了这些事

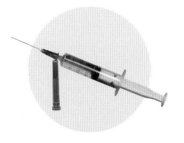

未雨绸缪，备孕女性为了给孕期生活打下良好的身体基础，最好提前接种疫苗，但是接种疫苗毕竟是给身体注入病毒，在接种前应该先咨询清楚，再做详细检查，以便确认孕期所需注射的疫苗种类。不仅如此，备孕女性还得确认接种疫苗的时间以及自身是否对该种疫苗成分过敏等。另外，备孕女性若正患有某种疾病，且处于该病的急性期，则最好不要轻易接种疫苗。为了保证接种疫苗时及接种之后身体的舒适度，接种前不妨给自己换上舒适的棉质衣物。

接种疫苗后不宜立即离开现场，最好停留30分钟左右，观察自身有无不适反应，若是出现了相关的不良反应，可以在医院得到及时的处理。一般情况下，疫苗接种之后的3天内都有可能会出现发烧、针眼处红肿或疼痛等问题，若是体温达到38.5℃，则最好遵医嘱服用退烧药。

另外，还得多喝白开水，以减轻疫苗接种后引起的不适，并保证睡眠。

备孕女性需接种的疫苗种类

备孕女性接种疫苗不需要面面俱到，但应该根据自身需求或特殊情况，优先选择以下几种常见疫苗。

疫苗类别	相关备注	接种时间	温馨提示
麻风腮疫苗（麻疹、风疹、腮腺炎）	麻疹、风疹、流行性腮腺炎是比较严重的疾病，主要由空气传播，常于春季与冬季发生 ◎麻疹：容易引起皮疹、咳嗽、流鼻涕、眼睛发炎及发烧等 ◎风疹：容易引起胎儿先天畸形，如耳聋、白内障甚至先天性心脏病等 ◎流行性腮腺炎：容易引起发烧、头痛、肌肉酸痛、食欲缺乏、腮腺肿大等	孕前3~6个月	已经怀孕的女性绝对不能接种风疹疫苗。备孕女性接种麻风腮疫苗后4周内不得怀孕
流感疫苗	流行性感冒主要是由流感病毒引起的急性呼吸道疾病，经由空气、人与人之间的接触、与被污染物接触等途径传播。该病毒极易引起发烧、头痛、肌肉酸痛、咳嗽、流鼻涕、恶心、呕吐以及肺炎等	孕前3个月。具体时间具有区域性，北方宜在10~12月，南方宜在12月~次年2月	流感病毒具有变异性，建议每年都接种疫苗。怀孕后3个月的孕妈妈可遵医嘱接种
1.乙肝疫苗	乙肝属于严重的传染病，由乙肝病毒引起，主要可通过血液、母婴、性行为等途径传播。感染乙肝病毒后极易引发肝硬化、肝癌等，还会使胎宝宝发育异常	孕前9个月，按照0、1、6的顺序注射	接种乙肝疫苗后，免疫力一般可维持5年左右
2.百日破疫苗（百日咳、白喉、破伤风）	百日咳、白喉、破伤风均由细菌引起。百日咳与白喉会传染，破伤风则主要通过切口或伤口而感染。白喉极易引起呼吸问题，导致心脏衰竭甚至死亡等	孕前3个月或孕晚期期间	如果孕妈妈在怀孕前或怀孕期间并没有接种这一疫苗，最好在分娩后尽快接种一剂
3.水痘疫苗	孕期之所以要接种水痘疫苗，是为了防止孕期感染水痘	孕前3~6个月	育龄女性在怀孕前后都应尽量避免接触水痘患者
4.甲肝疫苗	甲肝主要会通过粪口传播，具体来讲，就是病人的潜伏期或急性期粪便、血液中的甲肝病毒污染了水源、食物、用具等，经由口腔进入人们肠胃而感染	孕前3个月	经常出差或在外就餐的女性更应该在孕前注射该疫苗

与你的宠物说「再见」

"最近我和老公正在积极地孕育下一代，我婆婆可以说是'无微不至'，大事小情都要经过她那关。她看电视论坛说孕妇经常跟猫狗接触容易感染弓形虫，非得要我把养了好几年的狗送走，说是为了下一代的健康。可是，我们家的狗陪伴了我好几年，我跟它感情很好，很舍不得，但又不想惹婆婆不高兴，怎么办呢？"

有一次，浏览某个论坛，看到了这样的帖子。楼下的各种回复都有，有的说为了宝宝的健康最好送走；有的说是自己怀孕的时候也养狗，不碍事儿的；还有的建议把狗狗关起来等等。

现在越来越多的家庭都喜欢饲养小动物，尤其是以猫狗居多，这似乎已经成为了一种潮流。但是，对于备孕女性来说，饲养小动物并不是明智之举，因为几乎所有的哺乳动物都能传染弓形虫。如果备孕女性不幸感染了弓形虫，会使一直以来精心营造的健康的身体内环境受到影响，怀孕后还容易引发早产、流产、先天畸形等不良后果。小动物身上还存留一种名叫局灶性副黏液的病毒，如果备孕女性感染了这种病毒，怀孕后容易导致胎宝宝骨质枯软变形，引起畸形骨炎等严重后果。

因此，如果你正在备孕，最好还是先跟宠物说"再见"，暂时送给亲友饲养，或是送到宠物会所寄养。

另外，在备孕之前，进行孕前检查时，一定要做弓形虫排查，以确保身体处于最佳状态再怀孕。

孕力加油站·弓形虫病，致命的伤害

弓形虫是一种寄生性的生物，目前医学界已确定的宿主是猫，但弓形虫还被一些鸟类、哺乳动物携带着。一旦感染了弓形虫，就会形成传染病，症状倒是不会太严重，且往往具有一定的自限性，但是它对人体的伤害还是相当大的，尤其是对胎宝宝会造成畸形、免疫缺陷等严重后果，存在致命的伤害。

用药期间不要考虑要宝宝

听到这位妻子的描述，我沉思了良久，给了她一个非常简单的答案："药物既能治病也能致病，有些药物会影响精子的质量，从而给下一代造成负面影响。"当然，并不是所有的药物都会给宝宝造成影响，于是我又建议这位妻子将丈夫服用的药物带到医院，征询医生的意见，根据药物的成分分析药物是否对怀孕有影响，并在医生的指导下用药和停药，切勿自行盲目停药，也不要因为盼子心切而急于怀孕。

至于治疗乙肝的药物会不会影响下一代，这要根据所选药物种类及服用剂量进行有针对性的甄别。事实上，对于准备要宝宝的小夫妻们，除了迫不得已的情况下，都不建议服用药物，因为药物会影响精子及卵子质量，严重时会导致畸胎。

对备孕男性有影响的药物

从男性的角度来说，孕前3个月要尽量避免用药。因为精子的发育过程大概需要70天的时间，之后的20天里，精子会在附睾里面发育成熟，即精子的整个成熟过程大概需要3个月的时间。如果在这期间不慎用药，药物很可能会进入睾丸，影响精子的质量，从而影响到胎儿的健康。例如，常见的一些免疫调节剂药物，像环磷酰胺、氮芥、顺铂等，其毒性作用强，可直接扰乱精子DNA的合成。

对备孕女性有影响的药物

某些药物也会影响到卵子的质量，备孕女性在孕前3个月要谨慎用药。另外，一些常年有病的女性，需要长时间服用某种药物，比如激素、某些抗生素、止吐药、抗癌药、治疗精神病等药物，都会对生殖细胞产生不同程度的影响。

孕前避免受到各类辐射

随着智能手机的流行，越来越多的人喜欢在微博、微信等上吐槽。这不，我刚翻看手机，就看到好友的转发，原来是有人在吐槽邻里关系："天哪，现在住的那栋楼有家人，貌似他们正处于备孕期，然后说Wi-Fi有辐射，影响妻子的怀孕质量，逐家逐户敲门叫我们不要用……今天已经敲了4次门了，非要进来看我有没有用无线路由器……"

很多人看到这条微博，可能觉得这世界真大，什么奇葩都有，真是小题大做。而作为医生的我，很想对这位敲邻居门的朋友说，无线路由器等电器设备通电产生的电磁辐射，会随着距离的增加而迅速衰减，邻居使用Wi-Fi并不会影响到你们的备孕大计。

辐射、Wi-Fi为何物

纵观四周，我们的身边埋伏着各式各样的辐射，手机辐射、电脑辐射、微波炉辐射、打印机辐射、电灯辐射等，它们各不相同，对人体健康产生的影响也有很大的差别。科学地看，辐射专指辐射体射出的电磁波或微粒流，基本可分为电离辐射、非电离辐射。生活经验告诉我们，相较非电离辐射，电离辐射对人体产生的副作用更大。

那么，Wi-Fi属于哪一种电离辐射呢？Wi-Fi是一种通过无线电波联网的技术，它的出现基本取代了网线连接电脑的方式。科学研究表明，Wi-Fi的电磁波段基本接近于手机所射出的电磁波段，属于非电离辐射。这种辐射波长较长，光子能量小，对人体健康的危害较小，人们大可放心使用。

孕前3个月不可做胸透、X光和CT

跟生活中的辐射不同的是，胸透、X光和CT等均属于电离辐射，这类辐射在某种程度上会杀伤人体内的精子和卵子。如果受伤的精子和卵子结合，所形成的受精卵很可能是不健全的。因此，备孕夫妻在怀孕之前的3个月，最好不要做胸透、X光和CT等。

正确使用家电，减少电磁辐射

实验证明，电视机、微波炉、打印机、复印机、电脑、手机等物品都会产生辐射，而这些辐射的功率都不大，只要科学使用对人体的影响微乎其微，基本在安全范围内。那么我们来看一下，各种电子产品到底如何使用更安全。

温馨提示	辐射等级	建议使用情况	使用细节	温馨提示
笔记本电脑	☆ 家电辐射	可以使用	使用时与电源适配器保持一定距离	不宜长时间使用
打印机 复印机	☆☆ 家电辐射	谨慎使用	1.座位不要和公司大型复印机、打印机靠得太近 2.使用时与机器保持30厘米的距离	保持距离，减少使用时间
冰箱	☆ 家电辐射	可以使用	辐射集中在冰箱的后方，只要时间不是太长，辐射构不成伤害	保持距离，减少使用时间
电视	☆☆ 家电辐射	可以使用	现在大多数家庭都使用等离子电视，辐射比普通电视小了很多，只要距离不是太近，可以放心使用。建议孕妈妈看1小时电视后起来活动15分钟左右，再继续观看，并注意不要长时间保持同一个坐姿	不宜长时间观看电视，避免眼睛疲劳和下肢静脉曲张
微波炉 电磁炉	☆☆☆☆ 家电辐射	不建议使用	两种产品的辐射都比较大，为了胎宝宝的健康，建议孕妈妈不要使用，或者运行停止后再过去取拿食物	可以请家人代劳使用这两种高辐射家电
电热毯	☆☆☆☆ 家电辐射	不建议使用	电热毯通电产生的电磁辐射对胎宝宝的大脑、神经、骨骼等发育都有致畸因素，孕妈妈冬季取暖应该杜绝使用电热毯	用暖气、空调或热水袋代替电热毯取暖

掐指计算排卵期

> 《咱们结婚吧》有一经典桥段：杨桃用试纸测出自己正处于排卵期，于是急忙给果然打电话，果然气喘吁吁地跑回家……

虽然故事情节和场景令人捧腹，但也给备孕的夫妻上了一节非常生动的备孕课——在排卵期同房，受孕的机会最大。那么，排卵期怎么计算呢？比较科学、最常用的有以下两种方法：

月经周期推算法

这种方法适用于月经周期比较规律的女性。从月经来潮的第一天算起，往后数14±2天就是排卵期。例如：月经周期为28天，如果这次月经来潮的第一天是在7月28日。

基础体温确定法

在两次月经期间，每天早晨起床时测量基础体温，会形成一种前半段时间体温较低、后半段时间体温较高0.3℃~0.5℃的现象。出现这种变化，主要是排卵结束后卵巢中生成的黄体分泌黄体酮所导致。月经结束后到下次排卵期开始的这段时间内体温降低，排卵后再到下次月经来临的这段时间体温又开始升高。所以，在两次月经期间分为低温期和高温期，而且低温期过后就是排卵期。

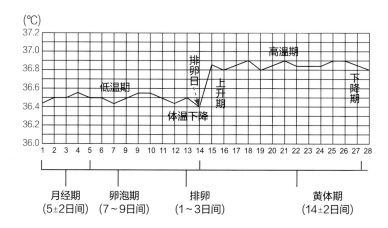

最科学的性爱方式，让受孕一步到位

写到这一小节的时候，我的内心是有些纠结的，因为受中国传统文化的影响，"性爱"两个字一直是夫妻间最私密的话题。若在此侃侃而谈似乎有些不妥。但站在妇产科医生的角度来看，"性爱"一词，只是科学孕育宝宝的一种技巧，与私密扯不上半点关系。因此，我决意持这个话题拿出来与备孕期的小夫妻畅谈一番，希望对你们的造人计划有所帮助。

最利于受孕的性爱姿势

男上女下仰卧位是最利于受孕的性爱姿势。总是保持男上女下似乎是件很乏味的事，但采取这种体位时，女性平躺仰卧，双膝微弯稍分开，射出的精液积聚在宫颈口附近，形成一个精液池，有利于精子游向子宫。如果保持这种姿势30分钟，成功率会更大。为防止精液流出阴道，可以用枕头垫于女方臀下，保持骨盆高位。

其他有利于受孕的性爱姿势

后位式，即女性跪位、男性在后面进入。采用后位式，可以最大限度地深入，男性的精液能更近距离地接触孕育新生命的圣地——子宫，这对受孕是非常有利的。但是，男性射精完毕之后，女性如果还保持跪位，精液就很容易从原路滑落，这会使受孕的机会打折扣。因此，如果采取这种性爱姿势，当感觉男性已经射精了，不要犹豫，女性要赶紧躺下来。

屈曲位，即让女性的阴道和床成垂直角度，并让阴道口大开，而男性、女性之间尽量以垂直的方式进行性生活。用这种方式进行性生活，男性可以深入，但女性因为阴蒂难以接受刺激而减低高潮的享受。优点是女性的阴道与床呈90°，所以男性射精后，精液不容易流出，这能增加受孕的概率。

其实，不论是哪种性爱方式，最重要的还是男女双方都保持身心愉悦，相互之间有爱的享受。

怀孕也得讲求天时、地利、人和

记得有一次，一位患者到医院就诊，称备孕都一年多了，虽然老出差，妻子工作也忙，但该做的"功课"都做了，妻子的肚子就是没有动静，夫妻二人也做了全面的身体检查，检查结果一切正常。听他唠叨了一番，我发现了症结所在，那就是不占据"天时、地利、人和"。

古代兵书上说："天时，地利，人和，可以无往而不利。"其实，对于怀孕也一样，当质量最好的精子和质量最好的卵子，在最恰当的时机结合，在最佳的环境中发育，就更容易孕育出一个健康聪明的宝宝。

以上那位患者，因为经常出差，在家的时间不固定，很可能与排卵期擦肩而过，而且旅途舟车劳顿，再加上工作繁忙，可能影响到精神状态和身体状况，而精神状态的好坏、身体状况是否良好对怀孕也是有影响的。另外，经过这么久的努力还没有怀孕，男女双方都很焦急，心情不好也会影响到受孕。

现在，就让我们一起来看看什么样的"天时、地利、人和"对受孕有利。

天时：最佳受孕日与最佳受孕时间

最佳受孕日

精子能在女性生殖道内存活72个小时，卵子能在排卵后的12~24小时内受精。那么，在排卵期的前3天左右和排卵发生后的1天内，都有可能受孕。因为在这段时期，精子与卵子相遇的可能性比较大，女性受孕的可能性也就比较大。

最佳受孕时

在一天之中，人体的生理现象和功能状态是不断变化的。7：00~12：00，人的身体功能呈上升趋势；13：00~14：00，人体功能变低；17：00开始上升；23：00后又开始下降。因此，21：00~22：00是受孕的最佳时刻，我建议备孕夫妻在这个时候进行

"爱的接触"，以增加受孕机会。而且性生活后，女性长时间平躺睡眠有利于精子的游动，这就更增加了精卵接触的机会。

地利：最佳精神状态和身体状态

一说到地利，很多人第一反应就是占据有利位置。对于备孕的夫妻来说，地利其实是最佳的精神状态和身体状态。

精神过度紧张会造成内分泌功能紊乱、排卵障碍或不排卵，特别是一些工作压力大的职业女性，由于长期处在高压的工作环境下，大脑皮层会抑制下丘脑、垂体甚至卵巢的功能，造成不排卵和月经紊乱。而身体状态不佳，疲惫或生病，有可能会影响到精子、卵子的活力和质量，对受孕的影响也是十分大的。

而当人体处于良好的精神状态和身体状态时，智力、精力、性功能都处于高潮的状态，精子和卵子的质量比较高，如果此时受孕，比较利于受精卵着床，当然胎儿的身体、智力等各方面素质也会较好。另外，良好的精神状态和身体状态，也是胎儿健康发育的最佳环境。

如果你或爱人的精神状态不好，心情抑郁，而且身体也比较疲惫时，我建议你们采取避孕措施。因为情绪激烈变化和不良的身体情况有可能影响精子和卵子的质量，感染受精卵的结合。

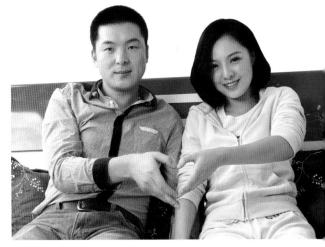

● 天时、地利、人和才是要宝宝的最佳状态。

人和：双方都达到性高潮

说到性高潮，可能有的人觉得这是私密，难以启齿。殊不知，性高潮不仅是一种精神享受，也能为孕育宝宝创造条件。

当男性在性高潮那一刹那射精时，精液激素充足，精子活力旺盛，能很快到达女性体内与卵子会合。女性性高潮时，子宫颈碱性分泌液的增多，可以中和阴道的酸性环境，更有利于精子生存，而且，分泌物中的营养物质如氨基酸和糖含量增加，可帮助精子增强运动能力。研究还发现，女性在性高潮时，子宫颈口张开，子宫的位置几乎与阴道形成直线，这种状态可保持30分钟，为精子进入大开方便之门。

因此，备孕的夫妻千万别害羞，"爱"要大胆地说出来！

35

叶酸是什么呢？它有什么作用，为什么备孕、孕妇必备？现在就让我们一起来了解一下真实的叶酸。

什么是叶酸

叶酸是一种水溶性B族维生素，是人体在利用糖分和氨基酸时的必要物质，是机体细胞生长和繁殖所必需的物质。叶酸对于早期胎儿脑部和脊髓的发育十分重要，可以预防脑部和脊髓缺陷的发生。

补充叶酸越早越好

很多女性怀孕后才开始补充叶酸，实际上，补充叶酸越早越好。研究发现，女性在怀孕之前和孕期摄入充足的叶酸可以使宝宝患神经管畸形的概率降低72%。因此，对于计划怀孕的备孕女性来说，每天需要补充一定量的叶酸，并一直持续服用到孕后12周。

补充叶酸的方式

多吃富含叶酸的食物

经常食用一些富含叶酸的食物，可以满足人体对叶酸的基本需要。含有叶酸的食物有：莴笋、菠菜、菜花、草莓、葡萄、动物肝脏、核桃、腰果、栗子、杏仁、黄豆及豆制品等。

补充叶酸制剂

虽然含叶酸的食物很多，但是天然的叶酸极不稳定，易受阳光、温度的影响而发生氧化，另外，长时间烹调也会破坏叶酸。所以，人体真正从食物中获得的叶酸并不多。这就需要补充叶酸制剂了。

一般来说，成人每日服用叶酸的剂量为180~200微克；女性孕前3个月开始，每日补充400微克叶酸比较合适，最多不宜超过1毫克，在哺乳期的前6个月每日补充剂量为280微克。

也许有人会问，既然补充叶酸制剂了，那还要多吃富含叶酸的食物吗？答案是肯定的。虽然人体从食物中吸收天然叶酸很难，补充叶酸制剂很容易，但是也不能忽略在饮食上对天然叶酸的补充。

孕前营养与饮食搭配直接影响到怀孕的可能性以及将来胎宝宝的健康状况，所以怀孕前的女性就得特别关注自身的饮食调理，如果饮食调整到了怀孕后才开始注意，孕前女性的营养状况一旦不良，就会直接影响新生儿的健康状况，比如体重偏低、患病率高，甚至死亡率也偏高，连宝宝长大后学习时的智力都会受到较大影响。孕前坚持均衡饮食，不仅能提高受孕率，还能提高孕育健康宝宝的可能性。简言之，孕前营养的储备状况是优生优育的重中之重。

首先，准备怀孕的女性可参照平衡膳食的原则，根据个人体质，结合自身受孕的生理特点等因素进行恰如其分的饮食安排。也就是说，每个女性因体质不同、个体存在的差异性，故在备孕期间营养的补充方面是不能一视同仁的，在饮食调理的时间、营养补充的内容、加量多少等问题上都应做到因人而异。一般情况下，准备怀孕的女性可提前3个月到1年开始对自身饮食进行科学、合理、健康的调整。但若是体质与营养状况还算好的女性，则可提前3个月到半年再开始关注饮食调理。那么，饮食调整期间具体应该补充哪些营养呢？

营养需求	营养概况	基本来源	孕育作用
优质蛋白	容易消化吸收的蛋白	鸡、鸭、鱼、瘦肉、虾、鸡蛋、豆腐、豆制品等	促进胎宝宝生长发育的物质基础
维生素	以维生素A、B族维生素、维生素D、维生素C、维生素E为主	新鲜蔬菜和水果等	补充营养需求，促进胎宝宝的发育
矿物质	钙、铁、磷、锌、碘	牛奶、鸡蛋、骨头汤、动物肝脏、虾皮、水产品、坚果等	钙、磷对胎儿骨骼及牙齿的形成和发育，铁对造血功能，锌、碘对胎儿的智力发育和预防畸形都有直接关系等
适量脂肪	脂肪	肉类等	帮助脂溶性维生素的吸收和利用

补齐受孕必需的营养

8种暖宫助孕食物

肥沃的土壤是种子生根发芽的重要条件，而良好的身体状况是受孕的关键条件之一。因此，女性在备孕期间要注意饮食营养，调养气血，提高免疫力，为受孕打好基础。适合备孕期女性食用的食物有：

食材名称	推荐理由
红枣	"一日三枣，青春不老"，红枣是补气养血的佳品。红枣富含人体必需的氨基酸、维生素、核黄素等及各种微量元素，具有较强的补养作用，能提高人体免疫功能，非常适合女性在备孕期间食用
红糖	红糖中含有叶酸、无机盐等多种营养物质，适量食用能促进血液循环，刺激机体的造血功能，预防和缓解贫血。贫血是妊娠期女性常见的并发症，如果孕前已经贫血，将会加重孕期贫血症状。我建议女性在备孕期间适量喝红糖水，预防贫血的出现
桂圆	桂圆是民间熟知的补血食物，含铁量较高，可在提高热能、补充营养的同时，促进血红蛋白再生以补血。桂圆还含有维生素A、B族维生素、葡萄糖、蔗糖等营养元素，具有养心安神、缓解失眠的作用。女性备孕期间适量吃桂圆，能预防贫血，改善紧张情绪
黑芝麻	黑芝麻具有养血生津、滋补肝肾、润肠通便等功效，女性在备孕期间适量食用，能预防贫血、便秘，还能濡养子宫和卵巢
黑木耳	黑木耳含有丰富的铁元素，可以起到很好的补血作用，适合气血不足的女性。黑木耳中含有的酶、生物碱能有效地促进消化道、泌尿道内腺体的分泌，有利于体内内分泌的平衡。气血足，内分泌平衡，这对顺利受孕十分有益
山药	山药中的薯蓣皂被称为是天然的"激素之母"，它能促进内分泌激素的合成，保持内分泌稳定。内分泌稳定是月经正常的前提之一，而月经正常对受孕有益
鸡蛋	鸡蛋的蛋白质含量较高，与人体蛋白质组成相似，人体吸收率高达99.7%，比牛奶的吸收率还要高。女性备孕期间坚持每天吃1个鸡蛋，可有效补充营养，增强身体免疫力
鸡肉	鸡肉营养丰富，而且容易消化，非常适合女性在备孕期间增强营养时食用

10种温肾壮阳食物

在备孕期间，男性需要养精蓄锐。有些男性为提高性功能，乱服壮阳药。但在备孕期间，建议最好停用一切药物，否则会对受孕造成不利影响。那么，如何做到既壮阳，又不会影响受孕呢？其实，食补是最好的方法，只要平时多吃一些可以壮阳的食物，也能达到提高性功能的效果，提高受孕率。下面就给大家介绍几种具有壮阳效果的食物。

食材名称	推荐理由
核桃	核桃具有壮阳的作用，核桃抽取物制成的药丸可以代替"伟哥"来食用。中医也常将核桃入药，当做食疗的食品
韭菜	韭菜被称为壮阳草，其补肾壮阳的功效几乎人尽皆知。韭菜籽有活血散瘀、理气降逆、温肾壮阳的作用，对于阳痿、遗精、多尿等疾患有一定的食疗作用。用韭菜籽研粉，每天早晚各服15克，开水送服，对改善阳痿有一定功效
羊肉	羊肉是益气、补虚的滋补佳品，同时也具有开胃、壮阳的功效。羊肉熟食，汤可改善胃虚、阳痿，同时，对驱寒、温补气血也有一定的功效
苹果	苹果因为受到充足的阳光照射而形成红色素，红色素可使激素的分泌更加旺盛，让男性更具有阳刚之气，让女性更有女人味。在日常生活中，男性应有意识地吃一些
鱼类	精氨酸是精子形成的主要成分，由于人体不能自行合成精氨酸，所以必须从食物中摄取，而多吃海鲜等富含精氨酸的食物，可以起到良好的益精作用
泥鳅	泥鳅算是一种特殊的鱼类，味甘，性平，营养价值非常丰富，有补中益气、养肾生精的功效。泥鳅中含有一种特殊蛋白质，有促进精子形成的作用。因此，食用泥鳅，对提高男性性功能也有一定的帮助
虾	虾不但味道鲜美，而且具有壮阳的功效，药用价值非常高，是壮阳益肾、补精、通乳的佳品。另外，对于体虚、乏力、食欲不佳者也有滋补的作用。平时经常食用虾，也能强身健体
生蚝	生蚝中含有丰富的锌，已被证实对合成雄性激素有很大的帮助。其他海鲜类食物，如龙虾、海胆、海参、贝壳类等都是不错的选择
巧克力	巧克力所含的成分能够稳定神经并有助开放感官，能带给人轻松、兴奋的感觉，让人们更期待两性之乐。生理学家研究发现，大脑对爱情的反应与吃完巧克力后产生的反应是一样的，所以说，巧克力是一种很好的具有"助性"作用的食物
红辣椒	红辣椒中所含有的"辣椒素"可以刺激人体神经末梢，使心跳加快、情欲高涨。男性在备孕期间适量食用辣椒，可以促进体内"内啡肽"的分泌，这种物质由大脑产生，能使人感到快乐和精力充沛，因此有助于创造"性"福生活

备孕期的助孕美食

孕妈妈必吃的助孕美食

桂圆小米粥

材料： 桂圆肉30克，小米、大米各100克，枸杞子适量。

调料： 红糖适量。

做法：

❶ 将桂圆肉洗净；两种米用清水淘洗干净；枸杞子用温水泡发。

❷ 水烧开后，放入小米和大米，改用小火煲约25分钟，然后加入桂圆肉、枸杞子、红糖，继续煲15分钟即可。

助孕营养站：此粥可以补血养心、安神益智。桂圆有补益作用，对需要调养及体质虚弱的人有辅助疗效。

葱烧木耳肉

材料： 水发黑木耳25克，猪里脊肉200克，大葱1根，姜末适量。

调料： 酱油、盐、鸡精、水淀粉各适量。

做法：

❶ 黑木耳洗净，撕成小朵；葱洗净，切斜段；猪里脊肉洗净，切片，加适量水淀粉、盐稍腌渍备用。

❷ 油锅烧热，先入姜末炒香，接着放里脊肉片滑散，然后放黑木耳翻炒，再下葱段翻炒至入味，最后加酱油、盐、鸡精调匀，待肉片上色后用水淀粉勾芡即可。

栗子红枣羹

材料： 新鲜栗子150克，红枣20颗。

调料： 白糖适量。

做法：

❶ 锅中加水，放入栗子煮熟，趁热去壳，切成豆粒般小块。

❷ 红枣泡软后去皮、去核，切成小块备用。

❸ 锅内加水适量，烧至沸腾后加入栗子块、枣块，然后烧沸改小火煮5分钟，搅拌均匀，加入白糖抖匀即可。

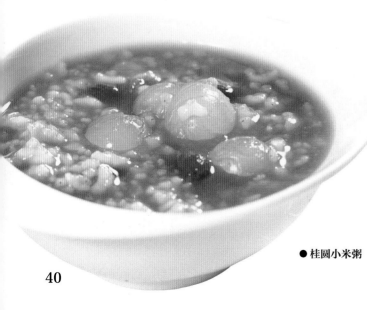

● 桂圆小米粥

准爸爸必吃的助孕美食

菠菜炒羊肉

材料： 羊肉片200克，菠菜段150克，红椒丝、姜末各10克。

调料： A.沙茶酱15克；B.醪糟1小碗，酱油适量，白糖、豆瓣酱各少许；C.胡椒粉少许。

做法：

❶ 羊肉片中加入调料A拌匀；菠菜入沸水中汆烫，沥干；调料B调匀成味汁。

❷ 热油，羊肉片略炒一下，盛出备用。

❸ 另起油锅，放沙茶酱、姜末、红椒丝炒香；再放羊肉片以及味汁炒匀；最后放入菠菜段及调料C拌炒。

豆豉虾

材料： 鲜虾500克，西蓝花1棵，姜3片，葱1根。

调料： 干豆豉30克，干辣椒少许，料酒4大匙，生抽、白糖、盐各适量。

做法：

❶ 将虾清洗干净；葱切段；干豆豉在料酒中浸泡后，用清水冲洗，沥干备用。

❷ 西蓝花掰瓣，洗净；锅中倒

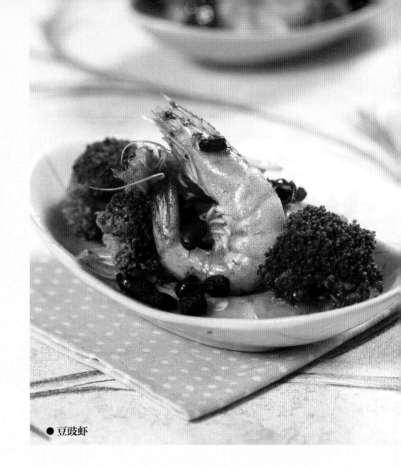

● 豆豉虾

入清水煮开，放入盐和植物油，加入洗净的西蓝花汆烫1分钟左右，捞出后沥干水分。

❸ 油锅烧热，放豆豉煸炒；加入干辣椒、葱段、姜片炒香；倒入虾翻炒；再加入料酒、生抽、清水和白糖炒匀后放入西蓝花、盐炒匀即可。

清蒸鲤鱼

材料： 鲤鱼1条，葱、姜各适量。

调料： 酱油、料酒、盐各适量。

做法：

❶ 将鲤鱼处理干净，放入盘中，鱼身划几刀，抹上盐；葱、姜洗净，切丝。

❷ 将葱丝、姜丝放在鲤鱼身上，淋上料酒、酱油，入锅蒸熟。

为什么身体健康，却怀不上宝宝呢

——你可能遇到的难题……

有一天浏览网页，看到一则帖子："奇了怪了，我跟老公结婚五年多了，刚开始时不打算要孩子，就用避孕药避孕。前两年想要孩子了，在医生的指导下停了避孕药，努力了很久，但就是怀不上孩子。去医院检查，医生说我们的身体很健康，让我们别太紧张。可不论怎么样，就是怀不上，不仅我们两口子着急，家里的老人也都急得不行。现在我们做梦都梦到孩子的笑声。怎么办呐？"帖子下面，各种回复都有，有的是在做广告，有的是嘲讽，也有的提出了有效的建议。我把回复里有用的几项筛选出来，写在这里，同时进行了详细的分析，希望对您的提问能有所帮助。

回复一 我觉得跟机遇有关系，就像我们这边有人说的"怀小孩可遇不过求，你求他的时候就比较难"。

"有心栽花花不开，无心插柳柳成荫"，有的时候刻意去做某一件事情，但结果却不尽如人意，而有时不求结果的无意行为，结果却出乎人意料。其实，孕育生命也一样，一心焦急地期盼却总也盼不来，有时候放下了，他却来了。啰唆了这么一通，也许有人会质疑："你的意思是生孩子纯属运气呗？"其实，我的本意并不是如此，怀孕的确有一部分幸运的成分在里面，但与人的精神状态是分不开的。女性长期紧张、焦虑容易引起内分泌紊乱、月经不调等对怀孕不利的情况，而男性焦虑、紧张也会影响精子的活力。在这里，我建议备孕夫妻要放松心情，坦然地面对，以最好的状态去创造新生命。

回复二 很多年轻的女性怀不上孩子，是因为宫寒引起。这个在现代医学中是无法靠仪器检查出来的！

宫寒，是中医理论里的一种疾病，指子宫及相关功能不能维持正常水平，而处于一种严重低下的状态。宫寒就像天空中没有太阳，没有了阳光，大地永远笼罩在严冬的寒冷之中。《傅青主女科》中记载："夫寒冷之地不生草木，重阴之渊不长鱼龙。今胞胎既寒何能受孕？"意思指寒冷、阴森的地方因为没有阳光的温暖，会寸草不生、鱼龙不长。子宫寒冷，稚嫩的生命怎么可能在那里扎根呢？

宫寒的人常有痛经、下腹坠胀等多种症状，但又不能用西医中具体的疾病来套，也是西医检查中容易忽略的。如果夫妻双方身体健康但又怀不上孩子，我建议备孕夫妻去看看有经验的中医，中医里的某些药物及调养方法对调理身体气血、促进受孕是很有益的。

回复三 是不是没有计算好排卵期？

排卵期计算有误，这也是有可能的。我曾接诊过一对夫妻，长期两地分居，调到一起也不能怀孕。后来听说两次月经中间是排卵期，可还是怀不上，只好来医院看病，全面检查后身体健康得很，着实令人诧异。

排卵期有可能是在两次月经周期的中间，也有可能是中间的前后几天，所以我接诊的这对夫妻，在计算排卵期时存在一定的误差。另外，虽然预测排卵期，可提高受孕的概率，但是在排卵周期前适当进行性生活，能使受孕的概率更大。我建议夫妻俩，平时要注意调整性生活的时间和频率，不要一味"迷信"排卵期，两人"爱"的交流是很重要的。

回复四 所有的检查项目都做了吗？有些人的精子和卵子是不能配对的，不过比例非常少。

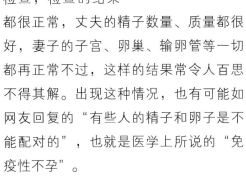

有的夫妻结婚多年，没有采取避孕措施，但就是怀不上孩子。去医院检查，检查的结果都很正常，丈夫的精子数量、质量都很好，妻子的子宫、卵巢、输卵管等一切都再正常不过，这样的结果常令人百思不得其解。出现这种情况，也有可能如网友回复的"有些人的精子和卵子是不能配对的"，也就是医学上所说的"免疫性不孕"。

免疫性不孕，指的是妻子内产生抗精子抗体，当丈夫的精子进入妻子体内时，妻子体内的抗体会直接杀死精子或是抑制精子的结合。出现这种情况的原因有很多，其中有一个原因就是夫妻两个人一开始并没有要孩子的打算，两个人的避孕措施又不是安全套避孕，导致精子长期在女性的体内出现，使女性自身产生了抗体，对精子施行了免疫。发帖子的夫妻应该就是这种情况。

常规的孕前检查是不能查出免疫性不孕的，因此建议发帖子的夫妻及有类似情况的备孕夫妻，最好是到医院做一次特殊检查，然后对症治疗。

宫颈糜烂能顺利怀孕吗

我曾在网络上看过一位备孕女性有过这样的疑问："我今年32岁，和先生结婚两年，计划今年要宝宝。但是去医院做孕前检查，医生说我患有重度宫颈糜烂，不易受孕，要先治好病，才能进行"宝贝计划"。宫颈糜烂是不是很严重，会癌变吗？可以治好吗？我还有希望怀孕吗？"

宫颈糜烂只是一种约定俗成的病症表述方式，在临床妇科非常常见，一般单纯性的宫颈糜烂不会有癌变的可能，也不会影响受孕。那么，借这位孕妈妈的提问，我们来了解一下宫颈糜烂吧。

何为宫颈糜烂

在妇科临床上，宫颈糜烂只是医生凭借肉眼可视的初步判断，并不是疾病的确切诊断。宫颈糜烂并非真正的糜烂。正常的宫颈表面是光滑的，颜色比肉色稍微偏白。如果医生肉眼可见宫颈表面凹凸不平，里面有呈颗粒状糜烂的红色区域，与周围的正常鳞状上皮有清楚的界限，称之为宫颈糜烂。在我国妇科临床，一般认为宫颈糜烂是慢性宫颈炎的一种症状。

宫颈糜烂的症状

大多数轻度或中度的宫颈糜烂患者并无明显自觉症状，有也只是白带增多，而这很容易被女性朋友所忽略。因此，宫颈糜烂一般都在是单位体检或孕前体检时才被发现。一些中度、重度宫颈糜烂患者的白带增多，颜色为黄色，且黏稠呈豆腐渣状，说明是炎性白带，时间久了会引发外阴瘙痒，容易出现小腹坠胀、腰椎酸疼等症状。尤其是重度宫颈糜烂，也是导致女性不孕的原因之一。

宫颈糜烂会影响怀孕吗

从理论上来讲，宫颈黏液的质地及分泌量直接关系着精子是否能通过宫颈进入宫腔。但是，临床实践发现，轻度、中轻度宫颈糜烂并不会影响女性受孕。只有重度糜烂患者，由于宫颈分泌物明显增多，且含有大量白细胞，对精子的活动度产生不利影响，才会影响受孕。如果育龄女性患有重度宫颈糜烂，还需去正规医院找专业医生进行积极治疗。

宫颈糜烂需要及时治疗吗

很多女性一听到宫颈糜烂的字面意思就觉得很可怕，担心不及时治疗可能整个宫颈就会烂掉。其实这些担心完全没有必要。临床发现的大多数宫颈糜烂是轻度糜烂，只要这个病症不会引发其他病变，女性注意个人卫生、性生活卫生即可，不必治疗。因为反复做宫颈检查也会引起感染，抗生素药物的大量使用也会导致女性抵抗力降低，引发其他各种病症。

但是，如果是重度宫颈糜烂，特别是颗粒型或乳突型宫颈糜烂则需要积极进行治疗。性交出血或检查时有出血的宫颈糜烂患者也应进行治疗。

宫颈糜烂会癌变吗

轻度宫颈糜烂患者不会发生癌变，中度或重度宫颈糜烂患者如果长期被炎症刺激而不得已治疗，有可能发生癌变，但过程非常缓慢。临床数据显示，患有宫颈糜烂的女性比无宫颈糜烂者的宫颈癌发生率高0.7%左右。

宫颈糜烂的常用治疗方案

方案一 **药物治疗**。通过上述表达，孕妈妈应该知道宫颈糜烂没有那么严重了。治疗上也大多使用阴道给药或口服药来进行治疗，如甲硝唑、磺胺类药、呋喃西林等。治疗期间，禁止同房；治疗结束后，同房次数也不宜过频。如未计划怀孕，建议使用避孕套。

方案二 **物理治疗**。重度糜烂患者在药物治疗无法解决问题的情况下，可以根据医生的建议采用激光疗法、冷冻法或电熨法进行治疗。物理治疗手术前要常规消毒外阴、阴道、宫颈，在创面完全愈合前禁止性生活、盆浴和阴道冲洗，这一般需要4～8周。治疗后每月复查1次，检查创面愈合情况。

"亲爱的，别不开心，你的病不严重，一点儿也不影响我们要孩子。"

理论上看，凡是婚后未避孕、有正常性生活、同居两年而未孕的情况就被视为不孕。很多人习惯性将不孕的罪名强加给输卵管。实际上，这只是导致不孕的原因之一。输卵管主要负责拾卵、运送精子、正常受精等工作，然而输卵管异常或非特异性炎症、子宫内膜异位症、输卵管手术以及输卵管周围病变等均会影响输卵管正常功能的发挥，从而引起不孕。

一般夫妻不需要过早地进行不孕不育的检查，只有在备孕1年以上且仍未怀孕时才需要做这些检查。然而，做不孕不育检查时应先简单后复杂、先无创再有创，而不能一概而论地判定输卵管不通就会不孕。

不孕不育检查的流程图解

男方的精液

精液的颜色、数量、液化时间、精子密度、精子1小时的存活率、精子活力、畸形精子的比例、精液中白细胞的数量等。

确定男性生育功能的基本情况。

女方常规病史、妇科检查、盆腔超声检查

首要且基本检查。

以上均无异常，继续下面的检查。

卵巢功能检查

基础体温测定、抽血、超声检测等。

确定卵巢的排卵功能、内分泌功能、卵巢储备能力等。

输卵管通畅试验

子宫输卵管通液术、子宫输卵管造影术、腹腔镜直视下行输卵管通液术等。

上述检查均无明显异常，才能进行输卵管通畅试验，因为这项检查属于有创检查，且检查过程中容易引发炎症。

关于不孕不育的检查过程一目了然，关于不孕不育是否就是输卵管有问题再清楚不过。

现实生活中，我们经常会听说某某某不能怀孕，而不孕的表达方式也有很多，比如子宫内膜薄、雄性激素过高、宫外孕等，却很少见过哪位女性因子宫小而怀不上宝宝。然而这类患者在现实生活中确实存在，而唐女士便是因子宫过小而无法顺利受孕。

子宫怎样才算小

子宫是月经的发源地，也是孕育新生命的第一个家。一个发育成熟的子宫，形似倒置的梨，长在骨盆腔中央，正常情况下，子宫长有7、8厘米，宽有4、5厘米，厚则可达到2、3厘米，整个子宫腔应有5毫升的容量。而子宫长、宽、厚度小于以上尺寸的，临床上称之为子宫发育不良，即幼稚子宫。

子宫发育不良由诸多因素造成，多伴有月经较迟或月经稀少、痛经、月经不调等临床表现。女性若是月经迟迟不来或月经稀少，乳房又没有隆起，阴毛也不多，月经量也特别少，这时不妨提高警惕，去医院做个B超检查吧！

子宫小的影响

子宫小在大多数情况下被视为不孕的主要原因之一。首先，子宫小就意味着它不能正常储存与运输精子，精子则无法与卵子结合受孕；其次，子宫小，子宫肌层则发育不良，则将不利于受精卵着床、植入，很容易导致流产、胎盘位置异常、胎儿发育迟缓等问题。

子宫小，别惊慌

子宫小的女性完全可以通过药物治疗来改善，放松心情才是关键哦！当然，子宫小的女性怀孕后在一些细节上还是要特别留意的。首先要保证充分的休息时间，可以同房，但要适度而行，且时刻注意力度与姿势，日常生活中还得保证生殖器卫生。

我是过敏性体质，该如何备孕

—— 你可能遇到的难题……

王女士是做冷冻食品生意的，常年处于忽冷忽热的环境中，原本身体也还抗得住。可自从有一次吃海鲜手脚出现红斑后，现在只要遇到忽冷忽热的环境变化，就会心情紧张，并全身出现红色的斑块，分布也不固定。最近，她跟老公打算要孩子，听说工作环境的优劣对宝宝的健康影响很大，她就放弃了工作，一心一意在家备孕。但有人跟她说，过敏也会影响到怀孕。这让她忧心忡忡。

我建议遇到类似情况的女性朋友们，不必过分担忧。虽然孕期出现过敏会影响到自身和胎儿的健康，但是，如果从备孕期开始到孕期结束，避免接触过敏源，就能减少过敏的影响。

生活中常见的过敏源

尘螨	尘螨的排泄物可分解为极微细的粉尘，附着在床单、枕头、地毯或窗帘上，一旦被吸入鼻腔及肺部则容易引起鼻炎、哮喘
花粉、柳絮、草籽	一旦与鼻腔内壁或咽喉内壁接触，就会刺激黏膜引起过敏，从而引发打喷嚏、流鼻涕、流眼泪、胸闷等症状
宠物	如果宠物的毛发、皮屑钻进过敏者的喉咙就会引起黏膜过敏；宠物的唾液变干后，潜在过敏源也会释放出来
臭氧气体	当通风不良时，电脑、电视等电器所散发的臭氧气体，会刺激眼睛及气管黏膜引起过敏，造成眼睛肿胀、咽喉不适
甲醛	甲醛有消毒、防腐和收敛的作用，在木制家具、地板、洗涤剂中被大量使用。甲醛易导致过敏，引起皮肤瘙痒、咳嗽、鼻塞、头晕等症状
药物	药物中的某些特殊成分易导致过敏，引发皮疹或者低热、恶心、呕吐，甚至休克
食物	食物中的某些特殊成分易导致皮肤发红、发痒或唇舌肿胀、恶心、腹泻等症状

过敏体质女性备孕四宜三忌

一宜补充维生素：组织胺是很重要的诱发过敏的物质，维生素C有抗组织胺的作用，黄酮素可以阻碍组织胺的释出，因此过敏体质女性在备孕时，宜在医生的指导下正确补充维生素。

二宜远离宠物：在上文中，我们提及宠物是常见的过敏源之一。再加上宠物是弓形虫携带者，因此，过敏体质女性备孕期间还要远离宠物。

三宜清洁家居：尘螨是诱发哮喘、过敏性鼻炎和湿疹等过敏性疾病的重要过敏源。尘螨无处不在，床上用品、地毯、玩具、窗帘、毛巾、布艺沙发等都备受它的青睐。因此，女性备孕前，一定要清洁家居。

四宜控湿控温：温度和湿度对于吸入性过敏的人危害极大，并且湿度过高时，细菌比较容易繁殖，平时用除湿机、空气清净机等设备控制一下温度和环境，平时也要多开门窗通风。

一忌药物：不论是过敏体质还是正常体质的女性，在备孕期间都要尽量避免用药，如果非得用药，谨遵医嘱。

二忌户外花粉：对于过敏性体质而言，花粉是一个大忌。尤其那些有花粉过敏史的准妈妈，更要远离。

三忌过敏食物：有些女性对部分食物过敏，在备孕期间和孕期尽量远离。

过敏体质女性助孕食材推荐

一些食物中含有抗过敏物质，适量食用能增强抗过敏能力，过敏体质的女性千万不要错过这些食物哦。

红枣	红枣中含有大量抗过敏物质——环磷酸腺苷，可阻止过敏反应的发生
胡萝卜	胡萝卜中的β-胡萝卜素能有效预防花粉过敏、过敏性皮炎等症
金针菇	金针菇菌柄中含有一种蛋白，可以抑制哮喘、鼻炎、湿疹等过敏性病症
蜂蜜	由于蜂蜜中含有一定的花粉粒，经常喝会使对花粉过敏者产生一定的抵抗能力。另外，蜂蜜里面还含有微量蜂毒，它是蜜蜂体内的一种有毒液体，具有抗过敏、抗辐射、增强机体抗病能力的作用

过敏体质女性备孕期间宜远离的两种食物

蚕豆：蚕豆含有致敏物质，过敏体质的人吃了会产生不同程度的过敏、银屏性溶血等中毒症状，就是俗称的"蚕豆病"。这是因为某些人体内缺乏某种酶类，在食用蚕豆后就会发生急性血管内溶血的缘故，是一种遗传缺陷。

海鲜：海鲜中含有过量组织胺也会造成过敏体质者身体不适，因为过敏体质者天生缺少分解组织胺的酶，吃了海鲜就容易引起过敏。

环境污染会使精子减少吗

> 我曾经在一本医学杂志上看过一个这样的报道：西班牙穆尔西亚大学用数十年的时间专门研究男性游动精子的变化情况，最终发现男性的精子浓度从2003年至2013年期间下降了大约38%！换句话说，人类男性精子的浓度正在以每年2%的比例下降。

看过这一篇报道后，我们不难想象，如果长此以往发展下去，用不了多久人类的精子就会达到一个不孕不育的危险值，即每毫升4000万个精子，这是一个自然受孕相当困难的精子浓度。那么为什么男性的精子浓度会出现下降的趋势呢？

医学界已经完全证实，男性生殖功能降低与现代工业化发展带来的环境污染有着密不可分的关系。环境污染之所以会给男性精子带来负面影响，主要是环境雌激素在捣鬼。所谓环境雌激素，从字面上看，就是人类生活环境中存在着一些影响人类内分泌功能的化学物质，而这类物质就像雌激素，会使生物体内原有的内分泌机能紊乱，从而打乱生物体功能。

关于环境雌激素，不得不提及"塑化剂"。它在日常生活中可谓无所不在，塑胶容器、餐具、日用品、玩具，甚至香水、指甲油、保鲜膜、饮用水中都含有塑化剂。本来塑化剂不会对人体造成伤害的，但若是添加或使用了一种名为邻苯二甲酸酯的塑化剂，则很有可能会给人体带来长期影响，精子减少只是其中一个严重后果！

医学专家一致认为，环境雌激素会减少男性的精子数量，降低精子质量，损伤男性的生殖功能。所以，男性在备孕期间应该尽量远离环境雌激素的干扰，比如尽量使用布袋、少用微波炉加热食物、不用不合格的塑料制品、不用泡沫塑料容器喝水或泡方便面、少用室内杀虫剂等。

● 远离塑料用品，保护精子质量。

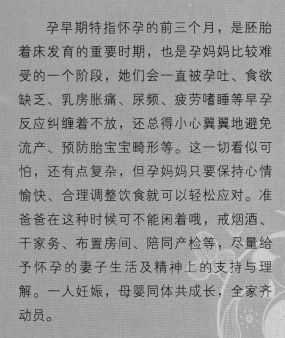

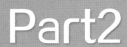
Part2

孕早期

**充实早孕知识，
平安度过"多事之秋"**

　　孕早期特指怀孕的前三个月，是胚胎着床发育的重要时期，也是孕妈妈比较难受的一个阶段，她们会一直被孕吐、食欲缺乏、乳房胀痛、尿频、疲劳嗜睡等早孕反应纠缠着不放，还总得小心翼翼地避免流产、预防胎宝宝畸形等。这一切看似可怕，还有点复杂，但孕妈妈只要保持心情愉快、合理调整饮食就可以轻松应对。准爸爸在这种时候可不能闲着哦，戒烟酒、干家务、布置房间、陪同产检等，尽量给予怀孕的妻子生活及精神上的支持与理解。一人妊娠，母婴同体共成长，全家齐动员。

告别例假，等待排卵期的到来，在最佳时间、最佳场合与丈夫一起完成使命。机缘巧合，你"中奖"了，胚芽在你的子宫内悄悄生长。大多数孕妈妈还感觉不到任何异常，但会出现类似"感冒"的症状，有点不舒服，容易疲劳，甚至在没有缘由的情况下发烧、发冷等。别紧张，这些症状过几天都会自行消失的。从确认怀孕的那一天起，你的生命中增加了一份责任，你的母爱天性将发挥得淋漓尽致。

孕妈妈行为课程开课啦

如何推算怀孕第一天

从医学上来说，末次月经开始的第一天，就是怀孕的第一天。从受精到分娩大约是266天（38周），由于每个孕妈妈无法准确地判断出哪一天受孕，为了方便起见，医学上规定从末次月经的第一天开始计算，这样整个妊娠多了两周，为280天。当精子与卵子结合形成受精卵后，便要在女性身体内历经千辛万苦。

受精卵的形成过程

精子与卵子相遇结合之后，分裂成受精卵。输卵管肌肉的蠕动和输卵管黏膜上皮纤毛的摆动，为受精卵提供了前行的动力，使其逐渐向子宫腔方向移动，并在受精4~5天后达到子宫腔。在移动的过程中，受精卵并没有闲着，它已经经过多次的分裂变化成囊胚。在进入子宫腔后3~4天后，胚囊埋入子宫内膜。

胚胎的形成过程

囊胚着床一般要在受精后七八天，着床成功大概需要一周时间。着床后，原始绒毛形成，这时就不再是受精卵了，而是所谓的胚胎。也就是说，胚胎形成大约是受精后的第3周，如果从末次月经第一天算起则相当于第5周，简单地说就是你下一次月经本该来的日子。

真孕 or 假孕

月经停止，出现孕吐反应，做B超却听不到胎心……怀孕变成了假孕。这种现象变得越来越普遍，究竟应该如何区分真假孕呢？

什么是假孕

所谓"假孕"，通俗来讲，就是身体出现一些类似怀孕的症状，如闭经、乳房肿胀、食欲缺乏、恶心、呕吐等，肚子也像怀孕了一样变大，在心理作用的影响下，还会感觉到胎动。实际上，这都是一些假象。

出现假孕的原因

出现"假孕"现象有多种原因，其中，心理因素是重要原因。因为备孕女性都渴望早日怀孕，大脑皮层会形成比较强烈的"盼子"兴奋灶，结果导致下丘脑及脑垂体的功能紊乱，出现停经。

备孕女性停经后，在体内性激素的影响下，腹部脂肪产生堆积，腹部变大，这一系列的身体变化让备孕女性确信自己怀孕了。

真孕PK假孕

症状	真孕	PK	假孕
月经停止	停经是怀孕最早以及最重要的症状。如月经一直很规律，延迟超过10天，应该考虑到怀孕的可能性		精神紧张、压力大、环境改变、体内内分泌失调、月经不调、宫颈粘连等，都有可能引起月经延迟或停止
恶心、反胃等早孕反应	女性怀孕后大概40天会出现早孕反应。表现为恶心、呕吐、食欲缺乏、挑食、胃反酸的现象		多半是肠胃出现的问题，可能是比较疲劳影响了食欲，又或者是心情不好、身体不佳不想吃东西等
小腹隆起	怀孕后，宫腔会被逐渐变大，但在孕早期，小腹隆起的现象并不明显		发胖、消化不良、暴饮暴食、内分泌失调等，短时间内都能让小肚子凸起来
胎动	能感觉到胎动，一般是在孕4~5个月时		有可能是肠胃蠕动，被没经验的女性误认为是胎动

确认怀孕的事实

有一次浏览网页，我看到这样一则帖子：

> 提起假孕来，我特别有感触。上个月排卵期和老公做完功课后，就期待着结果，希望能中标。听群里的姐妹们说，排卵期过后的一个星期就能检测出是否怀孕来。
>
> 于是，开始掰着手指数时间。终于到了第七天，从家里找出一张试纸，按照上面的要求，用晨尿检测。10分钟以后，一看结果，居然显示弱弱阳，心想应该算是怀孕了吧。心里美得不行，当晚又试了一次，结果一样，就把好消息告诉了老公。
>
> 没想到，过了一周以后，内裤上居然出现了血迹，很怕是先兆流产，赶紧打车直奔医院。去医院查HCG，居然说没怀孕。

读完帖子，我很想告诉这位发帖人，使用试纸检测，能帮助您提前知道是否怀孕，但即使试纸检测是"两条杠"，也要到医院确诊。

试纸的正确使用方法

怀孕后，女性体内会分泌人绒毛促性激素（HCG），这种激素存在于尿液及血液中，早孕试纸就是通过测尿时呈现的反应来判定是否怀孕。

现在，就让我们来看看试纸的正确使用方法：

● 老婆怀孕了，真是可喜可贺。

 第一步　购买在保质期内的试纸，拒绝过期的试纸。

 第二步　仔细阅读使用说明，以防操作失误影响准确性。

第三步　根据使用说明，用早起第一次排出的尿液进行检测。检测的方法一般是：手持尿液滴定管，在试纸底端的尿液皿上方3厘米处向下滴3滴尿液。

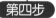 第四步　一般只出现一条对照线，表示没有怀孕；出现两条线，对照线和检测线都显色，且检测线明显清晰，表示已经怀孕；如对照线明显清晰而检测线显色很浅，表示可能怀孕，隔两天采集晨尿用新的验孕棒重新检测；如果5分钟内无对照线出现，则表示试验无效或失败。

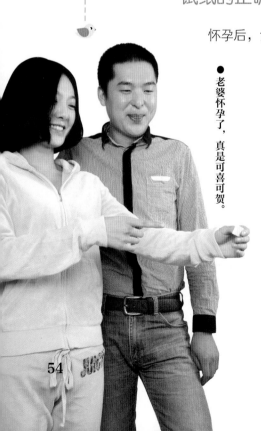

不要一味"迷信"试纸结果

很多早孕试纸的说明书上，厂家都会打上一行宣传文字："在实验室中，已经确认当今的早早孕试纸精确度高达99%。"这说明，检测的结果并不是100%地准确，还有1%错误的可能性。

序号	不准原因	注意事项
1	受孕后10天以内，人体分泌的HCG的量较少，如果太早测试，结果很可能呈阴性	
2	宫外孕的人用试纸进行检查，有60%的可能性是出现阳性结果	受精卵着床最快要11天，因此想要比较准确的结果，要等到同房11天以后再用试纸进行测试
3	女性患有脑垂体病、甲亢、卵巢囊肿、子宫内膜增生、子宫癌等疾病时，以及绝经早期、内分泌失调或者治疗妇科疾病用药期间，尿检也可呈阳性	当检测结果呈阳性时，宜到医院进行其他检查，以确定是否正常怀孕

确认怀孕需要做的检查

在上文中，我反复强调，用试纸测试呈阳性后，要及时到医院做其他检查，以确认是否怀孕及是否为宫内孕。那么，需要做的检查有哪些呢？

检查项目	具体说明
抽血检查	在受孕1周后，到正规的诊所或医院抽取少量血液进行化验。通常1~2小时后就可以得到正确率几乎100%的检验结果
B超检查	B超检查的结果比较准确，但是最早在孕5周时才能检测出来。相对来说，检测出来的结果较晚。不过B超检查准确度很高，从检测屏上可以看见子宫里幼小的胚囊，像宫外孕等意外状况也能及时检测出来
妊娠试验	妊娠试验比较敏感，最早在受孕后10多天就能检测出来。不过，医生建议最好等到停经后再做检查。另外，如果怀孕60天后用妊娠试验，最好结合B超
宫颈黏液涂片测试	如果宫颈黏液涂片有许多排列成行的椭圆体，就可以断定是怀孕了。因为女性在怀孕后，卵巢的"月经黄体"不但不会萎缩，反而会进一步发育为"妊娠黄体"，分泌大量孕激素而形成椭圆体

了解做第一次B超的最佳时机

由于职业习惯，我经常会浏览一些孕产育婴论坛，有时看到孕妈妈们就某个错误的观点一再引起共鸣，真是有点着急。就拿B超来讲，有的孕妈妈认为既然验孕棒测出双杠，没必要做B超验证；有的孕妈妈则坚持孕早期不做B超，担心辐射；有的孕妈妈坚持一怀孕就做B超，以判断是宫内还是宫外孕。到底谁的观点对呢？

带着上述问题，我将就怀孕期间首次B超检查的相关问题给大家进行详细解答。

什么是B超检查

首先，我们来了解一下B超检查。B超检查是超声检查的一种，是应用二维超声诊断仪在荧光屏上以强弱不等的光点、光团、光环等，显示B超探头所在部位的脏器断层形态及其周围器官的关系。

孕早期做B超检查的意义

判断是不是宫内孕。停经、人绒毛膜促性腺激素HCG明显升高、尿HCG呈阳性是判断早期妊娠的明显表征，但这并不能判断是宫内妊娠还是异位妊娠，需要借助B超协助诊断。

核对孕周。有些孕妈妈的月经不规律，无法推断准确孕周，超声检查可以核对孕周。

发现异常。发现葡萄胎、胎停育等异常情况。关于葡萄胎，我将在后面的章节详细描述。胎停育是指随着孕周增加，孕囊缩小或枯萎，超声复诊时胎心搏动消失，这都属于异常妊娠。

孕早期首次做超声检查的最佳时机

做腹部B超的孕妈妈，一般建议在停经8周左右做首次B超检查，阴道超声检查则在停经6~7周可检测到孕囊和胚芽。如果刚怀孕没有做B超检查，强烈建议孕妈妈在孕12~14周进行第一次B超检查。因为除了核实孕周外，还可检查出孕妈妈是单胎还是多胎妊娠，以及测量胎宝宝的颈部透明带厚度。

预产期计算器

末次月经时间 2014 年 2 月 2 日，月经周期 28 天　**计 算**

孕妈妈，您的预产期是 2014 年 2 月 2 日
现在是第 29 周第 4 天，距宝宝出生还有 81 天

预产期计算方法一

预产期月份＝末次月经第一天的月份＋9（或－3）

预产期天数＝末次月经第一天的天数＋7

根据以上公式，所计算出的时间就是预产期。比如，最后一次月经是在2月1日，则月份2＋9＝11月，日期1+7＝8日，那么，预产期应是11月8日。如果末次月经是在4月以后，则采取减3的方法计算，如末次月经来潮是4月2日，就是4－3＝次年1月，2＋7＝9日，即次年1月9日为预产期。如果农历计算，则月份计算相同，日期改为加15天；若遇到闰年，其闰月又正在孕期之中，计算时月份减4。

预产期计算方法二

如果末次月经记不清时，还可以按子宫度底的度高估计。妊娠3个月末，子宫底的高度在脐和耻骨之间（耻骨上10厘米）；妊娠4个月末，子宫氏在脐下二横指，在耻骨上7~12厘米；妊娠5个月末，宫底与脐平；妊娠6个月末，宫底在脐上二横指；妊娠7个月末，宫底在剑突与脐之间；到了妊娠8个月末，宫底下降到剑突下3~4横指；妊娠10个月末，宫底高度与8个月妊娠时宫底的高度相同，都在剑突下3~4横指，但腹围比8个月时大，胎儿先露的部分已入骨盆。

🔊 **孕力加油站·记不住末次月经日期怎么办**

如果记不住末次月经的具体时间，则要根据进行性生活的日期推算；根据早孕反应出现的时间（孕6周出现）加以估计；如果妊娠早期曾经做妇科检查，应按当时子宫大小推算。

学会推算预产期

57

在我接诊的案例中，高危孕妇的比例一直呈增长趋势。这可能是现在职场压力过大、饮食作息不习惯不规律、环境污染等各种因素有关，但高危孕妇群的扩大却是一个不容忽视的问题。

什么是高危妊娠

高危妊娠，是指女性妊娠期间有某种病理性或致病潜在因素，可能危及孕妈妈或胎宝宝的健康，或者容易引发流产、早产、难产、新生儿疾病。具有这些妊娠高危风险的孕妈妈称为高危孕妇群。

你属于高危孕妇吗

孕妈妈根据下面表格对比一下，如果你有下列情况的一种或几种，就属于高危孕妇，怀孕期间需要格外注意。

◎**孕妈妈的年龄**。年龄超过35周岁的孕妈妈称为高龄产妇，这些孕妈妈由于染色体异常而导致新生儿出生缺陷的比例明显大于正常孕妈妈；年龄低于18周岁的孕妈妈，由于生理、心理尚未成熟容易出现营养不良、早产、难产等情况。

◎**孕妈妈的身高、体重和骨盆因素**。身高在140厘米以内、体重在80斤以内的孕妈妈，几乎很难通过产道分娩，出现胎宝宝宫腔内窘迫、难产、营养不良的概率大大增加。还有如果孕妈妈身高、体重正常，但骨盆太过狭隘，也建议剖宫产。

◎**孕妈妈有不良孕育史或家族史**。如果孕妈妈有过不止一次的自然流产、早产、死胎、死产、巨大儿等不良孕育史，本次妊娠出现上述情况的概率明显增加。如果孕妈妈的母亲、姐妹或准爸爸的家族中有染色体异常的孩子，也会增加孕妈妈的异常妊娠风险。

◎**孕妈妈的既往病史**。孕妈妈有糖尿病、高血压、神经系统疾病等，对母婴也有不同程度的危害，而这种危害会随着孕周的增加而严重。

另外，除了孕妈妈的情况之外，胎宝宝的以下几种情况也会使孕妈妈成为高危孕妇。比如，胎位异常，尤其是孕36周仍然胎位不正者；前置胎盘者；羊水过多或过少者等。

网上曾经流传过一个段子：新时代女性要"上得了厅堂，下得了厨房，杀得了木马，翻得了围墙，开得起好车，买得起新房，斗得过小三，打得过流氓"。虽然是笑谈，但也反映了一个现象——女性顶半边天，现在女性大多既要兼顾工作，还要照顾家庭。这里所说的"女性"，自然包括孕妈妈在内。

很多孕妈妈怀孕之后仍坚持在工作岗位上，努力工作"养家糊口"。当然，孕期坚持工作，能分散孕妈妈的一些注意力，帮助孕妈妈预防焦虑、抑郁等情绪的出现。但是，如果原先的工作环境存在着辐射，孕妈妈就要及时调整工作环境了。从事以下工作的女性需要适当调整工作环境，以减轻辐射对自身和胎宝宝的影响。

职业	调整原因
医院放射科	医院的放射科是辐射的重要来源之一，X射线对孕早期的影响最大，会导致胎宝宝发育障碍或是畸形。因此，原来在医院放射科工作的女性，备孕及怀孕后，要及时调整工作环境
IT、计算机房管理	虽然电脑辐射对人体的影响并没有网络上鼓吹的那么严重，但长期处于电脑密集的工作环境中，还是对优生优育有一定影响的。因此，IT工作人员、计算机房管理人员备孕、怀孕后要注意调整工作环境，减少电脑辐射

孕力加油站 · 以下孕妈妈也要注意调整工作环境

从事某些化工生产的女性。在油漆工、农药厂、石油化工厂工作的女性要经常接触某些化学毒物，而这些化学毒物对母胎健康均可造成严重危害。如经常接触铅、镉、汞等重金属，会加大孕妈妈流产的危险性。经常接触二硫化碳、苯、汽油等有机物的孕妈妈，流产率会明显增高，其中二硫化碳、汽油还会导致妊娠中毒症的发生。

接触传染病人的医护人员。医务人员很容易因与疾病患者密切接触而被感染。风疹病毒、流感病毒、麻疹病毒、水痘病毒对胎宝宝的影响较为严重，所以医务人员在孕3月以内，若正值疾病流行，最好能停止与患者密切接触，还要格外加强预防和保健。

调整工作环境，远离辐射伤害

防辐射服到底穿还是不穿

2011年12月18日，央视《真相调查》栏目播出《"防辐射服防辐射"谎言？》节目，节目通过专业的实验测试得出结论，孕妇防辐射服可以防辐射的说法是一个谎言。在不穿防辐射服的情况下，有辐射传递到人体，人体会吸收一小部分，然后把绝大部分反射出去。如果穿了防辐射服，辐射会从衣服的缝隙射入，但身体无法将其反射出去，导致辐射在防辐射服内多次反射、叠加，反而使人体所受的辐射强度增大。

这则报道让很多孕妈妈陷入了纠结当中："防辐射服到底穿还是不穿？"相信这是许多孕妈妈都迫切想知道的问题。

辐射到底是什么

对于辐射这个问题，估计是备孕期、孕期都避免不了的话题。前文已经做过一定的解释，为了让读者朋友们更加了解辐射，此处更加深入地说明一下。中学的物理课本告诉我们，任何温度高于绝对零度的物体都会产生辐射。目前，人们尚未发现温度低于或等于绝对零度的物体，也就是说，我们生活在一个充满辐射的环境。

● 防辐射服到底是穿还是不穿呢？

当然，这是广义的辐射。我们这里所讲的辐射，是指危害健康的电离辐射和非电离辐射（主要是电磁辐射）。其中，电离辐射对人体的危害较大，有可能会破坏人体DNA的结构，造成遗传性疾病。而电磁辐射主要来源于日常生活中所使用的电器所产生的辐射，只要正确使用，对人体的影响微乎其微。

防辐射服的"工作原理"

了解完辐射知识，再看看防辐射服到底是种什么样的东西。目前市面上的防辐射服主要由金属纤维和银离子两种材质构成，银离子防辐射服要比金属纤维的防辐射服贵。不少商家宣传，金属纤维能阻挡99.99%的辐射，而银离子能阻挡99.9999%的辐射。

商家的宣传与央视的报道相差甚远，到底孰是孰非？

根据权威机构的检测，在单一来源辐射的情况下，市面上售卖的金属纤维防辐射服基本上能抵挡90%的辐射，具有一定的防辐射作用。但是，日常生活中的辐射源并不是单一的，而且来自四面八方，电磁波在防辐射服里有反射，相当于对信号有了一个收集，不仅没起到防辐射的作用，反而让辐射强度变大。

在这里，我建议孕妈妈们，防辐射服可以不穿，但要正确使用电器，使自己尽量远离电磁辐射。

也许有的孕妈妈会担心，我们身处一个充满辐射的环境，不穿防辐射服，也就无法阻挡辐射，影响到宝宝的健康怎么办？的确，随着社会发展，生活方式的改变，让我们更多地接触到电磁辐射。但是，就目前为止，对包括电脑和手机在内的研究都没能给出日常生活中

的电磁辐射会伤害健康的可靠证据。1991年3月，在《新英格兰医学杂志》上有一项研究得出结论：在显示器前工作和不在显示器前工作的两组妇女在流产率上没有明显的不同；不管妇女每周在显示器前工作多少小时，甚至整个孕期都这样工作，调查研究的结果都是一样的。

而且，有一个问题被很多人给忽略了，那就是国家对环境的辐射值有标准，对家电的辐射值也有标准，但对防辐射服这块，一直没有出台标准。也就是说，对于防辐射服的作用及安全性，目前尚未有定论。所以，建议孕妈妈调整心态，不要过于"迷信"穿防辐射服带来的"安全感"。

防电磁辐射，正确使用电器更靠谱

穿防辐射服的目的主要是为了阻挡生活中的电磁辐射，其实，只要正确使用电器，就能减轻辐射带来的影响，这要比穿防辐射服要更加经济实惠、更加靠谱。要知道，现在防辐射服也不便宜，动不动就要好几百元钱。而正确使用电器，不仅让您在孕期受益，在以后的生活中也能减少辐射的影响。

如果还有孕妈妈对身边的电磁辐射有担忧，可参看世界卫生组织发布的电磁辐射对人体影响的文章，避免接触过高辐射的电器产品。

别让装修危害胎宝宝的健康

"新人新气象，结婚住新房。"这是时下年轻人最理想的结婚状态。然而，新装修的房子真的适合我们居住吗？装修对怀孕女性和胎宝宝有哪些伤害？如何降低装修对胎宝宝的污染伤害？带着这些问题，我们先来看几个案例。

> 案例1：王女士是哈尔滨人，搬进新房没多久就怀孕了，但还没过多久就发生了自然流产。经检查，王女士和爱人身体都没有任何问题，王女士本人也非高危孕妇，医生猜测是否和他们的新房装修污染有关。经测定，王女士室内装修的甲醛、苯等含量严重超标。
>
> 案例2：美国《流行病学杂志》宣布了一个令人震惊的消息，科研人员通过对新生儿进行的跟踪研究发现，女性在怀孕期间吸入被污染的空气，日后所生出的孩子更有可能患上心脏方面的疾病。这是科研人员首次确认空气污染与新生儿心脏疾病有某种关联。

这不是危言耸听。在我国产前诊断中心检测出的胎宝宝畸形案例中，约有1/4~1/3的病因与室内装修污染有关。尤其是在女性妊娠的头两个月，孕妈妈在含有污染的空气中待的时间越久，胎宝宝致畸的可能性就越大。也就是说，女性在确定怀孕后，至少孕早期的三个月内，不要在新装修的房子居住或办公。

哪些装修材料中的有害成分对胎宝宝伤害最大

一般来说，新居装修产生的室内污染物主要分为甲醛、苯、氨和氡四种。

NO.1甲醛——危害系数最高的致癌致畸物

甲醛是新房装修最重要的健康杀手，被世界卫生组织确认为对人体有毒害、致癌、致畸形的化学物质。家庭和写字楼室内装修所用的胶合板、细木工板、中密度纤维、人造板材等中都含有甲醛，而隔热材料的预制板、油漆、涂料、壁纸以及新购买的家具则是造成甲醛污染的主要来源。人们长期处在低剂量的甲醛危害中，可能逐渐引起细胞核的基因突变，抑制DNA损伤的修复，尤其是孕妈妈、儿童对甲醛尤为敏感，受危害程度也就更大。

NO.2苯——芳香杀手

苯，又称甲苯或二甲苯，主要存在于油漆、各种胶黏剂、涂料、防水材料中，有"芳香杀手"之称。孕妈妈长期吸入低浓度的甲苯，轻者会出现头晕、恶心、早孕反应加剧，重者可引发妊娠剧吐、贫血、高血压等妊娠并发症，还可导致胎宝宝畸形或流产。

NO.3放射性物质——致癌或致不育

包括氡、氨、镭等放射性气体，无色无味，主要由水泥、沙土、黏土等材料烧结而成。这些放射性物质可以通过呼吸、皮肤或消化道进入孕妈妈体内，破坏细胞结构分子，不仅含有致癌物质，还是导致年轻夫妇不孕不育的原因之一。比如氨可与血红蛋白结合，可致胎宝宝畸形、缺氧，甚至胎死宫内。

NO.4铅——流产

大量研究证实，孕妈妈血铅量高可致流产、死胎、先天畸形。油漆、壁纸、涂料中都含有铅微粒。

室内污染主要来源

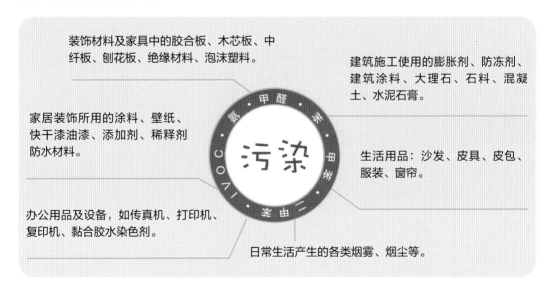

装饰材料及家具中的胶合板、木芯板、中纤板、刨花板、绝缘材料、泡沫塑料。

建筑施工使用的膨胀剂、防冻剂、建筑涂料、大理石、石料、混凝土、水泥石膏。

家居装饰所用的涂料、壁纸、快干漆油漆、添加剂、稀释剂防水材料。

生活用品：沙发、皮具、皮包、服装、窗帘。

办公用品及设备，如传真机、打印机、复印机、黏合胶水染色剂。

日常生活产生的各类烟雾、烟尘等。

孕妈妈怎样安全入住新房

一般来讲，新房装修好后，在保持时常通风的前提下，6个月后入住为宜。因为经过通风晾晒后，装修造成的空气污染会减少80%~90%以上。但我建议孕妈妈们在入住新房前最好找专业人员对新房做一次全面检测，检测结果达标后方可入住。

让孕妇奶粉闪亮登场

在网上一搜"孕妇奶粉"，就会看到"怀孕期间一定要喝孕妇奶粉吗？""什么牌子的孕妇奶粉好"等之类的提问和内容，同时也会看到孕妇奶粉厂家的宣传广告："专门针对孕产妇人群的配方，富含叶酸、DHA、钙等多种营养元素，能充分满足孕产妇人群的需求。"那么，怀孕后一定要喝孕妇奶粉吗？

孕妇奶粉是专门为孕妈妈准备的

孕妇奶粉是在牛奶的基础上，又添加了孕期所需要的多种营养成分，利用叶酸、铁、钙、磷、DHA等营养素配制而成。有些奶粉中还特别添加了双歧杆菌，可以保护肠黏膜，而且更容易被人体吸收。

不是所有孕妈妈都需要喝孕妇奶粉

正常情况下，只要膳食平衡、营养全面，饮食中的营养基本上能满足孕妈妈自身和胎宝宝发育的需求，因此，孕期不一定非得喝孕妇奶粉。那么，哪类孕妈妈需要补充孕妇奶粉呢？

需要喝孕妇奶粉的孕妈妈	原因分析
营养不良的孕妈妈	如果孕妈妈在孕前就有营养不良的问题，进入孕1月后，就有必要通过喝孕妇奶粉来增加营养了
早孕反应强烈的孕妈妈	当发生严重的妊娠反应以至于影响饮食摄入时，可利用它来补充营养，满足自身及胎宝宝的营养所需

挑选合适的孕妇奶粉也是一门学问

◎**注重营养素的含量**。孕妈妈要根据自身的需要选择满足自己身体营养需求的孕妇奶粉，而且要注意查看奶粉的营养素含量标注。

◎**选择值得信赖的大品牌**。选择知名、值得信赖的大品牌是购买孕妇奶粉必须遵循的原则。一般来说，大品牌的公司实力雄厚，而且十分注重产品的质量和信誉度，因此质量值得信赖，也比较有保证。

◎孕妈妈要根据自己的饮食习惯和膳食结构适量饮用孕妇奶粉。

工作之余，我会浏览寻医问药网、好大夫在线等一些医药网站，也偶尔上宝宝树等母婴论坛，经常看到有孕妈妈发帖子询问："我备孕期间服用过叶酸，现在怀孕了还需要继续服用叶酸吗？"通常，医药网站上的医生都会建议继续服用叶酸，而母婴论坛上有的建议继续服用，有的建议服用1个月，有的则认为在备孕期间已经服用了，怀孕后就不需要服用了。

各种各样的回答总是会让孕妈妈们陷入困惑之中，在这里，我建议本月的孕妈妈甚至是整个孕早期的孕妈妈都要继续补充叶酸，因为叶酸在孕早期对胎儿的发育有着十分重要的意义。

孕早期补充叶酸很重要

叶酸是胎宝宝细胞分裂时所必需的营养物质，可保证胎宝宝神经系统的正常发育。孕早期是胎宝宝神经管形成的敏感期，孕妈妈此时对叶酸的需求量比正常人高4倍，故母体内需要足够的叶酸才能满足胎宝宝神经系统发育的需要。所以孕前吃叶酸的女性在怀孕后的前3个月敏感期中坚持服用，才能起到最好的预防效果。因此，如果此时你发现自己怀孕了，千万别停止补充叶酸，而是要在医生的指导下继续你的"补叶酸行动"。

孕早期每天补充多少叶酸合适

叶酸是一种水溶性维生素，在孕早期，叶酸缺乏会引起胎宝宝神经管畸形及其他的先天性畸形和流产。

但是，过量补充叶酸会导致某些进行性的、未知的神经损害危险。而且临床显示，孕妈妈对叶酸的日摄入量可承受的上限是1000微克，每天摄入800微克的叶酸对预防神经管畸形和其他出生缺陷是非常有效的。

● 把补充叶酸上升到日常重大计划中来。

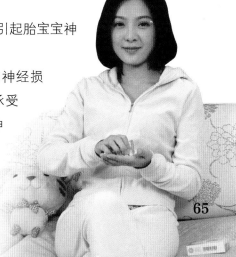

我曾经一直很纳闷，为什么麦当劳、肯德基的两片面包夹两块肉一片生菜就卖十几元，年轻人还趋之若鹜。这种高热量、低营养的垃圾食品有何值得我们去购买呢？但是，当我有几次连续做了半天手术后，护士妹妹及时递给我汉堡包时，我才发现，快餐确实省事、便捷、可口。但是，快餐只是给机体快速补充能量的手段，而不是汲取营养和享受美味的正确方式，更不是孕妈妈应有的饮食方式。所以，我建议孕妈妈远离快餐，这将是你给腹中的"小豆芽"上的第一份人身保险。

快餐=垃圾食品

快餐最初的意思是指西餐中的能够迅速提供给顾客食用的饭食，如汉堡、三明治等。现在人们把方便面、炸鸡、薯片、速冻水饺等也归为快餐。我们常说，快餐式垃圾食品，因为这些速食食品都含有高盐或高糖、高脂肪、高热量，但缺乏各种维生素和矿物质，如果经常食用快餐，势必会引起人体的营养素匮乏，并导致肥胖症、高血压、糖尿病等"富贵病"的产生，甚至致癌，因此冠以无营养的"垃圾"之字，提醒人们多吃无益。对于"一人吃，二人补"的孕妈妈来讲，更应该不吃或慎吃快餐。

孕妈妈吃快餐对胎宝宝的影响

对胎宝宝生长发育不利：众所周知，快餐经过高温油炸，营养素大多失衡，孕妈妈吃快餐，不仅不会给胎宝宝增加营养物质，还会因为快餐盐分过高而影响胎宝宝的肾脏发育，导致新生儿出生后发生高血压、肾脏疾病的概率增加。

致畸：快餐中含有一种叫丙烯酰胺的化学物质，是导致胎儿畸形或营养不良的毒害物质之一。

影响宝宝出生后的饮食偏好：孕期习惯吃快餐的孕妈妈，会把这种饮食习惯传递给胎宝宝，宝宝出生后也会偏好这类食品，而这将是引起肥胖、高血压、糖尿病的诱因。

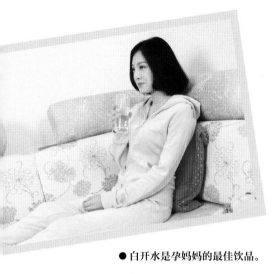

●白开水是孕妈妈的最佳饮品。

怀孕了，简单的喝水也有了大学问

每个人都知道白开水是最好的饮料，但不爱喝水的人大有人在，因怀孕而口味变怪的孕妈妈更是对白开水兴趣缺乏。然而，人可以数顿不吃饭，但不可一日无水。水占人体比重的60%左右，人的机体一旦缺水，就会影响体液循环和消化。孕妈妈一旦缺水，不仅影响自身的循环系统，还会影响胎宝宝的新陈代谢。因此，孕妈妈要养成科学喝水的习惯。下面，我就和孕妈妈一起来了解几种常见饮水的"大学问"。

❶ 白开水。白开水是自然水煮沸后的水。经过沸腾后，自来水中的大多数细菌被杀死，硬度降低，但矿物质仍然保留。因此，白开水可以说是健康无菌的洁净饮水。白开水是所有水源中最容易促进新陈代谢的水源，也利于降低孕妈妈血液中最易引起孕吐的激素浓度，而且白开水还经济实惠，是孕妈妈的首选水源。

❷ 矿泉水。矿泉水是指人工开采或从地下深处自然涌出的未经污染的天然水，含有一定的矿物质，易被人体所吸收。但是，超市中的矿泉水品种繁多，但真正有品质保障的天然矿泉水却不多。孕妈妈购买矿泉水一定要选购可靠的品牌。

❸ 纯净水。纯净水是过滤后的自来水，干净卫生，没有细菌和病毒，但也被过滤掉了水中的矿物元素。因此，建议家有净水器的孕妈妈，纯净水和矿泉水混合饮用，可以为胎宝宝提供更多的矿物元素。

❹ 果汁。商店里出售的果汁大多含糖量较高，喝多了增加体重和肾脏负担。建议孕妈妈最好自己打天然果汁或吃新鲜水果代替。

❺ 茶。茶叶中含有咖啡因，建议爱喝茶的孕妈妈最好只喝很淡的绿茶，既可以调节口味，也有一定的杀菌、解毒功效，而且不易多饮。

❻ 咖啡和汽水。咖啡含有大量咖啡因；汽水含糖、含气较多。孕妈妈一旦喝多了，胎宝宝容易致畸，甚至窒息。

刚刚怀孕的孕妈妈高兴的心情自然不必形容，对生活更是处处小心，特别是饮食方面。我要说的是："你这样做就对了！"现代人的文化素养较高，加之信息发达，生活条件也比过去好了不知多少倍，吃已经不是问题。那么对孕妈妈来说"怎么吃"却是值得深思的大事儿。上文中，我已经为孕妈妈们介绍了许多饮食问题。今天，就来满足一下你的口腹之欲，让你既能享受到美味，又能吃得健康、吃得营养。下面就为孕妈妈们推荐两款适合本月食用的经典助孕美食。

西芹炒百合

材料： 西芹200克，鲜百合3个，红彩椒1个，生姜3片。

调料： 盐、鸡精、白糖各适量，水淀粉一大匙。

做法

❶ 西芹洗净去掉根部、斜刀切段；百合切除根部、掰成小瓣洗净；红彩椒洗净切片。

❷ 锅置火上油烧至八成热，爆香姜片，倒入西芹翻炒。

❸ 翻炒3分钟再将红彩椒放入锅中同炒。

❹ 翻炒1分钟左右，将鲜百合放入锅中，加入适量盐、鸡精、少许白糖翻炒入味。

❺ 最后倒入适量水淀粉勾薄芡，出锅即可。

西蓝花炒鸡肉片

材料： 西蓝花200克，鸡胸肉150克。

调料： 盐1大匙，干淀粉2~3小匙。

做法：

❶ 西蓝花洗净，摘小朵，然后放入加有少许盐的沸水中汆烫1分钟，捞出过凉水，沥干水分，备用。

❷ 鸡胸肉洗净，切片，加入干淀粉抓匀。

❸ 锅加油烧热，下鸡片、西蓝花炒熟，加盐调味，稍微翻炒入味，即可出锅。

● 西芹炒百合

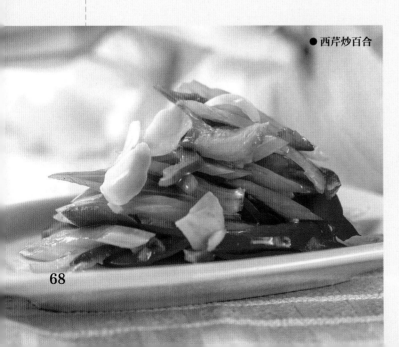

避孕药失效了，宝贝留还是流

记得有一次，我的诊室里来了一位面带愁容的女士，经问诊我才了解了事情的原委：这位女士刚刚结婚3个月，小两口还陷在甜蜜的蜜月之中，希望能多过些二人世界，并没有要宝宝的打算，所以平时一直以服用避孕药的方式避孕。但不巧避孕药避孕失败意外怀孕了。公婆知道后自然是喜出望外，但她却忧心忡忡，因为孩子的到来是避孕失败的结果，她担心避孕药会对孩子的健康造成伤害。所以她决定找我做人工流产。

随着计划生育的提倡，避孕药的应用越来越广泛，这也让不少女性掌握了安排自己生育的主动权。但事事无绝对，避孕药也不能百分百地成功。在妇产科现场，经常可以看到类似的情况发生。当避孕药遭遇失败，宝宝的去留问题确实有点难办。

首先，我国目前使用的口服避孕药主要分为四大类：短效、长效、探亲或紧急避孕药。虽然目前尚未有因口服避孕药失败而导致胎儿畸形率增加的报告，但通过这种方式避孕，可对子宫内的环境造成影响，很可能会影响到胎儿的智力和健康。

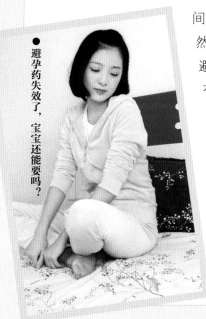

● 避孕药失效了，宝宝还能要吗？

从优生优育的角度来说，服药期间如果意外怀孕，建议终止妊娠。当然，也曾有一些夫妇，在口服避孕药避孕失败后怀孕，仍坚持生育，并育有健康聪明宝宝。因此，"留"还是"流"还需要自己拿主意。在具体操作上，我们会根据女性的年龄、工作环境、污染状况、本人及另一半乃至家属体系的意愿及期望值、家族遗传病史等综合因素来权衡，但最重要的还是要搞清楚自己所用的药物类型、用药频率与时间等。

误把怀孕当感冒，吃错了药怎么办

看诊中，经常会遇到刚刚怀孕的孕妈妈无比焦急地问我："医生，怎么办？我不知道自己怀孕了，前两天刚吃了止咳药了，还有抗生素，是不是只能流产了？""前几天一直低烧，我以为是感冒了，就吃了感冒药和退烧药，我这胎是不是保不住了？"

在准爸爸和孕妈妈仍在争论安全套避孕更安全还是安全期避孕更舒爽时，胎宝宝已经在子宫内安营扎寨，对此一无所知的孕妈妈还一直为自己近期犯困、低烧、咳嗽尝试各种感冒颗粒和退烧药，于是本文开头的情况就开始出现了。

那么，在这种不知已孕的情况下服用了某些感冒药物，是不是一定对胎宝宝有害，必须终止妊娠？

一般来讲，孕妈妈在孕3周（停经后3周）内服用某些药物，只要此后没有流产征象，就说明此药物对胎宝宝是安全的。因为人类的身体非常聪明，它会保护主人的身体受到最低程度的伤害。在停经3周之内，受精卵刚刚分化为胚芽，囊胚的组织细胞数量非常少，一旦受有害物的影响，细胞就会损坏不再分化，不可避免会发生自然流产，以最大限度地保护孕妈妈的身体。因此，如果孕妈妈没有流产征象，证明药物未对胚胎造成影响，可以继续妊娠。

孕4周时胚胎期的开始，孕4-8周是胎宝宝各个器官开始发育并运行时期，因此也被称为高敏期。这段时期内的胎宝宝最为脆弱，药物对他的影响也最为敏感，某些药物可能对胎宝宝造成致畸作用，但不一定引发自然流产，要看药物毒副作用的大小及有关症状加以判断。如果孕妈妈在这段时间服用孕妇禁用、慎用的药物，医生会从优生优孕的角度询问孕妈妈是否保胎。但如果出现与此有关的阴道出血，强烈建议孕妈妈不要盲目保胎，最好终止妊娠。

所以，孕妈妈若是将怀孕误认为是感冒，且自行服用了某些感冒药，别着急，最好及时到医院确定你是否可以继续妊娠等。

真正的感冒来袭时，如何应对

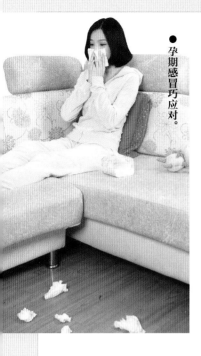

● 孕期感冒巧应对。

怀孕的女人最美丽，怀孕的女人也最娇嫩。就拿平时司空见惯的感冒来讲，它更愿意调皮地"欺负"孕期不能随意用药的孕妈妈。

孕期感冒对胎宝宝的影响

普通感冒只是打喷嚏、鼻塞，不发烧，症状较轻，对胎宝宝没有影响，即使不吃药，孕妈妈在1周内也会逐渐痊愈。如果是比较严重的病毒性感冒，其毒素可能通过胎盘传递给胎宝宝，进而影响胎宝宝脑细胞的发育，尤其是在妊娠早期危害更大。

孕妈妈能否服用感冒药

首先，感冒是一种"自愈性"疾病，就是说大多数人感冒后，只要注意休息、多喝水，加强护理，一般在5～7天就可以自行痊愈，孕妈妈也是如此。怀孕初期，胎宝宝对药物非常敏感，感冒药均有少许退热抗菌功效，而这些造成的代谢紊乱所产生的毒素会刺激子宫收缩，造成流产、早产的风险，或对胎宝宝有致畸因素。因此一般不主张孕妈妈在孕早期服用感冒药，尤其是退热药。在孕中晚，孕妈妈的感冒比较严重，可遵医嘱少量服药。

孕妈妈预防感冒有妙招

妙招1 白天比别人多穿一件，避免着凉感冒。夏天再热也不要被空调直吹，可以在通风处喝点水，休息一会儿。

妙招2 晚上睡觉前在床头柜准备一件厚衣服，以便起夜时及时穿上。被子不要太厚，以免睡熟了踢被子受凉感冒。

妙招3 少到人多拥挤的地方走动，避免交叉感染。

剖宫产后再次怀孕警惕疤痕妊娠的风险

随着国家二胎政策的逐步放开，很多年轻的夫妇想要二宝的心蠢蠢欲动，疤痕妊娠也因此浮现在我们眼前。说到疤痕妊娠，很多人也许很陌生，因为它出现的概率很低。

妇科医生通常会告诉剖宫产的孕妈妈，第二次怀孕最好推迟到两年以后，因为剖宫产后伤口在短期内愈合不佳，过早再次怀孕，新鲜的瘢痕在妊娠末期或分娩过程中很容易胀破而造成腹腔大出血甚至威胁生命。但是，疤痕妊娠并非"瘢痕"妊娠，它比腹部伤口的"瘢痕"更加严重，而且不因时间的延长而降低风险。就是说，只要有过剖宫产史的女性，无论时隔多久，如果再次妊娠孕囊不幸着床在子宫原疤痕处，就是疤痕妊娠。虽然这个概率非常非常低，但一旦发生，就会导致孕妈妈阴道大量流血以及子宫破裂，严重者需切除整个子宫。

也许有的孕妈妈会认为，相对于比米粒还小的受精卵，子宫里实在太过宽敞，它哪里不好落，为什么偏偏落在上次剖宫产留的那个疤痕处呢？就算落了，不能使用手术把受精卵移到子宫内的其他位置吗？如果理论都可以实现，那宫外孕、输卵管堵塞也就迎刃而解了。受精卵可不是省油的灯，它可不单单是"落"在子宫的某个角落，而是实实在在地在它选中的那块地安营扎寨，掘地三尺向纵深处侵袭，把自己牢牢地扎根和挂靠在子宫上，极力汲取子宫内所有的营养生存下去。也就是说，疤痕妊娠一旦发生，需要立刻清宫处理，否则孕囊就会穿透原来的疤痕处，直至钻透子宫，引发孕妈妈先兆子宫破裂。如不及时发现并做手术处理，胎囊和绒毛不仅会穿透子宫，还会进一步侵入膀胱、肠道等。因此，瘢痕妊娠越早发现，越早处理越好。

🔊 孕力加油站·如何规避子宫疤痕妊娠

规避子宫疤痕妊娠的最佳方式是孕妈妈头胎尽量选择阴道分娩，避免宫腔内操作手术（如人工流产）。如果头胎是剖宫产，注意安全避孕及个人卫生，避免盆腔感染。

当咳嗽发生时，该怎么办

秋冬季节是呼吸道疾病频发的季节，正处于本阶段的孕妈妈在这个季节要特别注意，平时不屑一顾的感冒咳嗽因为不能随意用药，很可能造成你和胎宝宝的大困扰。就拿咳嗽来讲，咳嗽是呼吸系统最常见的症状之一，是人体的一种自我保护性应激反应。当我们的呼吸道受到异物、炎症的刺激时，机体就会自发地产生咳嗽的过程，以排除外界侵入物。

尽管如此，咳嗽仍然是一种病症，无论是干咳个不停，还是白天无事晚上咳个不停，孕妈妈都要引起重视，最好在刚发现的时候就把它扼杀在摇篮中。

多喝水是孕妈妈抑制咳嗽最简单有效而又安全可靠的方法。因为喝水可以畅通呼吸道，让肺部呼吸更轻松，而且可以让身体的一些毒素随着水量的增加而排出体外。我一般会建议发生轻微咳嗽的孕妈妈多喝凉白开，如果是由呼吸道感染、支气管炎引起的咳嗽，则建议喝温热的淡盐水，有较好的抑制作用，一般不提倡孕妈妈用药治疗轻度或刚开始出现苗头的咳嗽。如果喝水并没有缓解咳嗽，孕妈妈可以根据自己的症状试试下面止咳的小偏方。

川贝炖雪梨 雪梨1个，洗净去皮，用刀横向切开，去梨核后加入川贝末5~6克。将两片梨合拢，用牙签固定住，放入小碗中（碗中可放适量冰糖），水适量，放在笼屉上隔水蒸1小时至梨变软，喝汤吃梨。

白萝卜蜂蜜饴 白萝卜小半根，洗净切成小方丁，放入干燥、干净的玻璃容器（可用开水烫一遍，然后沥干水分）中。然后放入蜂蜜至满，密封住容器，放入冰箱中冷藏3天，让白萝卜水和蜂蜜彻底交融。咳嗽时，每次挖1勺，用温开水冲服。此饮清肺润肠，适合经常咳嗽、痰多或大便秘结的孕妈妈。

红枣姜糖水 红枣3~5颗，生姜2~3片，红糖适量。红糖、姜片洗净后，放入清水中熬煮，三碗水熬成一碗水即可。这个是小时候姥姥教给我的，可说是包治百病的小偏方。肚子疼、感冒、咳嗽都用这碗姜糖水，每次都"水"到病除。

73

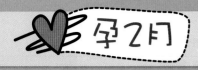

孕2月 安度早孕危险期

茶饭不思、坐立不安、恶心呕吐、疲劳嗜睡、文胸变紧……怀孕症状越来越明显，不适的感觉也越来越强烈，你的小情绪也开始狂躁起来。痛并快乐着的孕早期，多吃点，营养足够，胎宝宝会更健康；多睡点，补充体力，对抗恶心呕吐；放松点，心情愉悦，胎宝宝发育很关键。身体变化、情绪波动、胎宝宝的状况等，统统都不值得你烦恼、忧心，收拾心情，放下负担，在你的日记本里记下你与宝宝的每一天。

孕妈妈行为课程开课啦

要具备甄别危险性腹痛的能力

腹痛可能是孕早期孕妈妈最担心的症状了。每个人的早孕反应不尽相同，腹痛也可能只是早孕反应的其中之一，不需要孕妈妈过于担心。然而，有些腹痛也可能是机体自发的一种危险性信号，需要特别警惕。所以，孕妈妈要具备甄别真假腹痛尤其是危险性腹痛的能力。

腹部胀痛、阵痛	下腹部紧绷、有下坠感	下腹部剧烈疼痛
绿灯 胎宝宝发育过快压迫周围组织所致。妊娠3个月左右发生，表现为下腹或中腹胀痛或阵痛。随着妊娠月份的增加，痛感会逐渐消失。 **红灯** 葡萄胎。葡萄胎患者在孕2~3个月时，水泡增生物会快速增长，引发患者下腹部胀痛或钝痛，并伴有呕吐、阴道出血等症状，或者腹部明显大于正常孕周。此时，需立即就医诊是否葡萄胎并及时处理。	**绿灯** 孕早期宫缩。孕12~14周发生，肚子忽然紧绷、下腹往下坠。此时的宫缩不规则、无规律且比较稀发，孕妈妈只需适当休息。 **红灯** 先兆流产。先兆流产开始也是以下腹疼痛、有下坠感为主，同时还伴有阴道少量出血。一旦下体出血，孕妈妈需尽快去医院进行详细检查。	**红灯** 宫外孕。最明显的表征就是在孕6~8周或更长时间内出血单侧下腹部剧痛，进而发展为全腹疼痛、不规则阴道出血、肛门坠胀等。 **红灯** 与怀孕无关的其他病症。急性阑尾炎、胆囊炎、胰腺炎等也会引起腹部剧痛。这些疾病在腹痛同时常伴有恶心、呕吐、低烧等症状。 **红灯** 卵巢黄体脓肿。有些孕妈妈在怀孕之前或怀孕初期形成妊娠黄体或卵巢囊肿发生病变，也会造成下腹剧痛。

在我接诊的患者中，有的孕妈妈在整个孕期饮食、工作、运动等都没怎么特别改变或留意，生下来的宝宝却健健康康；有的孕妈妈只因多打几个喷嚏就腹痛连连，甚至有流产的症状。打喷嚏也会影响到胎儿？孕妈妈打喷嚏也需要特别注意吗？那让爱打喷嚏的孕妈妈如何"自救"？

打喷嚏是机体的一种自我保护机制

人类的身体非常聪明，当身体发生某些病症或异常时，它总会做出保护自己的条件发射，咳嗽、打喷嚏等都是机体自我保护的条件反射之一。当我们的鼻黏膜受到寒冷、灰尘等刺激时，机体自然就会产生一个打喷嚏的过程，以排出外来刺激物，保护机体内部不受外界刺激影响。

【打喷嚏的原因】

我们打喷嚏的原因一般无外乎两点，一是感冒受凉，二是鼻腔过敏或鼻炎。孕妈妈打喷嚏，除了上述两个常见原因外，由于怀孕后雌激素水平的增高，容易引起鼻黏膜的组织水肿或血管扩张，也容易引起鼻塞、流鼻涕、打喷嚏等症状。

【打喷嚏的影响】

有个别孕妈妈由于鼻炎或妊娠期鼻炎，经常打喷嚏，或者打喷嚏太过于用力，可能会引发腹部压力增大或宫缩加剧，如果力度较大或次数频繁，有可能影响孕期安全。尤其是胎盘前置、胎盘过低或处于孕晚期的孕妈妈，流产、早产的风险会同比增加。

孕妈妈打喷嚏的正确姿势

看了上面描述，如果有些孕妈妈还是担心打喷嚏对胎宝宝有影响，可以在打喷嚏时注意下姿势，很好地保护胎宝宝。

多数女性认为打喷嚏不太雅观，会在打喷嚏时及时用纸巾捂住鼻子，但在捂鼻的同时，要给鼻腔留有一定空间。

莫当「路怒族」，给胎宝宝创造个好环境

首先，我们来做一个小测试，看看你是不是"路怒一族"。

你是不是平时很淑女，开车一被堵就出口成脏	是：1分　否：0分
后面人一直朝你按喇叭，你认为是素质问题	是：1分　否：0分
和迎面而来的车交会，难以通行，你是否绝不礼让	是：1分　否：0分
你是不是平时脾气温和，一上车就容易脾性焦急	是：1分　否：0分
旁边或后面有车想加塞到你车前，你是否会拼命堵住	是：1分　否：0分
前面车辆因为违章变道或技术生疏而使你难以通行，有种想一头撞开的冲动	是：1分　否：0分
发生剐蹭，第一反应是愤怒，恨不得揍对方一顿	是：1分　否：0分

得分评判　得分在1～3分，为轻度"路怒族"；得分在4～7分，为中度"路怒族"；得分在7分，为重度"路怒族"

何为"路怒族"

搜狗百科对"路怒族"的定义是：随着驾车族日益壮大，因为开车而诱发心理问题的人越来越多，而这类人在国外被称为"路怒族"，所患的为"路怒症"。简单来讲，就是驾车人因为驾车而引发的情绪波动，容易坏情绪开车，开车就容易生气。

孕妈妈有"路怒症"对胎宝宝有不良影响

老人们常说"母子连心"，虽然我不知道其有无科学性，但如果孕妈妈的情绪发生波动，对胎宝宝的影响肯定是负面的，特别是本月的孕妈妈，胎宝宝正处于器官分化的关键时期，若经常被"路怒症"左右，情绪频繁性大幅度波动，极易造成胎宝宝发育不良或致畸。

因此，孕妈妈平时多与朋友、亲人交流分享自己的快乐和不快乐；心情不好时不驾车；车内提前备好自己喜欢的孕期健康零食、音乐碟片，堵车时享受美食和音乐舒缓心情等。

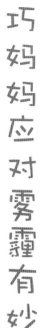

巧妈妈应对雾霾有妙招

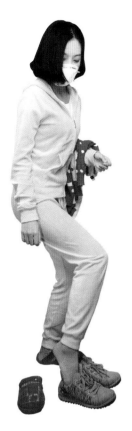

● 遇到雾霾天气，孕妈妈出门前最好戴上口罩。

2013年~2014年间，我国许多城市多次陷入持续数日的严重雾霾天气。雾霾天气，孕妈妈要做好防护措施，保护自己和胎宝宝的健康安全。

何为雾霾

首先，我们来了解一下雾霾。雾与霾其实是两种不同的天气现象。水汽凝结加剧、空气湿度增大，就会形成雾，一般呈乳白或纯白色；霾是大量细微的尘粒均匀地飘浮在空中导致空气污浊的现象，颜色为黄色或橙灰色。因为这两种天气现象可以相互转换，不易区分，故被统称为雾霾天气。

雾霾天气对孕妈妈和胎宝宝的影响

雾霾天气对呼吸道有伤害，这是大家都知道的常识。对于孕妈妈来讲，雾霾天气不仅会伤害到孕妈妈的呼吸道，还会通过孕妈妈伤害到胎宝宝的生长发育。

孕妈妈对付雾霾有妙招

妙招1 谨慎出门，适当开窗。雾霾天气，孕妈妈少出门，最好不出门。出行时间尽量选择雾霾比较稀少的上午10点以后。还有早晚不开窗，在太阳出来时通风10~20分钟即可。

妙招2 出门戴口罩。如果在雾霾天气出门，孕妈妈请戴好口罩，且选择透气、易清洗的棉质口罩。

妙招3 饮食调理。木耳、雪梨、百合、萝卜等都是清肺的好食材。雾霾来临，孕妈妈除了多喝水来润肺除燥，这些食材也不要错过哦！

妙招4 注意卫生。雾霾天气外出归来，及时清洁口罩、衣帽等。最好可以用清水或者淡盐水清洗鼻腔。

遇到紧急情况时要尽快就医

在这个月，许多孕妈妈都会出现妊娠反应了，相伴而来的是各种各样的不适，尤其是初产妇，稍有不适，就担心是不是胎宝宝异常，第一想到的就是去医院寻求专业医生的指导。但是，这样是不是有点小题大做呢？在这里，我给各位孕妈妈分析一下需要紧急就医的早孕症状。

持续腹痛、剧痛

前面我已经提到过，偶尔、轻微的腹痛是孕早期子宫增大、宫缩的正常反应。但如果孕妈妈持续腹痛，特别是下腹剧痛、坠痛，可能是流产、宫外孕等异常情况，需要及时去医院就诊。

阴道有液体流出

其实不仅仅是孕早期，在整个孕期，只要孕妈妈出现阴道出血，或者阴道内不自觉流出一股热乎乎的液体，都需要及时就医。前者不用多说，是流产、早产或者胎像不稳；后者是羊水，多出现在孕晚期。孕妈妈须谨记：只要阴道有异常液体流出，都需马上就医。

体温升高

怀孕女性体温一般都会比正常人稍高一些，但如果孕妈妈的体温超过38℃，则需要及时就医。因为孕妈妈的体温越高、持久时间越久，胎宝宝的致畸因素就越高。因此，建议孕妈妈在孕早期一定要注意冷暖，少去空气不洁、人员拥挤的公共场所等。

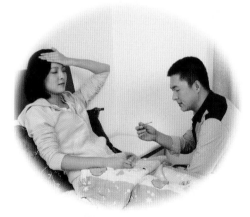

● 孕期发热别耽误，及时就医找原因。

除了上述4个需要及时就医的孕早期信号，孕妈妈持续出现头晕、头疼，也最好去医院检查。

不知道是孕妈妈年龄普遍过大，还是环境污染，抑或是不良饮食习惯等原因，在我接诊的患者中，有相当一部分孕妈妈前一刻还在为"中奖"欢欣起舞，下一刻就被检测出孕酮过低。在和其他医院的同仁们进行学术交流时，他们也提到孕酮过低是近年来比较频发的案例。

什么是孕酮

孕酮是一种雌激素，因为它主要由女性自身的黄体所提供，因此又名黄体酮。孕酮的作用是促进和维持子宫内膜的发育，为受精卵着床提供有利条件，利于胚胎在子宫内生长发育。因此，孕酮是维护女性妊娠的必需雌激素。

什么时间测孕酮值

一般情况下，在孕5周以后也就是确定怀孕的时候即可检测孕酮值。大多数正规医院的妇产科医生都会为孕妈妈做详细的介绍，医生们也会根据孕酮值的高低判断胎宝宝的发育情况，是否存在流产可能等。

女性怀孕后，孕酮会自然升高。尤其是怀孕12周后，随着胎盘的形成，孕妈妈体内会分泌大量的孕酮，孕妈妈体内的孕酮水平会大幅度提高。如果孕酮不足，可能造成流产。

孕酮不足可补充黄体酮

经检测孕酮值过低时，孕妈妈们不必着急，一般注射或口服黄体酮一段时间，孕酮值会得到提升。

方案一 **注射用黄体酮**。这是妇科医生经常推荐的方法，相对也比较安全可靠。具体操作是孕妈妈每日一次肌肉注射20mg的黄体酮液体，连续注射7～10天。如果保胎初见成效（出血消失，孕酮提高），一般建议再注射3天以巩固疗效。缺点：黄体酮为油性，不易被机体快速吸收，臀部注射部分可能会疼痛或形成硬结。

方案二 **口服天然黄体酮**。目前我国比较常用的口服黄体酮是黄体酮胶囊（安琪坦）、黄体酮胶丸（琪宁）和地屈黄体酮片三种。

提高免疫力，给胎宝宝提供一个「安乐窝」

关于提高免疫力的问题，很多备孕女性都非常关心。现把相关问题以邮件的形式呈现给大家。

《返回	回复	回复全部	转发	删除	彻底删除	举报	拒收	标记为...▼	移动到...▼

询问张主任 ☆
发件人：孕妈妈＜×××××××××@qq.com.cn＞
时　间：2014年3月20日（星期四）下午5：57
收件人：张主任＜×××××××××@qq.com.cn＞

尊敬的张主任：

您好！我是前几天去您那儿就诊的孕妈妈王丽，不知道您是否还记得？

很不好意思，前几天去就诊时，就已经问东问西，占用了您不少的时间。今天，我又给您发邮件，问您有关免疫力方面的问题。我觉得很不好意思，但是，如果不问，总觉得有什么悬在心上，让我心里痒痒的难受。

现在秋冬季节交替气温变化不定，再加上天气干燥以及妊娠反应带来的不适，我总觉得喉咙痒痒的，早上起床还觉得有些鼻音。前几天就诊的时候，您建议我适量运动，劳逸结合，多吃富含营养的食物，保持好的心情，让身体免疫力变强，这样就能轻松地应对季节的变换了。当时就诊的病人很多，您很忙，我也问了好多关于B超检查单和尿常规检查报告上的问题，关于如何增强免疫力的问题，没有来得及向您请教。于是，我就产生了给您写这封邮件的想法。

张主任，您可别嫌我啰唆，我开始问问题了哈。我的问题不少呢：平时多吃什么食物能提高免疫力？您说要适量运动，我应该做什么运动，每天运动多长时间合适？您说要保持好心情，我想问的是情绪跟增强免疫力有什么关系？

实在不好意思，我的问题这么多。恳切地盼您能给予回复，帮助我平安度过这个关键时期。十分感谢您。

祝您工作顺利！

——王丽

回复孕妈妈☆
发件人：张主任＜×××××××× @qq.com.cn＞
时　间：2014年3月20日（星期四）下午8：05
收件人：孕妈妈＜×××××××× @qq.com.cn＞

王女士：

　　您好！很高兴您能来信问我这么多问题，说明您对我的信任，同时也说明了我工作上的不足，不能在您就诊的时候给您说明白一切。现在，我针对您的问题，一一详细作答。

　　饮食不仅是营养的来源，还能为人体提高免疫力。现在我用表格来表现吧，我怕说了一通说不明白问题。

多吃富含优质蛋白的食物	优质蛋白质能够和某些感染因子发生反应，杀灭病原菌并将其排出体外，增强免疫力。富含动物性蛋白质的食物，如蛋、牛奶、肉、鱼类等；富含植物性蛋白质的食物，如豆浆、豆腐等豆制品。无论哪种蛋白质都要均衡，一定要适量食用
多吃富含维生素的食物	如果维生素A供应不足，身体的细胞免疫功能就会降低，适量补充维生素A能改善铁的营养状况、增强身体的抵抗力；维生素C具有增强免疫力的作用，同时还可以促进铁的吸收
多吃抗氧化作用强的食物	红色、黄色、绿色、蓝紫色和黑色的新鲜蔬菜及水果抗氧化性较强，适量食用可提高免疫力。西红柿、草莓、西瓜、南瓜、紫甘蓝、葡萄等，都是强"抗氧化剂"，千万别错过

　　运动能调节人体内分泌系统和血液循环系统的功能，增强心脏和肺部功能，改善消化功能和代谢功能。孕早期，您可以饭后跟爱人一起散散步，边散步边聊天。散步的时间20～30分钟即可，如果觉得累，也不一定要坚持这么久的时间。

　　孕早期还是注意以休息为主。我建议您每天尽量保证8~10个小时的睡眠，最好在晚上9点多入睡，中午再睡1~2个小时。

　　最后一个问题，就是情绪跟免疫力的关系。人体各组织器官不是孤立的，而是相互联系相互影响的。如果您长期情绪不佳，机体就会通过"神经—内分泌—免疫轴"的作用使免疫力下降。因此，强烈建议您放松心情。

　　不知道我的解答是否解决了您的困惑。如果还有问题，请继续E-mail或到我们医院沟通。

——张小平

本月用药需格外谨慎

"啊！我真的怀孕了？！"

"是的，已经怀孕40天了。"

"医生，我不知道自己怀孕了，前段时间我吃了感冒药，对宝宝有影响吗？"

……

在妇产科，经常有这样的对话出现。不少年轻的孕妈妈在不知道自己怀孕的情况下，吃了一些药物，当知道怀孕之后，免不了心中充满担忧。我建议年轻的孕妈妈当出现停经，同时伴有类似感冒的症状时，要先排除怀孕的可能性，然后再用药。

对于有计划孕育宝宝的女性来说，通常会留意自己是否怀孕，也就能避免以上情况的出现。但是，即使知道自己怀孕了，用药仍要谨慎，尤其是在孕早期。

孕早期时，胚胎刚刚形成，非常稚嫩，对药物非常敏感，很容易受到一些药物的损害而造成畸形或流产。因此，当孕早期，尤其是妊娠30～40天，发烧时切不可乱用阿司匹林等退热药，一定及时去看医生并告诉怀孕的时间，以便医生选用既有效又不会对胎儿有害的药物。

常见药物对胎宝宝影响一览表

药物种类	对胎宝宝的影响
抗感冒药	抗感冒药大多是复合制剂，均含一定的抗组胺剂、解热镇痛剂，会给胎宝宝带来不良影响
抗生素	抗生素可导致胎宝宝四肢畸形、乳齿变黄、骨骼发育障碍、先天性耳聋、肾脏损害和溶血症等
镇定药	严重的话可引起胎宝宝短肢、无耳、无眼、唇裂、视网膜病变、骨骼畸形和先天性心脏病，甚至还会抑制新生儿生长
性激素	乱用如黄体酮、睾酮可诱发胎宝宝外生殖器畸形、脑部畸形、男性胎宝宝尿道下裂、女性化或女性胎宝宝男性化等现象

吐吐吐！还是吐！吃什么，吐什么，怎么给胎宝宝补充营养啊？这是遭遇孕吐反应所有孕妈妈的心声。别急，凡事都有处理的方法。

孕妈妈为什么会孕吐

在孕50天，孕妈妈会出现食欲缺乏、头晕乏力、轻度恶心、呕吐等早孕反应。孕妈妈之所以会有这些妊娠反应，是胎宝宝向孕妈妈展示自己到来的重要信号。随着受精卵在子宫腔内逐渐生根发芽，胎宝宝大量分泌属于自己的激素，极大增强了孕妈妈嗅觉、呕吐中枢的敏感性，以便最大限度地把对胎宝宝有害的毒素拒之门外。就是说，孕吐是胎宝宝自我保护的生理性反射。

孕妈止吐有妙招

虽然说孕吐是孕妈妈发现怀孕的重要信号，是甜蜜的负担，但也让孕妈妈疲于应对。其实，只要掌握下列"妙招"，你的孕吐会逐渐减轻，直至消失。

妙招1 **少食多餐**。不要小看这句老生常谈，每餐只吃6成饱，每隔2~3小时进食一次，是预防孕吐很有效的方法之一。

妙招2 **远离孕吐敏感物**。如果孕妈妈对某种食物、气味比较敏感，一定要远离它。比如厨房的油烟味、油腻食物等。

妙招3 **果蔬是你的好帮手**。大多数孕妈妈对饭食会恶心、呕吐，但对樱桃、香蕉、橙子、西瓜等水果十分青睐。那么不妨在水果里加点土豆泥、甘薯等"主食类"蔬菜，淋上酸奶和熟芝麻，是很不错的选择哟！

妙招4 **规律作息很重要**。晚上11点之前睡觉几乎是当代孕妈妈中"奇闻"，而这种晚睡的作息习惯也是引起孕吐的重要原因之一。趁孕育宝宝的好机会，孕妈妈及时调整作息习惯，既可以缓解孕吐，还可以调养体质。

妊娠呕吐巧应对

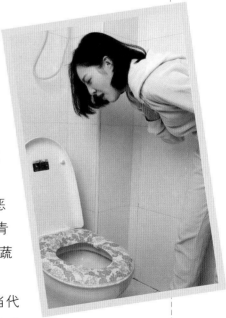

● 进入妊娠反应高峰期了，呕吐是大多数孕妈妈要经历的难关，孕妈妈们加油！

暂别心爱的小物，以胎宝宝的健康为重

有了宝宝，没了自我，这是孕妈妈怀孕后的真实写照。很多女性刚怀孕就被婆婆强迫舍弃不少心爱的小物，实在让很多孕妈妈心里难以接受，心绪也变得越来越复杂。然而，腹中胎儿就是你的小公主或者小王子，他们就是你最心爱的宝贝，为了胎宝宝的健康，那些伤人伤己的小物实在不值一提，更何况只是暂时与它们别离，还是以腹中胎儿为先吧！

跟高跟鞋说"再见"

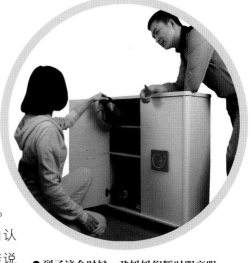

● 到了这个时候，孕妈妈们暂时跟高跟鞋说"再见"吧！

爱美之心人皆有之，高跟鞋想必是许多爱美女性的心爱之物，它能让你的腿显得细长、身材显得挺拔。当然，穿高跟鞋也有许多弊端，摔倒率提高便是其中之一，但这依然不减爱美女性对它的喜爱。但我建议怀孕后的女性，当确认怀孕之后，就要与心爱的高跟鞋说"Byebye"！因为孕早期是流产的高发阶段。穿高跟鞋增加了摔伤的概率，所以为了自己和胎宝宝的安全，孕妈妈最好怀孕后就不要再穿高跟鞋了。

丢掉美美的紧身衣

紧身衣能把女性朋友们的身材勾勒得极其优美，且紧身衣款式都很漂亮，因此一直以来，深受爱美女性的追捧。但是，我建议怀孕后的女性朋友们，丢掉以前的紧身衣，改穿舒适宽松的休闲装。孕早期，特别是这个阶段许多孕妈妈的身体还没有明显的变化，身材较孕前相差不多，但我还是要建议大家不要穿太过束缚身体的衣服，随着孕周的不断增大，你会发现身着紧身衣时产生胸部和腹部被束缚的感觉。这种不适感还可能诱发或加重妊娠反应。

素面朝天也是一种美

许多孕妈妈怀孕前有化浓妆的习惯，我要说的是"浓妆艳抹对孕妈妈并无益处"。针对这个话题，我与读者朋友们分享一个案例，希望大家能从中得到些启示：

娟子（化名）结婚之后，就辞掉工作，在家备孕。除了家务，她就没有其他事情可做了，于是她把大把的时间都花在化妆、美容上。后来，怀孕了，她想去烫发，但被老公制止了。娟子很不服气，认为做一个漂亮辣妈能为宝宝的健康美丽加分。老公告诉她："你这样做反而会害了宝宝。"

"你别以为我整天忙着，对于怀孕的事儿什么都不知道。其实，我做足了功课呢！"原来娟子的老公见其经常浓妆艳抹，专门就这个问题向妇产科专家（当然这位妇产科专家就是我）做了咨询。妇产科专家给出的结论是：

染发、烫发能让形象更美，但所用的药水里都含有化学成分。这些化学成分往往都是皮肤癌、乳腺癌的诱因，同时也是使胎宝宝致畸的重要因素。

怀孕之前所用的美白霜、防晒霜、隔离霜、彩妆等，都要尽量少用或者不用，尤其是不能化浓妆。因为这些化妆品中都含有铅、铜等重金属，会损害胎宝宝的健康。

如果您的妻子在怀孕之前爱化妆，现在就要暂时"收敛"了。素面朝天也是一种美。

毛绒玩具，以后再跟你"做伴"

前段时间接诊了一位孕妈妈，她刚刚怀孕6周，来医院做怀孕的确定。当我对她说"恭喜你，当妈妈了"时，她非常高兴，但随后却唠叨起来，说："前几天我在家里用验孕棒测试呈两条红杠时，我婆婆就把家里的毛绒玩具都收起来，说'经常看这些胎宝宝会长得像它们。'我一向孝顺婆婆，也就顺着她的意思了，但觉得她的说法真的好搞笑。老公知道后也笑个不停，婆婆很严肃地说：'笑什么笑，怀孕的时候看什么像什么，这是有科学依据的。'"

相信许多孕妈妈看到这么一位可爱的婆婆都会抿嘴一笑，但她的做法却是正确的，因为孕期玩毛绒玩具是存在一定风险的，毛绒玩具上的毛容易掉，容易对呼吸道造成影响。还有就是毛绒玩具如果处理不干净，会有灰尘和螨虫，灰尘会影响呼吸道的健康，螨虫容易引起过敏。所以，建议孕妈妈们，暂时告别那些毛绒玩具吧。

适量补充维生素B₁和维生素B₂

维生素对孕妈妈与胎宝宝来说是至关重要的营养补充。孕早期，适量补充维生素B₁与维生素B₂更是必不可少。

维生素B₁：缓解孕吐、疲劳好助手

维生素B₁的档案	维生素B₁也称硫胺素，是脱羧辅酶的主要成分
本月补充理由	此时，大多数孕妈妈会出现妊娠反应，如食欲缺乏、孕吐明显，补充维生素B₁，能帮助缓解孕吐现象。容易疲劳也是孕早期的明显症状，适量补充维生素B₁，有助于增强孕妈妈体力，缓解疲劳现象。另外，孕期适当补充维生素B₁，对健忘有改善作用
维生素B₁缺乏的危害	孕妈妈体内缺乏维生素B₁时，可出现全身无力、体重减轻、食欲缺乏、消化不良、便秘、呕吐等症状；神经组织也易受到损害，易引起多发神经性炎
最佳食物来源	糙米、面粉、动物内脏、花生、猪肉、芹菜、菠菜、油菜等

维生素B₂：促进胚胎生长发育

维生素B₂的档案	维生素B₂，又名核黄素，是一种促生长因子
孕早期补充理由	孕妈妈孕早期孕吐比较明显，适当补充维生素B₂，能促进机体对饮食营养的吸收。另外，孕早期是胚胎分化发育的重要时期，适当补充维生素B₂，能促进胚胎的发育
维生素B₂缺乏的危害	孕妈妈如果缺乏维生素B₂，可引起呕吐，还可能引起舌炎、口角炎、唇炎、皮肤炎症等，甚至早产
维生素B₂的最佳食物来源	动物肝脏、蛋类、奶类、绿色蔬菜、菌藻类、豆类食物等

相对于孕吐来讲，食欲缺乏更是孕早期最普通也最为困扰孕妈妈的早孕反应，甚至有些孕妈妈整个孕期都没有孕吐，但就是没有胃口。胎宝宝的营养吸收完全依靠孕妈妈的膳食营养。因此，孕妈妈振奋起来，给胎宝宝的营养加油吧！

多花样美食满足自己的口腹之欲

十个月的皇后一定要当过瘾，趁食欲缺乏就"矫情"一下，想吃什么就吃什么，平时舍不得吃但非常想吃的东西统统可以尝试一下，彻底用各种美食打开自己的食欲。妇科临床发现，红色的樱桃、西瓜，黄色的芒果、奇异果（黄肉的）等都能激起孕妈妈的食欲。

不得不说的维生素B₆

维生素B_6参与人体脂肪、蛋白质等代谢，缺乏会加重女性的妊娠反应。富含维生素B_6的食物有马铃薯、香蕉、胡萝卜、花生等。此外，麦芽糖中还含有丰富的维生素B_6，食欲缺乏或孕吐的孕妈妈不妨每天吃1~2小匙甜甜的麦芽糖哟！

激发食欲食疗方

说到改善孕期食欲缺乏，我为大家介绍一款美味且能激发食欲的果汁——苹果菠萝汁，菠萝中含酶量比较高，苹果是水果之王，两者搭配，既可以借助酶来开胃，又能补充丰富的维生素C，是孕妈妈和胎宝宝的优胜之选。具体做法为：取苹果1个、菠萝1/6个、蜂蜜少许、凉白开或纯净水200毫升。将苹果或菠萝去皮洗净切成小丁，和水一起倒入榨汁机中榨汁，取出后加入少许蜂蜜即可饮用。

补充营养、刺激食欲的食疗方

抑制呕吐的食材大公开

电视剧里经常出现这样一个经典的场景：一位青春靓丽的女士捂着嘴冲进洗手间，顿时所有人都在议论纷纷："她最近怎么总是想吐啊！别是——怀孕了吧？"孕吐不是所有孕妈妈都会经历的，但确实会影响孕妈妈的正常膳食生活，吃得没有以前多，见到食物还总是恶心，冥冥之中孕吐便成了生活中的最大困扰。但是，吃之所以会成为孕妈妈的大麻烦主要原因在于孕妈妈忽略了让孕吐得以缓解的明星食材。事实上，我们的身边根本不乏那些既有营养又能止吐的食材哦！

止呕食材	明星代表	止呕原理	正确食法
水果类	柠檬、苹果、猕猴桃、橙子等	◎酸甜口感可促消化 ◎富含果胶，可促进肠胃蠕动，抑制呕吐 ◎富含维生素C和膳食纤维，可改善肠胃动力，减轻孕吐	◎直接食用鲜果 ◎将水果榨汁，果汁与果渣一起食用 ◎鲜或干柠檬片泡温水饮用
调料类	生姜、陈皮、陈醋、豆蔻等	独特的香味与口感可有效预防孕吐，并在一定程度上起到开胃、增强食欲的作用	◎可将杂粮均衡营养地搭配在一起，加水熬煮成粥食用 ◎若是燕麦片，则可以直接用牛奶冲泡
坚果类	瓜子、核桃等	瓜子与核桃富含B族维生素，而B族维生素是临床上用来治疗孕吐的方法 坚果中还富含膳食纤维，有利于预防便秘之症，从而缓解孕吐	可直接吃，可放到粥里，也可磨碎
奶制品类	牛奶、酸奶等	牛奶与酸奶都是优质蛋白的来源，高蛋白则有止呕之效，其中的酸奶更是富含益生菌，有利于增强胃动力，改善孕吐	可直接饮用，也可将牛奶温热后再饮用

以上食材是众多止呕食材中的佼佼者，但也并非百分百可以缓解孕妈妈的孕吐不适。每位孕妈妈还是应该根据自己的体质及具体状况来合理选择所食之物。

孕妈妈知道了什么食材可以抑制或缓解孕吐，但不懂得如何做成美食也是无用之谈，比如生姜总不可能直接榨汁喝吧、直接喝醋可能会更想吐吧、单纯榨苹果汁也不太爽口吧……就在你为自己的厨艺大伤脑筋的时候，不妨跟着我学做下面几道菜吧！

醋蛋汤

材料： 鸡蛋1个，陈醋适量。

做法：

❶ 将鸡蛋磕破，打散搅匀。

❷ 热锅，倒入适量清水煮沸，倒入鸡蛋液，待鸡蛋液略凝固时，再倒入陈醋，陈醋的量完全取决于自己的需要，煮沸即可。

功效：

鸡蛋营养价值较高，陈醋的独特酸味闻起来就能帮助孕妈妈抑制孕吐，与鸡蛋搭配同煮汤，淡淡的酸味口感更可抑制呕吐的欲望，还有助于开胃，增强孕妈妈的食欲。

姜丝煎蛋

材料： 鸡蛋2个，姜1小块，盐少许。

做法：

❶ 姜洗净后切丝；鸡蛋磕破、打散搅匀。

❷ 热油锅，下入适量食用油，放入姜丝炒香，盛出备用。

❸ 热油锅，下入适量食用油，倒入鸡蛋液，慢火煎至半凝固时，加入姜丝，调入盐，煎至鸡蛋两面金黄即可。

● 姜丝煎蛋

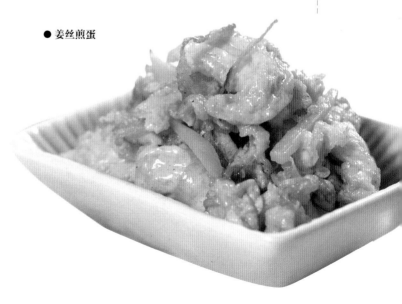

优孕营养站　姜具有益脾胃之功，鸡蛋则富含蛋白质，在补充了蛋白质之后又抑制了恶心呕吐之感，作用相当明显，味道也非常爽口，还有进补之效呢！

妊娠剧吐怎么办

孕早期恶心呕吐几乎是每个孕妈妈都遭遇的问题，但有些孕妈妈孕吐特别严重，在妇科医学上称为妊娠剧吐。妊娠剧吐的发生率不足10%，但一旦遭遇，对孕妈妈和胎宝宝都是一种折磨。

目前，我国医学界对妊娠剧吐的病因尚无明确定论，但很多临床研究证明，妊娠剧吐和孕妈妈在孕期的激素水平、精神因素有关。因此，缓解妊娠剧吐，除了饮食调节激素水平外，孕妈妈还要调节情志。

妊娠剧吐的危害

妊娠剧吐一般发生在孕1～3个月，多见于年轻的初产妇。妊娠剧吐严重时可引起孕妈妈水和电解质紊乱，进而引发代谢性酸中毒，患者明显面色苍白、体重减轻。

妊娠剧吐的治疗方案

方案一 饮食调节。与前面我提到的孕吐治疗方案一样，有妊娠剧吐症状的孕妈妈更应该远离引起自己恶心呕吐的食物、环境，可以多吃小米粥、燕麦粥、柠檬、苹果等缓解孕吐的食物。

方案二 调节情志。孕妈妈精神紧张也是引起孕期食欲缺乏、恶心呕吐的重要原因。因此，孕妈妈要理解孕吐是正常的孕期反应，保证充足的休息和保持愉悦的心情，相信这些症状会随着孕周的增加而逐渐减少直至消失。

方案三 入院治疗。如果上述两个方案对妊娠呕吐毫无效果，孕妈妈可以根据专业医生建议去医院进行药物治疗。一般医生会采取静脉输液的方式给孕妈妈体内输送维生素B_6、维生素C、氯化钾等止吐剂，对于因妊娠剧吐而导致营养不良的孕妈妈也会补加脂肪乳、氨基酸等营养液体。

● 柠檬味酸不适宜直接当水果食用，孕妈妈有呕吐症状时，可将柠檬汁挤进自己的饭菜中，对改善不适很有帮助。

小心阴道炎来袭

上周刚被验出怀孕的吴女士又来了，我告诉过她这一两个月只要没有腹部坠痛、阴道出血就不用再来排队挂号了，孕早期要多注意休息。难道出问题了？我有点担心地看向她。"没事，您先给她们看吧，我不急，就是咨询点小问题。"吴女士赶紧给我说，并自己坐到旁边的靠椅上耐心等待。直到临下班暂时无人的空当，她才急急地凑近我说："医生，我最近白带很多，还有臭味，关键是痒得不行，挠了还有灼烧感。怎么办？我也不敢用洁尔阴，担心对小宝宝有影响。"

相信和吴女士遭遇类似情况的孕妈妈也有不少，这就是阴道炎，下面我就针对这一话题与读者朋友们探讨一番。

首先，我们要知道正常的阴道是有很多细菌寄居的，但这些细菌和阴道黏膜"和平共处"，维持阴道正常的生态环境，不会导致疾病的产生，称为正常菌群。由于位置比邻，女性的外阴容易受到尿液、粪便的污染，再加上如果孕妈妈不注意下体卫生或孕早期发生性生活，可能容易引发外阴阴道炎。由于感染的病原体不同，白带的形色、异味和瘙痒程度也不尽相同。

真菌性阴道炎是最常见的阴道炎，其典型特征就是外阴部奇痒难忍，皮肤常常被抓破、抓疼。白带量多，呈白色稠厚的豆腐渣样或酸奶状，有些孕妈妈还会有尿痛、性交疼。治疗方法是注意内裤卫生，内裤单独清洗，勤换内裤并在通风良好的阳光下晒干。用浓度3%左右的小苏打溶液清洗外阴，每日两次。

细菌性阴道炎的特征是白色稀薄，量多，有鱼腥味，少数孕妈妈有外阴瘙痒或灼热感。治疗方法一般建议局部清洗为主。

滴虫性阴道炎是由阴道毛滴虫引起的，感染途径除了公用浴盆、不洁的内裤、卫生护垫外，也有可能因性生活由男方传染给孕妈妈。滴虫性阴道炎的典型特征是白带呈黄绿色的稀脓或泡沫状，有类似腐烂的臭味，瘙痒部位主要集中在外阴部分或阴道口。治疗方案建议用甲硝唑阴道栓剂，同时用药。

有了流产征兆，是保胎还是放弃

流产分早期流产和晚期流产，怀孕头3个月内的流产是早期流产，这其中有50%以上与染色体异常有关，其他和孕妈妈本身患有某些疾病、接触有害物质有关，只有很小一部分和激素水平有关，而医生建议的保胎，只建议那一小部分与激素水平休戚相关的黄体酮过低的孕妈妈保胎。

并不是每一次精卵结合都能以十月怀胎圆满落幕，那些早期流产的孕妈妈会像失去真正的宝宝一样伤心落泪，责备自己抽烟、酗酒、彻夜网游、加班，或者装修甲醛过高等导致痛失爱子。其实大可不必如此，因为大量临床数据显示，早期流出物中约有一半以上的胚胎都患有严重的染色体异常。

关于染色体异常的胚胎或者有质量问题的空卵（有孕囊无胚胎），可以在孕早期用好的超声波检查出来。妊娠期的3个囊是有适当比例的，如果比例失调就意味着流产，怎么保胎都无济于事或者后患无穷。我曾经接诊一个这样的患者，明确告诉她可能是空孕囊，建议放弃，即使万幸保住，也可能是畸形儿或存在严重的代谢、功能失常的缺陷儿。然而，已经遭遇过3次自然流产的她坚持保胎。不幸的是，她在孕5个月空孕囊无法排出子宫险些丧命，最后彻底切除了子宫，再无怀孕的可能。

所以说，出现流产症状不可怕，可怕的是不查原因盲目保胎。正确做法是，出现早孕症状时，在排出孕激素水平不足的同时用超声波详细检查生殖器官，且要去正规医院用最好的机器检查，根据专业医生的建议，决定是保胎还是放弃。

女性朋友要相信生命的自然选择，它会聪明地采用优胜劣汰的方式过滤不合格的胚胎，最终送给你一个健康、聪明的小天使。

● 有了流产征兆，孩子是流还是留呢？

频频如厕是正常现象吗

孕妈咨询

怀孕真是一件幸福的事儿！宝宝在自己的腹中慢慢成长，虽然自己身体上遭遇不少不适，但我依然对今后的生活憧憬不已。可是，最近有一件事让我觉得尴尬不已，那就是上厕所的次数增加了好多，这让我在"工位—厕所"频繁往返，还影响了周围同事的工作状态。医生，我现在是孕10周，请问是不是我的肾脏出现了什么问题，需不需要服药？

张主任解疑

首先，让我们看一下子宫和膀胱在腹内的位置——都位于盆腔内，且两者是紧紧挨着的"邻居"。怀孕之后，子宫会变大，这样会使膀胱受到压迫，从而出现尿频的现象，尤其在孕8~12周较为明显。孕12周后，子宫逐渐胀大上升至腹腔，膀胱受到的压迫较之前减少，尿频的症状也就得到缓解，有的甚至自然消失。因此，在孕早期时，只是单纯的尿频就不需要特别治疗，也不需要服药。但是，尿频合并尿痛、血尿等症状，很可能是泌尿道感染了，这时就需要进行治疗了。

尿频是孕期最常见的正常生理反应之一，一般在孕早期比较常见。妊娠第2个月份，随着子宫的不断增大，对附近的膀胱自然形成一定的压迫，导致膀胱的尿容量减小，因此很容易产生尿意。孕妈妈觉得频繁上厕所不太方便，可以试试以下方法：

尽量排空膀胱。每次排尿时身体前倾，尽量排空膀胱中的尿液。

喝水也要"少食多餐"。每隔一段时间喝小半杯水，不要一次大量喝水，不仅可以缓解尿频，也是为机体补水的最正确科学的饮水方式。

睡前少喝水。午休和晚上睡觉前1小时之前不要再喝水。

放松心情。情绪紧张会让人尿频，即使是没有怀孕的人同样如此。所以，孕妈妈应该放松自己，不要过于在意尿频的问题。

你是否误入早孕陷阱「葡萄胎」

葡萄胎是指女性妊娠后胎盘绒毛滋养的细胞增生，因为状似葡萄，简称为葡萄胎。葡萄胎在怀孕早期和正常妊娠类似。也是闭经、尿妊娠试验阳性、子宫增大等早孕反应，让很多患者沉浸在怀孕的甜蜜中。然而，随着孕周的推移，这些"孕妈妈"会相继出现腹痛、阴道出血等症状，此时做B超检查常可明确诊断。

如何自我识别早孕陷阱——"葡萄胎"

孕吐强烈。由于胎盘滋生的水泡组织产生大量的绒毛膜促性腺激素，因此孕吐反应比正常孕妈妈来得早，而且孕吐严重。

先兆流产。随着孕周的增加，葡萄胎患者会出现腹痛、阴道出血等先兆流产的征兆，尤其是出血中发现小水泡，须立即去医院检查并就诊。

肚子偏大。水泡组织的病态增长明显比胎宝宝活跃，患者的子宫自然增长更快，最明显的就是葡萄胎患者的肚子比同一孕周孕妈妈的肚子要大。

出现葡萄胎怎么办

彻底清宫。葡萄胎属于病态妊娠，一经发现应该立即清宫，必要时一周内再行清宫术，必须彻底清除子宫腔内的残留物，并将其送往病理科进行病理检查。

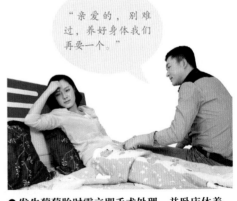

"亲爱的，别难过，养好身体我们再要一个。"

● 发生葡萄胎时需立即手术处理，并卧床休养，为下次怀孕做好准备。

预防性化疗。绝大多数葡萄胎属于良性病变，清宫后可痊愈，只有极少部分患者为恶性病变，此时就需要进行预防性化疗。

定期复查。无论是良性还是恶性葡萄胎，清宫或预防性化疗并不意味着治疗结束，还要听医生建议定期复查。

近些年宫外孕的比例逐渐攀高，接下来我们就来了解一些宫外孕的相关知识，看看哪些女性易患宫外孕。你，中招了吗？

什么是宫外孕

女性正常怀孕，受精卵会在子宫腔内着床，即宫内孕。如果受精卵在子宫腔以外着床则称为异位妊娠，为了让病人更容易理解，也俗称为宫外孕。

宫外孕的症状

在了解哪些女性易患宫外孕之前，我们先来了解一下宫外孕的症状，以便早发现早治疗。

症状1 **停经**：这与正常怀孕一样，有短暂停经及早期妊娠表现。

症状2 **腹痛**：正常怀孕不会腹痛或只是腹部偶尔有轻微胀痛，如果是下腹坠痛、撕裂疼，或者有时剧痛，考虑可能是宫外孕。

症状3 **阴道出血**：常表现为少量出血。

症状4 **晕厥与休克**：由于腹腔内急性出血，可引起血容量减少及剧烈腹痛，轻者常有晕厥，重者出现休克。

你有可能患宫外孕吗

宫外孕这么可怕，那么你有可能患宫外孕吗？都会使输卵管输送孕卵的功能减退导致宫外孕。

有过宫外孕病史者。有过一次宫外孕，再次发生宫外孕的概率就较高。宫外孕治疗时保留输卵管者，再发生宫外孕的比例较高，但重复宫外孕也常发生在对侧输卵管，提示可能两侧输卵管都存在同一种潜在的功能障碍。

频繁人工流产者。频繁进行人工流产会导致子宫内不同程度的创伤，使胚胎不易在子宫内着床而转移到其他阵地。人工流产的次数越多，宫外孕的概率就越大。

另外，输卵管疾病、盆腔子宫内膜异位症等也会导致宫外孕。

妊娠反应是不是让你倍感不是？到了这个月末，许多孕妈妈的妊娠反应开始减轻，随着孕月的增加，食欲会变得越来越好，连体重也有回升趋势。到了这个月份，怀孕的特征凸现出来，如阴道分泌物增多、尿频、乳房胀痛、乳头乳晕变黑、腰围增大……这些无时无刻不在提醒你怀有身孕这一事实。没有办法，努力适应是最好的孕期法宝！买件新内衣，换上宽松、舒适的衣服吧，让腹部、腰部免受紧绷感。

孕妈妈行为课程开课啦

准备建档，先选产检医院

如果说孕早期的第1~2个月，主要是判断自己怀孕的事实和排除宫外孕、葡萄胎等异常妊娠，那么进入孕3月最关键的问题就是选择产检医院。这是孕妈妈怀胎十月乃至分娩都需要经常光顾的核心场所，也是给小宝贝建立第一份档案的所在地，因此孕妈妈在选择产检医院时要格外谨慎。如何选择最适合自己的产检医院，根据多年的临床经验，我的建议是：

医院类别选择：综合医院VS妇幼专科医院

就我国目前的医疗水平而言，无论是综合性大医院，还是专科的妇幼保健院，都能够满足孕妈妈产检到分娩的全部需求。不同类型的医院有着其不同的医疗特色，孕妈妈可以根据自己的需求来选择合适自己的医院。

综合性医院： 综合性医院的规模比较大，优点是科室设置比较齐全，除了妇科，还有内科、外科、感染科及输血科等各种临床辅助科室，如果孕妈妈在怀孕或分娩过程中出现某些意外，可以非常及时地转到相应科室进行专家就诊甚至各科专家会诊。缺点是各类患者较多，就诊环境比较嘈杂，排队时间长。建议高龄产妇，有过分娩失败史，患有高血压、糖尿病等某些疾病或妊娠并发症的孕妈妈选择综合性医院。

妇幼保健专科医院：特点是妇产专业的专科性很强，遇到的临床案例非常丰富，相应的软硬件实力也比较突出。比如我走访过的几家妇幼保健院，一般都设有产前诊断、优生优育咨询、高危妊娠筛查等特殊门诊，这在综合性医院几乎是不存在的，而且提供的住院条件也比综合性医院要好。由于接诊的患者主要是孕产育，因此妇幼保健医院大都设有助产士、陪护、新生儿按摩等配套设施，是很多孕妈妈的首选。缺点是床位非常紧张，排队检查、就诊时间更长，甚至分娩时都可能排不到床位。

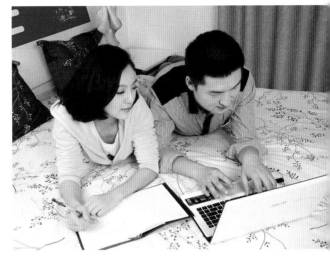

●准备选定产检医院吧！

便利度选择：离家近VS就诊环境好

是选择离家近或交通便利的医院，可以方便及时就诊，减少孕妈妈体力消耗和路上时间的医院？还是选择虽然交通较远，但口碑和就诊环境更好的医院呢？这就要看孕妈妈的个人喜好了。有些孕妈妈体质较弱，不喜来回坐车或长时间排队，尤其是路上堵车很容易耽误那些必须在规定时间内进行的检查。这时，可以选择离家近或交通比较便利的医院。温馨的就诊环境可以使孕妈妈心情舒畅，医护人员的责任心和关心让孕妈妈宾至如归，缓解紧张情绪，加强医患的互相理解和信任。因此，除了交通便利，就医环境、医护沟通和谐度也应是你考察的重点项目。

产检医生选择：医疗水平VS服务态度

我遇到过不少孕妈妈，她们宁肯挺着大肚子排好几个小时的队也要力求挂我的专家号，甚至根本没注意旁边普通门诊室已经门可罗雀了。我曾建议过一些孕妈妈，只要怀孕体征一切正常，做正常的孕检不必挂我的专家号，挂普通门诊号就行了，因为开的检查单都是相同了，可以节省她们的时间和费用。但是，她们说："专家就是专家，只有挂您的号，听您说几句话，我才能放心。"这可能是大多数孕妈妈的心声，她们更信任专家的话，也就是医生的技术水平。

产检登记前医生常问的十大问题

选定了合适的医院，到怀孕的第3个月（孕12周）该是孕妈妈产检建档的日期了。因此，建议孕妈妈在产检建档之前选定好适合自己的产检医院。在此之前，我先为大家介绍一下第一次产检医生会问的十大问题，以便孕妈妈做足心理准备，消除紧张心理。

Q1 年龄？

A 看似普普通通的正常询问，其实对妊娠非常重要。原则上来讲，年龄小于18周岁或大于35周岁都会被归为高危孕妇。最近几年，年龄偏小的孕妈妈已经非常少见，但超过35岁的孕妈妈却越来越多。女性超过35周岁后，卵子质量会逐渐下降，不仅患21-三体综合征的概率是正常育龄女性的10倍之多，还是妊娠合并糖尿病、妊娠合并高血压等妊娠并发症的高发人群。

Q2 末次月经第一天的时间？

A 这是医生估算预产期的最基本数据。医生还会询问你的月经周期具体是多少天、是否规律等。

Q3 有无既往孕产史？

A 这个非常重要，对于初产妇和经产妇，医生会在不同的孕周给予不同的处理意见。有既往孕产史的经产妇，医生一般会让孕妈妈填写相应的表格进行备案，以了解孕妈妈的孕产经历，尤其是对于先兆流产、人工流产、生育过畸形儿的特殊病史的孕妈妈，医生会列为重点产检对象。

Q4 有无既往手术史？

A 尤其是和腹部或者盆腔有关的手术，无论大小，只要有过手术，孕妈妈一定要告诉医生，因为这将是影响医生对你最佳分娩方式的判断。

Q5 有无内科疾病？

A 育龄女性如果患有高血压、糖尿病、心脏病、肾病、哮喘等某些疾病，建议最好在备孕之前就要做相应的孕前咨询，听取医生的建议是否适合妊娠，并选择最佳的妊娠时机。

Q6 有无感染史或传播史？

A 如果孕妈妈有梅毒、艾滋病类的性传播史或乙肝等感染史，也必须告知医生，医生会结合你的病史安排筛查和检查，降低感染类疾病对胎宝宝的伤害性。

Q7 夫妻双方的家族史？

A 询问你和爱人的家族中是否有血液病患者、先天畸形儿、精神病患者、糖尿病、高血压等，或者有无双胞胎。这些家族史并不意味着这些也会发生在你的身上，但这些将会提醒医生观察这些情况是否在你身上也有征象。

Q8 孕期有无接触过致畸因素？

A 医生会问你的工作性质是否经常接受放射性物质，比如是否在化学实验室、医院放射科或CT室等工作，从事这些工作的女性，在备孕期间最好调离原工作岗位再行怀孕。如果在工作期间怀孕，建议做排畸孕期检查。

Q9 本次妊娠有无异常反应？

A 医生会询问你有无恶心、呕吐等早孕反应，孕吐现象是否严重。如果是妊娠剧吐，医生会根据你的具体情况进行饮食调配乃至入院输液治疗。

Q10 有无过敏史、输血史？

A 孕妈妈是否属于过敏体质，或者对某些药物、食物过敏也是医生重点询问的话题之一，对你以后的孕期饮食、用药都非常有益。至于询问输血史，则是看你是否感染有血液性疾病，或者患有乙肝、艾滋病等经过血液传播的疾病。

做做家务，保健、养胎两不误

从母婴健康角度看，我完全赞成孕妈妈做点力所能及的家务活，但孕妈妈无论在身型与动作的灵活性方面看都大不如前，所以即便做家务活，也绝不能按照怀孕前的标准来要求自己。

孕妈妈做家务的总体原则

◎**缓慢再缓慢**：随着肚子的增大，身体负荷也加大，动作灵活性降低，所以孕妈妈做家务时要以缓慢为基本原则，而且不可以直接压迫到肚子哦。除了动作缓慢以外，时间的安排也尽量分段进行！

◎**避免长时间站立**：孕妈妈干家务时最好不要长时间站立，最好做15~20分钟家务后再适当休息10分钟左右。

◎**以舒适为主**：做家务时应以不影响孕妈妈身体的舒适感为前提，一旦出现突发性腹痛，多半表示子宫正在收缩，换言之就是活动量已经超过孕妈妈的身体承受力，应立即停止做家务，躺下休息。

孕妈妈做家务的具体细节

◎**擦地、拖地、扫地**：使用不需要弯腰的工具，打扫时避免蹲下或跪在地上。孕妈妈不妨用吸尘器代替扫把，因为吸尘器大多可以根据孕妈妈的身高调整高度。

◎**晒衣服**：避免过度屈膝或伸展，所以孕妈妈最好使用可以升降的晾衣架，尽量不要踮起脚尖去够衣架。

◎**洗碗、倒垃圾**：倒垃圾时不要费力拿起垃圾，以免肚子产生紧绷感；洗碗时最好不要使用清洁剂，直接用清水或碱水来代替。

◎**铺床单、拿棉被、折叠衣服**：家中若有大柜，可将轻巧的物品往上放，笨重的往下放，这样不怕重物掉下来伤人，拿取也方便。孕妇拿棉被时，最好有家人的帮忙，并且最好使用轻巧、保暖的被子。孕妈妈在折叠衣物时，要谨记"能坐就不站，能躺就不坐"的原则。

◎**收拾碗盘、擦桌子**：可先将桌面分成四等份，手部配合腹肌的伸展幅度自然会缩小，宁可多移动身体，小块地擦，也不要将腹部紧靠桌面，拼命地要擦到对面的桌子。

有一次，我接诊了一位孕妈妈，跟她说话时，她总是在不停地眨眼睛。下面是我们的对话，拿出来与读者朋友们分享一下：

> "你是不是眼睛不舒服？我看你总是在眨眼睛。"
>
> "哦，医生，不是的。我戴着隐形眼镜，但最近总感觉不舒服，就像刚开始戴隐形眼镜那会儿的感觉。"
>
> "是不是有异物感？"
>
> "对，是的。"
>
> "你现在已经怀孕了，不再适合佩戴隐形眼镜了。把隐形眼镜摘下来吧，换上镜框眼镜。当然，如果你近视度数比较低，也可以尝试一下不戴眼镜。"
>
> "戴隐形眼镜感觉不舒服，这跟怀孕有关系吗？"

怀孕之后，眼角膜的含水量要比以前高一些，这样就使得眼球变得滑腻腻的了，戴隐形眼镜的时候就会出现隐形眼镜无法固定的情况。此外，如果经常戴隐形眼镜，眼角膜被隐形眼镜包裹，就像人的脑袋被塑料袋套住，容易缺氧。眼角膜缺氧就会出现水肿症状，还会引发角膜炎、溃疡等眼部疾病。当怀孕的周数增加，体质发生变化，眼睛的角膜曲度也会改变，近视度数有可能增加或减少，如果勉强佩戴以前的眼镜，容易造成眼球血管明显损伤，严重者还会导致角膜上皮剥落。还有一点，隐形眼镜不卫生，或者佩戴眼镜时手不干净，都容易使眼睛受到感染。

怀孕后，隐形眼镜能不戴则不戴，那些因职业原因不得不佩戴隐形眼镜的孕妈妈，要注意以下几点：

第一：佩戴眼镜之前一定要把隐形眼镜清洗干净，手要保持干净、干燥。

第二：眼镜一次佩戴不成功，要先洗一遍再戴。

第三：不要戴隐形眼镜睡觉，午休、晚上睡觉都不能戴，否则容易引起角膜水肿、感染。

将隐形眼镜换成框架眼镜

● 怀孕了，换上框架眼镜吧！

水杯也会给孕期安全构成威胁

朋友小吴升级做孕妈妈了，我们都替她感到高兴。有一次，她来我家做客，家人拿了个一次性纸杯给小吴倒水，我看到了，就悄悄地换了个玻璃杯。小吴是个细心的人，就问我原因。"这都被你看到！好吧，你平时也要多注意，一次性纸杯不安全，最好是用玻璃杯或者陶瓷杯。"接着，我给她分析了各种杯子的优劣，她走的时候还跟我感慨："怀孕这么多学问，平时喝水的水杯都有可能是安全隐患。有个当医生的朋友真是不错！"

现在，我把常见的各种水杯的优劣一一列举，孕妈妈们千万要仔细看哟！

玻璃杯
孕妈妈的首选

优点分析 不含化学物质，不必担心饮水时喝进有害物质；表面光滑，容易清洗，即使洗得不干净，也能看出来，能提醒人再次清洗。

缺点分析 容易碎；不保温；倒入开水时，如果不慎，容易烫伤手，如果杯子质量较次则容易爆裂。

孕妈使用建议 用盐水煮玻璃杯能使杯子不易碎，因此使用玻璃杯前可先用盐水煮煮；最好选择无色、透明的玻璃杯。

陶瓷杯
安全性不错

优点分析 材质比较安全；保温效果不错，而且耐高温；款式丰富，外观漂亮。

缺点分析 通常有彩釉，如果用来盛开水或酸、碱性饮料，釉中的铅或其他重金属容易析出。

孕妈使用建议 选用没有彩釉的瓷杯，特别是内壁一定要是无色的；如果选择带彩釉的瓷杯，要选釉下彩，即先上彩后上釉。也可以选择用正规材质做成的紫砂杯或紫砂壶。

不锈钢杯
相对安全但不宜长期使用

优点分析 耐用，不怕摔；保温效果好；外观漂亮。

缺点分析 含有铬、镍、镉等金属原色，如果材料劣质，很可能所含的重金属超标对人体健康有害。

孕妈使用建议 一定要选择质量好的不锈钢杯；在使用之前，最好用茶水浸泡，以祛除异味；不要装酸性或高盐饮料；不宜长期使用。

搪瓷杯
建议少用

优点分析 金属里子，彩釉外层；耐磨、耐热、耐摔。

缺点分析 外层彩釉含铅较多，且含有镉、铋、钼等重金属，这些金属在咖啡、柑橘类酸性饮料中容易析出。

孕妈使用建议 如果使用，不要装咖啡、碳酸饮料、柠檬汁等；如果搪瓷杯内壁划痕多或掉瓷，则不宜使用。

塑料杯
尽量少用

优点分析

款式多样、美观；颜色鲜艳；耐摔；携带方便。

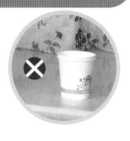

缺点分析 装开水时，有塑料味，杯子中的化学物质容易分解出有毒物质，这些有毒物质有可能导致胎宝宝畸形，甚至还会影响到宝宝的生殖系统，累及宝宝的下一代；容易藏污纳酤；不容易清洗干净。

孕妈使用建议 临时使用，只能装冷水和温开水，切忌装热水。

一次性纸杯
避免使用

优点分析 方便，不需要清洗。

缺点分析 最不卫生的东西，容易沾染灰尘，还容易受潮，受潮后易滋生细菌；不少一次性杯子含有增白剂、油墨、石蜡等对身体健康有害的物质；杯底牢固性差，容易渗水；导热性强，容易烫伤手；如果装热水或开水，析出的有毒物质可诱发腺疾病和某些癌症，还会危害到胎宝宝的发育和女宝宝的生殖系统健康。

孕妈使用建议 避免使用。非得使用，需要注意不能装热水，只能装冷水和温开水。

应该对性生活说「no」吗

关于孕早期性生活的问题一直是个有争议的话题。网上的论坛、帖子、专家咨询等也是众说纷纭，下面就让我们一起来看看孕妈们是如何说的：

> 我的幸运草（网名）：我认为孕早期应该杜绝性生活，因为孕早期胎宝宝还不稳定，容易发生流产。为了宝宝的安全，得委屈老公一段时间。
>
> 玉兔（网名）：从B超单上看，孕早期时候的胎宝宝就犹如沧海一粟，那么小的一块，即使有性生活，应该不会影响到他（她）吧？因为宝宝冷落了老公，如果他出轨了，生活就会变得一团糟。
>
> 人生如梦（网名）：我觉得孕早期不用禁欲。在不知道自己怀孕的情况下，我跟老公有过几次性生活，也没什么影响。
>
> ……

性爱，原本是两人之间私密的事情，但为了胎宝宝的安全，许多孕妈妈也"大方"地在网上咨询性生活的事情，例如孕期能有性生活吗、孕早期有性生活会不会对宝宝不好、各位宝妈孕期什么时候进行性生活的等。

在网页上搜索"孕早期性生活"，也能搜索到很多类似上面截图的内容。那么，孕早期可以进行性生活吗？

在这里，我建议孕早期的3个月内应避免性生活。

早孕期时，胎盘和子宫壁的连接还不太紧密，如果这个时候进行性生活，强烈的震动会使子宫受到压迫，易导致流产。而孕妈妈盆腔充血及准爸爸精液都容易造成子宫收缩，这些都是导致流产的重要诱因。

也有一些孕妈妈在不知道自己已经怀孕的情况下，与丈夫进行了性生活。出现这种情况时，只要没有出血，说明胎宝宝的状况比较稳定，孕妈妈也不必太担心。

其实，孕早期性生活对胎宝宝的影响也是因人而异的，并没有大家想象的那么可怕。但是，为了安全起见，还是建议孕早期避免进行性生活。在这个阶段，夫妻之间应该以语言安慰和肢体抚摸的形式交流情感，保证这段时间顺利度过。

怀孕期间兼顾工作是当今女性的一大特征，高洁女士就是其中的典型代表，但怀孕给她的日常工作带来了诸多不便，高女士是这样描述自己工作期间的一天饮食的：早上赶时间上班，有时甚至会因此饿肚子，就算吃早餐也是比较随意的；到了十点左右肚子饿得慌，还不知道吃点什么好；好不容易盼到午餐时间了，又开始担心外面就餐不卫生或者太油腻；下午三四点肚子又开始叽里咕噜地作响，只能将就地吃个水果、饼干；熬啊熬，终于可以回家吃晚餐了，一不留神肚子撑得难受，晚上睡觉都不香……

带着腹中胎儿一起上班确实很不方便，很多职场孕妈妈也难以适应，工作期间肚子饿是最普遍的现象。下面我就专门为职场孕妈妈安排一下工作期间的营养餐计划，当然，你也可以根据自己的实际情况进行合理调整。

🕐 7:00 起床，让营养早餐开启一个愉快的早晨

对于孕妈妈来说，早晨的忙碌与紧张特别容易加重妊娠反应，所以孕妈妈最好还是早起一点，吃一顿营养丰富的早餐，再从容地去上班吧！起床后可先喝一杯温开水，补充每天所需的液体，并净化肝脏、缓解恶心感、促进肠胃蠕动、缓解一夜的皮肤干燥；早晨是人体获取营养素最丰富的时候，所以趁此良机孕妈妈不妨给自己准备一些全麦制品，如麦片粥、全麦饼干、全麦面包等，然后再根据个人喜好添加一些花生米、葡萄干或蜂蜜等。另外，每天早晨喝一杯温牛奶也是相当重要的，可以补充优质蛋白与钙质哦。如果早晨起床后觉得有点疲倦，不妨吃点柑橘，补充维生素及纤维

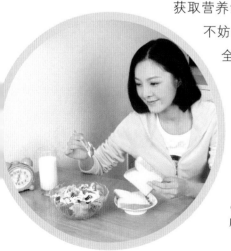

● 职场孕妈妈们注意啦，不吃早饭会加重妊娠反应，所以请早起一点，让早餐更加丰富营养些。

105

素，帮助孕妈妈保持体力。如果你想快捷方便地吃一顿早餐，沙拉酱拌各种蔬果不失为一种简单的方法。

🕘 9:00 到办公室，喝杯温开水，振作精神，进入工作状态

到了办公室，稍作整理方才工作。而孕妈妈的血容量比常人增加得快，所以更需要及时地补充水分，喝杯温开水，可以保证肾与膀胱的健康功能运作，还能避免缺水引起的头痛与精神不振。

🕙 10:00 饿了就补点能量，首选营养丰富的零食

孕妈妈除了一日三餐之外，随时都会有饿的感觉，这时不妨吃点零食，改善胃部压力，缓解胃灼热现象。另外，孕妈妈一旦过度饥饿则比较容易导致血糖降低，妊娠反应也会加重，所以在不影响午餐的情况下上午可以适当加餐，少量吃一些坚果或者水果。

🕚 11:00 放松时间，喝杯果汁

这个时间，你该站起来舒展一下筋骨，顺便喝杯果汁，缓解一下有点饿的感觉！果汁中主要成分是水，还含有果糖、葡糖糖、蔗糖及维生素等，比较容易被人体吸收，可以给孕妈妈补充能量哦。但一天最好不要超过300毫升。

🕛 12:00 午餐时间，丰盛也得营养均衡搭配

孕妈妈的饮食应丰富多样，每天至少应该摄入20种不同的食物，所以午餐可以挑选各种颜色的水果，尽可能多一些维生素与矿物质。主食以意大利面、五谷杂粮、全麦食品为主，以补充碳水化合物。每周的午餐还应至少吃两次鱼。

🕒 15:00 又到加餐时间了，适当补充碳水化合物

吃水果、喝酸奶都是比较常见的下午加餐方法，除此之外，你还可以吃些小点心、芝麻糊等，补充碳水化合物，有利于恢复体力与精力。

🕡 18:30 吃晚饭喽，丰盛但要清淡

孕妈妈的晚餐要丰盛些，但大鱼大肉没有必要，完全应该以蔬菜为主，切忌油腻。吃完饭也不要马上躺下，以免胃酸倒流而造成胃灼热。

🕣 20:30 睡前准备，一片叶酸加一杯孕妇奶粉

睡前吃一片叶酸，不容易被遗忘哦！温热的孕妇奶粉可以帮助孕妈妈放松全身心，还能补钙、预防抽筋。

每次接诊孕妈妈们，我都忍不住要在饮食上叮咛一通，今天，就为大家推荐几款营养又美味的助孕食谱，孕妈妈闲暇之余不妨亲手做一下。

芹菜豆腐羹

材料：芹菜150克，嫩豆腐半盒，胡萝卜、素火腿各20克。

调料：素高汤、盐、香油、水淀粉各适量。

做法：

❶ 嫩豆腐切块；胡萝卜去皮，切末；素火腿切末；芹菜洗净，汆烫后冲凉，切碎末，备用。

❷ 锅中倒油烧热，加入素火腿末、素高汤、嫩豆腐块、胡萝卜末、盐及水煮滚，最后加入芹菜末，以水淀粉勾芡，淋香油即可。

茭白拌肉片

材料：茭白片300克，猪里脊肉100克，胡萝卜片、姜片各50克，黑芝麻20克，鸡蛋1个（取蛋清）。

调料：盐2小匙，干淀粉少许。

做法：

❶ 将茭白片、胡萝卜片、姜片放入沸水中汆烫，捞出待凉。

❷ 猪里脊肉洗净，切片，用干淀粉抓拌，放入碗中加鸡蛋清略腌，放入热油锅中炒熟，捞出、放凉。

❸ 将茭白片、胡萝卜片、姜片、猪里脊片和盐、黑芝麻放入碗中搅拌均匀即可。

●芹菜豆腐羹

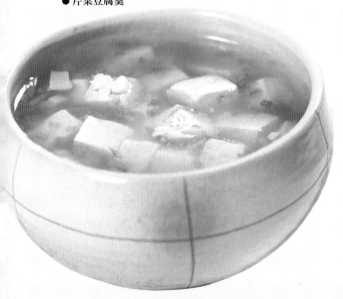

优孕营养站

从芹菜叶中分离出的一种碱性成分，有利于人体安定情绪，消除烦躁。孕早期的孕妈妈比较容易烦躁，所以此菜适宜孕早期的孕妈妈食用。另外，豆腐是植物蛋白的重要来源，孕妈妈适量食用，能补充营养，增强体质。

建档时听不到胎心是怎么回事

上周，一位孕妈妈来医院找我产检建档，检查时没听到胎心，安排她做了个B超检查。结果，虚惊一场，一切显示正常。孕妈妈欣喜若狂地拿着B超单亲吻，根本顾不上个人形象，之后认真地问道："为什么当时会听不到胎心呢？"

正常妊娠，子宫会逐渐增大，到孕3个月左右，子宫基本可以达到没怀孕前的3倍之大，子宫明显超出盆腔，用手触摸的话子宫底通常位于耻骨联合的上方。从医学角度看，一位月经周期正常的女性，在怀孕10周左右在腹部使用多普勒即可听到胎心。但凡事都有例外，有些孕妈妈在建档时仍旧听不到胎心，这是为何呢？

受孕靠后几天

正常情况下，女性月经的周期平均为28天，所以她们的排卵时间大约为月经的第14天，而每个月经周期仅排出一个卵子。但是，事实上排卵过程是会受内外因素干扰的，而且对于那些月经周期不稳定的女性来说，排卵时间更不能固定，所以大多数孕妈妈的实际停经天数与实际孕周往往会相差很大。所以听不到胎心也不必太担心，有可能是你孕周搞错了。

腹壁较厚或膀胱太充盈

腹壁较厚或膀胱过于充盈，建档时听不到胎心也是比较常见的现象之一，这时孕妈妈不妨排空膀胱后再听胎心。

胎宝宝停止发育

多普勒没有听见胎心，则会通过超声复查来确定胎宝宝是否存活。若是超声提示胚胎停止发育，未见胎心搏动，则为稽留流产，主要指宫内胚胎或胎儿死亡后并未及时排出的现象。若早期超声检查显示活胎，后期却未见胎心搏动，即为稽留流产。

胎盘位置低还能增高吗

在一次孕妈妈的交流会上，有一位孕妈妈悲伤地向我诉说了自己的遭遇：胎宝宝一直很好，但建档时B超检查显示胎盘下缘完全覆盖宫颈内口，也就是胎盘很低的意思，医生说胎盘若是上去了就万事大吉了，上不去的话就只能等到足月剖宫产。这位孕妈妈叹了一口气，恳切地询问道："胎盘位置低还能上去吗？"

我当时没有马上回答这位孕妈妈的问题，反倒先提了两个问题：胎盘是什么？有什么作用？胎宝宝的发育依附于胎盘，主要是通过胎盘汲取营养，胎盘则是一个由胎儿绒毛膜及母体子宫基蜕膜组成的扁盘状的结构，长在子宫壁上，通过脐带与胎宝宝相连，是胎宝宝获取能量的强大帮手。胎盘就像一个复杂的机器，负责运输各种糖分、氨基酸、微量元素等给胎宝宝，并同时将母体内的免疫物质也传递给胎宝宝。而胎宝宝产生的一些废物也必须由胎盘传输。

可见，胎盘的作用是非常强大的，而胎盘位置低，则专指胎盘位于子宫下段，胎盘边缘特别接近宫颈内口，但并未达到，一旦达到则为前置胎盘。胎盘位置低不低完全可以根据B超来准确判断。

很多孕妈妈一旦查出胎盘位置较低，也无须担心，在孕中期或孕晚期的早些时候，随着子宫下段的拉长，胎盘会有上移的可能，但是否可以拉到正常位置还需要通过B超做跟踪复查。

无论是孕早期还是孕中期发现胎盘位置较低，孕妈妈都应该格外注意休息，禁止性生活，并要杜绝剧烈运动，尽可能地减少出血的机会。我曾经就碰到过一位孕妈妈谨遵医嘱而使胎盘位置增高的成功案例，所以孕妈妈若是被检查出胎盘前置也不必过分担心。

但若是有人想通过人为办法来帮助胎盘快点长上去，那几乎是不可能的，因为胎盘只是胎宝宝的附属品，位于宫腔内，位置高低的改变不能人为干预，只能顺其自然。

怎么判断胚胎是否停育

许多孕妈妈都喜欢逛孕产育儿类的论坛，周女士也是其中之一，一次她在论坛上看到了一些关于胎停育的帖子，有的孕妈妈到医院检查意外得知胎心停了，有的孕妈妈甚至有妊娠反应也出现了胎停育……怀孕3个月的周女士开始不由自主地害怕起来，到底怎么才能知道胎宝宝是否安好呢？

孕妈妈可能会觉得胎停育有点可怕，但在妇产科里，这是非常常见的现象，主要表现为停经、妊娠反应消失、阴道出血等。B超检查若是显示为妊娠囊形态不规则、内无胚芽或有胚芽却无胎心、胚芽枯萎等，则多半是胚胎停育了。

胚胎停育的原因

引起胚胎停育的原因有很多，而且每个孕妈妈的情况不一定一样，先介绍几种常见的原因。

◎**感染**：细菌或病毒感染，容易引发高热，最终导致胚胎停育。尤其是风疹、弓形虫、巨细胞病毒感染等特别容易引起胎宝宝染色体畸形，从而诱发胚胎停育。

◎**染色体异常**：染色体异常包括数量与结构上的异常，数量主要是三倍体与单倍体；结构主要是缺失、平衡易位、倒置、重叠

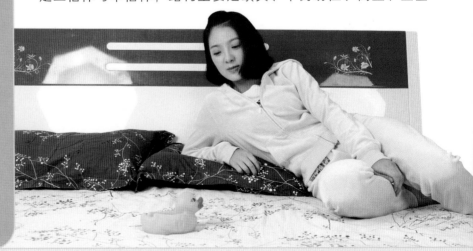

等。高龄孕妈妈特别容易引起染色体异常，最终只会导致胚胎停育而流产。

◎**母婴血型不合**：母婴血型不合主要是RH血型与ABO血型，在我国最为常见的血型不合就是母体为O型，胎宝宝则为A型或B型的情况。一旦血型不合，母体就会产生抗体，形成某种免疫反应，从而影响胎宝宝的发育，导致胚胎停育而流产。

◎**内分泌异常**：在怀孕早期，主要是雄激素、孕激素、人绒毛膜促性腺激素在发挥作用，一旦母体内的这些激素分泌不足，就会造成胚胎停育与流产。

◎**子宫异常**：子宫内膜太薄或太厚都会影响受精卵着床；而子宫发育不良、单角子宫、双子宫、子宫纵隔、宫腔粘连、子宫黏膜下肌瘤等畸形情况也会影响胚胎的着床与发育。

◎**环境因素**：环境因素有很多，比如X射线、微波、噪音、超声、高温以及重金属污染等，极有可能会影响受精卵着床，甚至导致胎停育。一些化学药物中有害成分超标也会干扰或损害生殖功能，直接导致胚胎停育而流产。

胚胎停育的征兆与诊断

发生胚胎停育的孕妈妈一般不会腹痛，阴道出血的情况也是因人而异的，即使孕妈妈确实阴道出血了，量也少得可怜。所以一般孕妈妈不容易察觉胚胎停育，而只能通过医生来判断。首先，可做妇科检查，若是发现子宫大小与停经天数相符或小于停经天数，则要做B超进一步确认。做B超检查主要是看胎宝宝有没有心管搏动。若是第一次B超检查没有办法确认是否胚胎停育，则应在一周后再做一次B超检查。

胚胎停育以预防为主

◎**尽量避免高龄生育**。生育能力随着年龄的增加往往呈现递减的趋势，也就是说只要达到法定婚育年龄，还是及早地完成生育任务吧！

◎**远离影响生育的不健康因素**。居住环境保持舒适整洁、避免居住在空气污染严重的地方，新装修的房子不要着急入住，还得避免一些有害的物理因素与化学因素，尽可能地少接触宠物等。

◎**做好避孕措施**。不打算生儿育女的夫妻还是要尽可能地做好避孕措施，避免让女性遭遇各种流产。

◎**养成良好的生活习惯**：夫妻双方要坚持锻炼身体，养成不吸烟、不酗酒、不吸毒、不熬夜等良好的生活习惯。

总之，胚胎停育是由多种因素引发的，每一种因素之间还存在相互影响的关系，所以孕前就得做好各项检查，并在孕早期、孕中期都按时进行详细检查，积极地改善那些不利因素。

孕期头痛怎么办

每天吃过晚饭看微博是我的一个习惯，经常会有孕妈妈向我咨询孕产期保健的相关问题。下面是一位孕妈妈提出的问题，今天拿出来与更多的读者朋友们分享，希望你遇到类似问题时，能有个正确的认识。

孕妈妈咨询

我怀孕快满3个月了，最近老是觉得头痛，晚上还更厉害一些，这正常吗？应该怎么处理呢？需要用药吗？

张主任解疑

孕妈妈不要过于担心，头痛也是妊娠反应的一种，跟恶心呕吐一样，很多孕妈妈甚至还会伴随耳鸣、心悸、高血压等症状，找到原因对症下药就可以轻松应对的。

孕期头痛的原因

孕期头痛主要是受孕期激素变化的影响而产生的。但也有很多孕妈妈是因为本身有炎症、损伤、压迫、牵引、推移、扩张等，使得痛觉敏感的头部受到刺激后出现头痛症状。甚至有些孕妈妈还会因为牙齿咬合不正确、疲劳怠倦而引起头痛或偏头痛。

孕期头痛的解决办法

孕早期出现的头痛症状一般都不会很严重，而且完全属于正常的生理反应，用药是大可不必的，只需用心调理。

◎调整心态，平静面对怀孕。在难以平静下来时，不妨看看孕妇杂志、书籍，听听胎教音乐，随时随地调节自己的自主神经。

◎饮食清淡，不要刻意进补。怀孕后进补是其次的，合理调配营养才是最重要的。日常生活中，刻意多吃点新鲜的蔬菜、水果，避免大鱼大肉，多喝白开水。

◎疲劳也会导致孕妈妈头痛，所以孕早期的孕妈妈同样不能忽视睡眠时间与睡眠质量，每晚至少要保证六七个小时的睡眠时间。

黄体囊肿的解决之道

前几天我接诊了一位黄体囊肿的孕妈妈。该患者姓张，29岁，她见到我时讲述了自己的问题："怀孕3个月了，黄体囊肿，直径2.6厘米，卵巢明显增大。为我检查的医生让我放松心情，我实在不放心。"

说起黄体囊肿，首先要知道什么是黄体。成熟滤泡在排卵后，即形成黄体。在正常状态上，黄体是囊性的，在病理状态下，黄体直径为1.5~2.5厘米，为囊性黄体；如果黄体的直径超过2.5厘米，就是黄体囊肿。黄体囊肿常见于育龄女性，一般会在月经周期的第20~27天期间，突然出现下腹疼痛、恶心呕吐、大小便频繁等，较严重的情况甚至会出现口干、头晕心悸、昏厥等。

黄体囊肿的原因

◎给黄体提供供给的血管、淋巴系统失调。

◎自主神经系统的干扰。这多半会使卵巢功能发生变化，进而影响凝血机制，导致出血现象，黄体一旦出血过多就会形成黄体血肿，之后就会因血液滞留在黄体腔内而迫使黄体直径增大。

◎垂体促性腺激素分泌过多导致黄体发育异常。

黄体囊肿与胎宝宝畸形无关

黄体囊肿与胎宝宝畸形问题相距甚远，孕妈妈不必过虑。另外，黄体囊肿常常会在怀孕末期或生产以后自动消失，一般不需要手术治疗。但是随着怀孕的子宫逐渐长大，卵巢囊肿的茎可能发生扭转，而形成腹部剧烈的疼痛，这时需要手术治疗。

黄体囊肿重在预防与保健

对于黄体囊肿，在思想上应高度重视，忧虑与恐慌是大忌；行动上则要积极配合医生，做好生育保健。

你该做产检啦

到了孕3月，孕妈妈的头等大事就是到医院建档并接受第一次产检，这个话题在前文我已经简单地提及了，那么今天我就为孕妈妈介绍一下第一次产检的相关流程，以免到时候手忙脚乱。

产检指引

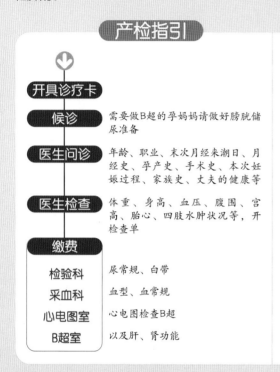

开具诊疗卡

候诊 需要做B超的孕妈妈请做好膀胱储尿准备

医生问诊 年龄、职业、末次月经来潮日、月经史、孕产史、手术史、本次妊娠过程、家族史、丈夫的健康等

医生检查 体重、身高、血压、腹围、宫高、胎心、四肢水肿状况等，开检查单

缴费

检验科	尿常规、白带
采血科	血型、血常规
心电图室	心电图检查B超
B超室	以及肝、肾功能

产检说明

☆ **产检时间** 12周左右

☆ **产检准备** √身份证 √围产保健手册 √医疗保险手册 √费用（现金或银行卡）

☆ **产检解析**

① 身高、体重：通过孕妈妈的身高与体重变化来了解胎儿发育的情况。

② 血压：随时关注患妊娠高血压综合征的可能。

③ 胎心：用胎心仪听胎心，确认腹中胎宝宝是否为活胎。

④ 验血：了解你的血常规、凝血功能、血型、甲乙丙肝抗体、艾滋病抗体、梅毒抗体、肝功能、风疹病毒、弓形虫抗体等。

⑤ 尿检：检查尿蛋白，了解肾功能情况；检查尿糖，及时发现隐性糖尿病。

我的产检项目单

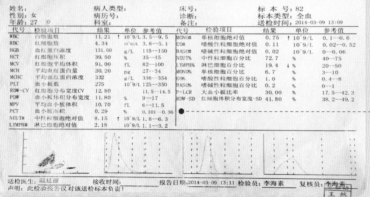

血常规检查包括红细胞、白细胞、血红蛋白及血小板数量等，了解是否贫血、是否有细菌病毒感染、是否有血小板缺少等问题。

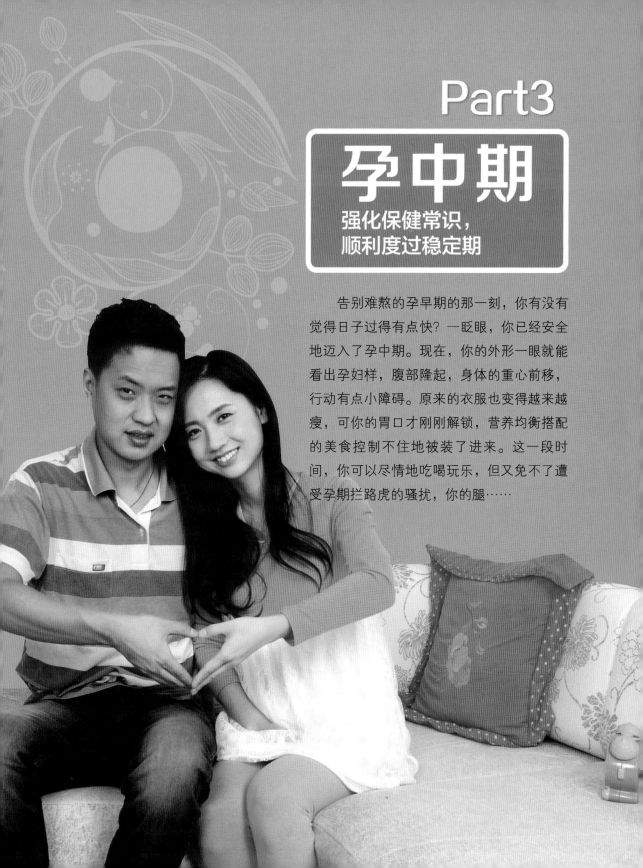

Part3

孕中期

强化保健常识，顺利度过稳定期

告别难熬的孕早期的那一刻，你有没有觉得日子过得有点快？一眨眼，你已经安全地迈入了孕中期。现在，你的外形一眼就能看出孕妇样，腹部隆起，身体的重心前移，行动有点小障碍。原来的衣服也变得越来越瘦，可你的胃口才刚刚解锁，营养均衡搭配的美食控制不住地被装了进来。这一段时间，你可以尽情地吃喝玩乐，但又免不了遭受孕期拦路虎的骚扰，你的腿……

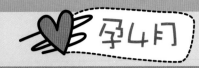
你是不是感觉自己又恢复了活力？胎盘代替了激素的作祟，痛苦的妊娠反应逐渐消失，再过两个星期或者更短时间，你会完全感受不到恶心呕吐了。你的胃口变好了，胎宝宝成长得也更快，为了保证胎宝宝的正常发育，孕妈妈不可偏食，必须摄取充足的营养，尤其要补铁，预防妊娠贫血症。胃口大开，但绝不能把含咖啡因的食物与饮品装进肚子里，辛辣食物、高糖食物等最好也少吃。

孕妈妈行为课程开课啦

3种唐氏筛查方法大比拼

随着现代化工业的高速发展和环境污染的不断加重，近些年先天性畸形儿比例逐步攀升。唐氏筛查主要是排除胎儿先天性缺陷危险系数，即排畸，越来越成为孕期检查中最重要的一项内容。目前我国排查唐氏儿的主要方法是孕早期绒毛检查和羊水穿刺检查。

方法1：B超检查胎宝宝颈部透明层

颈后透明带B超扫描通常在孕11~13周+6天进行，主要通过在腹部超声扫描来做，必要时要通过阴道B超来进行。一般认为颈后透明带大于3毫米为异常。颈后透明带越厚，胎宝宝患唐氏综合征的风险越高。当胎宝宝颈部透明层异常时，建议孕妈妈应进一步做产前诊断，以确切了解胎宝宝是否患有唐氏综合征或其他缺陷。

方法2：唐氏综合征筛查

唐氏筛查通常是孕15~20周之间采用孕妈妈的年龄+血液+体重+按末次月经计算的孕周来进行，我国普遍使用的是1:250，如果大于250则认为是低风险，如果小于250则认为是高风险。

方法3：羊水穿刺

我们目前把羊水穿刺当成诊断染色体异常的金标准。但羊水穿刺毕竟属于有创检查，因此存在羊膜腔感染、流产等风险，而且羊水穿刺的孕周不能超过23周，很多孕妈妈会害怕对胎宝宝造成伤害而却步或错过孕周。关于羊水穿刺的问题，下一节将进行详细解说。

在我国，大约每750名新生儿中就会有1个唐氏儿，俗称痴呆儿。随着母婴保健意识的加强和医学技术的革新，大多数孕妈妈会遵医嘱在孕15~20周进行唐筛来筛查胎宝宝是否患有唐氏综合征。那如果唐筛高危后，孕妈妈是选择羊水穿刺，还是不呢？

什么是羊水穿刺

羊水穿刺，又称羊膜穿刺术，是产前检查项目之一。它通过抽取胎宝宝的羊水标本，从而获得胎宝宝细胞的一种手段。因为羊水细胞是来自胎宝宝的脱落细胞，具有相同的遗传信息，可以用来评估胎宝宝在宫腔内的发育情况和胎宝宝的疾病诊断，因此羊水穿刺成为现代产科不可分割的一部分，也是我国目前最常用的产前诊断技术。

羊水穿刺的条件

❶ 孕周在16~23周之间。这个孕期的胎宝宝比较小，羊水相对较多，胎宝宝漂浮在羊水中，此时用针穿刺抽取20毫升羊水不会引起子宫腔体积的骤然改变而改变胎宝宝的生存环境，不易伤到胎宝宝。

❷ 孕妈妈无感染征象。羊水穿刺是抽取羊水为标本，如果羊水被污染，则标本无效。

❸ 孕妈妈无流血、宫缩等现象。羊水穿刺检查属于有创检查，具有风险性。如果孕妈妈有下体流血、宫缩等症状，说明孕妈妈有流产的倾向，此时做羊水穿刺无疑是雪上加霜，可能会诱发感染甚至流产。

羊水穿刺的适应证

唐筛显示高危；孕妈妈年龄大于35周岁；孕妈妈生育过染色体异常胎儿或畸形儿；准爸爸染色体异常或是某种遗传病携带者；孕早期接触大量放射线辐射或服用了可能致畸的药物；三次以上习惯性流产者；等等，均为需要羊水穿刺的人群。

如果孕妈妈身体健康，无羊水过少、流产史、胎盘前置或低置等情况，在检测出唐筛高危后可以羊水穿刺进行下一步产前诊断。

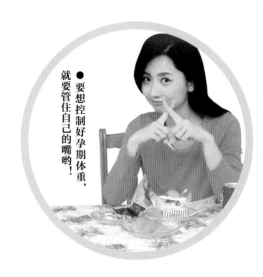

● 要想控制好孕期体重，就要管住自己的嘴哟！

胃口好转，开始关注体重问题

孕妈妈行为课程开课啦

从孕4月开始，孕早期的种种不适逐渐消失，孕妈妈的胃口也开始慢慢好转，食欲大增。胎宝宝也正在迅速生长发育，需要更多的营养物质，促使孕妈妈每餐都食指大动，零食也想吃个不停，体重几乎每两周就增长1斤左右。孕妈妈要注意体重了，增长过快对你后期的分娩和身体恢复都有害无益。

孕期体重计算法

体重指数（BMI）是测量人体重的标准，孕妈妈可以此来监控自身的体重变化。具体计算方法为：BMI=（体重千克）/身高（米^2）

例如，一个体重52千克的女性，身高1.60米，则BMI为52÷（1.6x1.6）=20.31

体重	BMI
过轻	∠18.5
正常	18.5-24.99
适中	20-25
过重	25-28
肥胖	28-32
非常肥胖	>32

孕妈妈的营养需要

一般来说，孕妈妈只要均衡饮食，无须特别增加饮食分量。孕期饮食重质不重量，摄取足够的热量、蛋白质、维生素、矿物质、膳食纤维及水分等。

控制体重有妙法

妙法1 控制食量

吃饱即可，不要吃撑。偏瘦的孕妈妈可以少食多餐，偏胖的孕妈妈注重饮食的品质。

妙法2 低脂少糖高营养

孕妈妈进食高营养低脂肪的食物，对控制体重比较理想。拒绝高热量高脂肪的食物。

妙法3 适度运动

孕妈妈可以适当进行一些适度的运动，比如散步、轻柔的孕期体操等，减低体内脂肪。

到了这个月，孕妈妈的腹部已经微微隆起了，以前的衣服穿起来有些吃力了。是时候为自己置办孕妇装了。那么该怎么挑选孕妇装呢？我的建议如下：

天然面料为首选

怀孕之后，皮肤会变得非常敏感，而且容易出汗。如果长时间接触纤维面料，很容易引起皮肤过敏。如果孕妈妈的皮肤出现问题，也会影响到腹中胎宝宝的健康。因此，在挑选孕妇装的时候，一定要选天然面料的孕妇装。春秋两季孕妈妈宜选择平纹织绒织物、毛织物及针织品；夏季可选择棉、麻的孕妇装，当然，以全棉材料的为最佳；冬季则可以选择呢绒或带有蓬松性天然面料的孕妇装。

现在市场上又出现了一种全新材料的孕妇装供孕妈妈选择。如植物纤维经过加工而成的材料，穿起来又暖和又舒适，不会刺激到皮肤。

孕妇装款式的选择

现在的女性真的是顶半边天，不少人在怀孕之后仍在职场上拼搏。孕妇装款式的选择就显得尤为重要了。宽松肥大的衣服只会让自己的身材更臃肿，这时你可选择一些简洁合体的款式，如容易搭配的单色上衣、衬衫或是裤装，还有背心裙、变化多端的短洋装等，让你在孕期仍时尚。

平时可以选择休闲装，如宽松的裙装、背带裤等。不管是休闲孕妇装还是职业孕妇装，还是要以舒适为主，以不妨碍胎宝宝的生长发育为前提，同时可以结合个人的喜好选择衣服的颜色与款式。

注意口腔卫生，保护好牙齿

民间有句俗语叫："生一个孩子，坏一颗牙。"此话听着有些夸张，但却提醒孕妈妈们，孕期要注意口腔卫生。孕早期许多孕妈妈深受妊娠反应之苦，有些孕妈妈闻到漱口水的味道就会发生呕吐，抑或有异物进入口腔后，便会有吐意。到了本月，大多数孕妈妈的妊娠反应基本结束，应该立刻竖起保卫口腔的大旗，为呵护好牙齿做足工作。

怀孕后，由于饮食结构发生了变化，孕妈妈会摄取更多的碳水化合物、蛋白质、脂肪等营养成分。这些营养的摄入，为细菌在牙面上迅速繁殖提供了良好的营养条件。此外，细菌代谢产生的酸性物质使得牙齿表面被腐蚀，从而形成了龋齿。怀孕后，由于血液中雌激素和孕激素的水平上升，孕妈妈的牙龈处于充血状态，牙齿坚固性减弱，牙槽骨也会因此而易引发骨质疏松。

要想做好口腔卫生，孕妈妈需要注意以下几点：

注意口腔卫生

孕妈妈在怀孕期间更要注意口腔卫生，要做到有效刷牙，刷牙时除了选用刷头小、刷毛软的保健牙刷外，也可以同时购买两种类型的牙膏，最好是选用硅作为摩擦剂的口气清新型的牙膏，并每隔半个月就换一次牙刷。另外，孕妈妈除了一天正常两次刷牙外，还要保证每次吃完东西后，要用医生专门指定的漱口水漱口，以确保口腔卫生。

口腔检查

正常人每半年应检查一次牙齿，而孕妈妈最好3个月做一次口腔检查。孕早期胎宝宝器官分化，容易受到消炎药、麻醉药的影响。由于孕晚期子宫较为敏感，易受到外界刺激而收缩，导致早产，所以有口腔疾病者要在孕12~24周期间进行治疗。

及时就医

孕期最常见的牙齿疾病有牙周炎、蛀牙、牙本质敏感症、阻生牙引发急性肿疡等。孕妈妈应该及时获得专业医生的帮助。

到了孕4月，虽然早孕反应消失了，但相继而来的其他不适也会越来越多，加之身体负担的一天天加重，无一不影响着睡眠质量。我在接诊过程中，也遇到过许多为睡眠苦恼的孕妈妈，她们甚至希望我开些安眠的药物。那么对于睡眠问题，到底需不需要用药物解决呢？在我看来，那些非病理原因造成的睡眠质量不佳问题，孕妈妈无须采用药物缓解，可按照以下方法自我调理。但对于那些因某些疾病导致的睡眠质量下降，应找到影响睡眠的关键因素，给予恰当的治疗。

营造优良的睡眠环境

天气炎热、室内通风不畅等因素，会影响到孕妈妈的睡眠质量。最适合孕妈妈的睡眠环境温度应为17~23℃，湿度为40%~60%。还要经常开窗通风，保证室内空气流通，进行室内空气净化。

睡眠姿势很重要

由于心脏位于人体的左侧，所以人们在睡觉的时候最好采取右侧卧的姿势，减少对心脏的压力。但对于孕妈妈来说却正好相反，应采取左侧卧的姿势睡觉，这种睡姿，不但有利于胎宝宝的生长发育，而且还有利于日后分娩，更可以降低孕妈妈患仰卧位低血压综合征的可能性。

睡前准备工作一项都不能少

睡前3小时	孕妈妈可在睡前3小时左右进行一些适当的运动。适当的运动可有助于提高睡眠质量
睡前2小时	孕妈妈在睡前不要喝太多的水，以免总去厕所影响睡眠质量。孕妈妈需注意，最好在睡前2小时喝牛奶
睡前1小时~1小时30分钟	睡前适量吃一些小点心，可防止孕妈妈半夜饥饿，但需注意不要食用含糖量过高的点心
睡前30分钟~1小时	孕妈妈可在睡前按摩脚部，搓搓脚心，搓至脚心发热，以提高睡眠质量

合理的坐、卧、站、行姿，可为身体减负担

随着腹部的日渐隆起，孕妈妈们最大的挑战就是身体负担。有些孕妈妈甚至向我咨询"什么样的产品能减轻身体负担"。我要告诉大家的是：科学的坐姿、卧姿、站姿、行走姿势能为身体减负担。下面是我应×××孕期培训班之邀，所讲述的一个课题，今天拿出来与孕妈妈们分享。希望大家能从中得到启发。

各位孕妈妈：

上午好！很感谢大家来听我的孕妇课程。

胎宝宝在肚子里的成长，让孕妈妈感到幸福无比，尤其是腹部日渐隆起，让孕妈妈真实而亲切地感受到胎宝宝的存在。但是，怀孕以后孕妈妈非常辛苦，尤其是肚子越来越大。在这里，我为大家传授一个为身体减负的好办法——端正坐、卧、行姿的姿势。

第一，让我们看孕妈妈如何坐比较合理。

正确而轻松的坐姿应该是这样：坐在椅子上，要把后背紧靠在椅子的背上，双腿放松，还可以在后腰放一个小枕头。这样的坐姿会让孕妈妈觉得后背和腰部舒服一些。胎宝宝也不会受到挤压。

第二，我们再来看一看卧姿。

一般来说，建议孕妈妈左侧卧，但不强求，因为每个人的感受不一样，有的可能觉得右侧卧更舒服。可以左侧卧、右侧卧交替，这样能避免"一边倒"而引起血液循环不畅。

第三：坐有坐相，站也要有站相。

科学研究发现，收缩臀部，让腹腔肌肉支撑脊椎，能减轻身体负担。在这里，我提醒各位孕妈妈，站立的时间不要太久了，以免影响下肢的血液循环。但如果实在没有条件坐，可以尝试将重心转移至脚跟，两条腿轮流支撑身体的重心。

第四：正确行走。

说完了坐、卧、站，再来看看怎么走路吧。适当地行走对孕妈妈是非常有益的，它能增强孕妈妈腿部肌肉的力量，预防和缓解静脉曲张。孕妈妈走路的正确姿势是保持身体正直，双肩放松。但是，孕妈妈走路的时间不要太长，只要觉得疲劳，就要休息10分钟左右。

有句老话说得好："流水不腐户枢不蠹"，意思是说流动的水不会变质，门闩常活动不会被虫蛀，引申的含义是人经常运动身体的各项技能会得到锻炼，人体才能更加强健。这句话对于孕妈妈来说同样适用。合理的运动，不仅可提高身体免疫力，减少孕期不适，还能有效缩短分娩产程。那么，什么样的运动适合本月的孕妈妈呢？

瑜伽

瑜伽有很多好处，能调息静气，促进身体健康。有些瑜伽的动作幅度比较大，怀孕期间，为了宝宝的安全，可挑选那些比较简单的瑜伽动作做，例如金刚坐。

具体做法是：跪坐在瑜伽垫上，然后臀部坐在脚后跟上，深呼吸，停留10~20秒钟，然后缓缓站立。跪坐的时候上身放松，收紧下巴，腿部挺直，让肩膀和胸部的力量得到锻炼。

散步

孕妈妈可随身携带一个音乐播放器，放一些轻松舒缓的音乐，然后按节奏行走，步伐不要太大，自我感觉轻松舒适就好。同时，双臂自然在身侧摆动，幅度不必太大。配合深呼吸，将空气从鼻子吸进肺中，然后通过嘴巴呼出。这种方式的散步可扩张肺部功能，锻炼分娩时需要的呼吸技巧。另外，孕妈妈散步时要考虑到环境问题，尽量远离喧嚣嘈杂、车流较多、空气污浊、路面高低不平的环境，最好选择花草茂盛、绿树成荫的公园。

游泳

到了孕4月，流产的概率大幅度下降，孕前有游泳喜好的孕妈妈可以继续游泳运动，不过游泳前要做好充足以下准备：
◎准备一双防滑拖鞋；选择室外泳池。
◎不要过分伸展，避免潜水。
◎泳池里的水温最好在30℃，肌肉不易发生抽筋，也不易疲劳。

宜吃及忌吃食物

孕4月，是胎宝宝快速增长的关键期之一，孕妈妈在饮食上要注意营养的补充，多吃富含钙、铁、蛋白质、维生素等营养元素的物质，以满足身体的需求。在日常生活中，有很多食物富含营养，但有些食物却会给孕妈妈和胎宝宝带来危害。那么，哪些食物孕妈妈该吃，哪些食物孕妈妈不该吃呢？以下内容会让你得到满意的答案。

宜芝麻酱

芝麻酱营养丰富，其中蛋白质含量比猪瘦肉还高；每100克纯芝麻酱含钙870毫克，比蔬菜和豆类食物中含钙量都高得多；每100克纯芝麻酱含铁58毫克。因此孕妈妈常食芝麻酱，不仅可以改善虚弱的体质，还可预防胎宝宝骨骼以及牙齿发育不良，并预防和改善缺铁性贫血。

宜西蓝花

西蓝花含有大量的维生素、锌、钙等孕妈妈和胎宝宝必需的营养物质，而且脂肪含量低，孕妈妈多吃也不用担心发胖。

宜猕猴桃

猕猴桃中含有丰富的膳食纤维、维生素C、B族维生素、维生素D、钙、磷、钾等营养物质，被誉为"水果金矿"。多吃猕猴桃，不仅能补充营养，其所含的维生素C还能帮孕妈妈预防色素沉着，保持皮肤白皙。

宜核桃

核桃有补气养血、温肺润肠的作用。100克核桃仁相当于500克鸡蛋或900克鲜牛奶的营养。核桃的营养成分对于胎宝宝的脑发育非常有利。孕妈妈宜每天应吃2~3个核桃，细嚼慢咽，更有利于人体吸收。

宜深海鱼

DHA对胎宝宝的大脑和视网膜的神经细胞有很重要的作用。深海鱼类脂肪中的DHA的含量是最高的，其中包括金枪鱼、三文鱼、黑鱼、罗非鱼、小黄花鱼等。因此，建议孕妈妈每周食用1次深海鱼。

忌油条

油条含有明矾，明矾是一种含铝的无机物。孕妈妈摄入的铝一旦过量，体内的铝元素就会经由胎盘进入胎宝宝的大脑，影响胎宝宝的智力发育，甚至还有可能导致孕妈妈患有震颤麻痹神经系统疾病和脑痴呆。

忌多盐

盐，作为一种调料品，虽然是日常生活中必不可少的，但是对于孕妈妈来说，孕期要少吃盐。因为如果吃盐太多，会让孕妈妈觉得口渴，进而需要大量饮水，容易引起尿潴留和高血压。

忌山楂

山楂以及山楂制品中所含的成分能兴奋子宫，有促进子宫收缩的作用。孕妈妈如果大量食用很可能会刺激子宫收缩，进而导致流产。有过自然流产史或怀孕后有先兆流产症状的孕妈妈更应忌食山楂和山楂制品。

忌猪肥肉

猪肥肉很是油腻，孕妈妈吃了很容易引起恶心的症状。最重要的是，猪肥肉中含有的脂肪多是饱和脂肪酸，摄入过多，容易引起肥胖，而肥胖是诱发妊娠高血压、糖尿病等病的罪魁祸首之一。

忌酸菜

酸菜是人工腌制而成的，其中所含的维生素、无机盐、氨基酸等营养成分几乎在腌制过程中消失殆尽，完全没有了其原有的营养价值。更重要的是，酸菜这一类腌制食品中亚硝酸盐的含量往往较高，亚硝酸盐是一种致癌物质，长期大量进食不仅会损害孕妈妈的身体健康，还会对胎宝宝的生长和发育造成一定的影响，甚至还有可能导致胎宝宝先天畸形。

忌桂圆

桂圆有补心安神、养血益脾等功效，一向被视为滋补良药，但它却不适合孕妈妈食用。这是因为孕妈妈大多阴虚内热，往往有大便干燥、口干口苦、舌质偏红、心悸燥热等症，需要滋阴润燥，而桂圆却是温性食品，性燥热，孕妈妈食用易助火上行，出现胃气上逆、呕吐等症状，甚至会引起腹痛、阴道出血等先兆流产症状。

零食也能吃出好「孕」气

妊娠反应结束了，到了这个时候许多孕妈妈的胃口大开，看到吃的就管不住自己的嘴了。孕前喜欢吃零食的女性，更是对零食蠢蠢欲动，但又顾及零食吃多了会令体重快速增长，对胎宝宝健康无益而对其心生抵触，那么零食到底能不能吃呢？我的答案是肯定的，零食吃得恰当，也能吃出好"孕"气。

水果这样吃

❶ **当季水果好处多**。当季水果不仅味道鲜美，价格公道，最重要的是营养素也最为充足，对孕妈妈来讲是最好的选择。

❷ **某些水果少量吃**。正常人吃多了热性水果也会引起身体不适，与是否怀孕关系不大。如果孕妈妈很想吃桂圆、荔枝等，也是可以的，但切记不可贪多，几颗解馋就好。

干果类

葡萄干、木瓜干、话梅干等干果类食物在制作工程中虽然损失了比较多的水分和维生素，但矿物质却基本保留下来了，而且方便存放，可以满足人们吃不到当季水果的谗欲，孕妈妈也可以尝试。需要提醒血糖比较高的孕妈妈还是不吃为宜。

坚果类

从内容物来看，坚果可以分为油脂类坚果和淀粉类坚果两类。瓜子、花生、核桃、腰果等属油脂类坚果，脂肪和蛋白质含量很高，而且B族维生素和钙、锌等微量元素含量也比较高，孕妈妈吃油脂类坚果可以很好地补充营养，但吃多了容易上火。栗子、莲子等淀粉类坚果则不宜上火，莲子还有清火的功效，孕妈妈可以根据自己的口味和体质来选择适合吃的坚果。

糖果类

吃糖可以使人愉悦，糖果也是比较适宜孕妈妈的零食之一。尤其是那些容易头晕、心悸、出冷汗的孕妈妈，出现这种症状一般是低血糖的表现，吃两颗糖果可以很快缓解。但孕妈妈吃糖果也应适可而止。

孕吐反应逐渐消失，食欲逐渐增强，在这个"一人吃两人补"的特殊时期，孕妈妈吃进嘴里的食物要求是营养的、对胎宝宝发育有益的、营养比配合理的。那么，在胃口好转之际，孕妈妈与胎宝宝到底都有哪些营养诉求呢？

主打营养素：锌、碘

从孕4月开始，胎宝宝的甲状腺开始发挥作用，主要负责制造激素。众所周知，甲状腺主要通过碘发挥作用。母体若是体内碘不足，宝宝出生后甲状腺功能极有可能会比较低下，宝宝的中枢神经系统也将会受到负面影响，阻碍大脑的正常发育。因此，我建议孕妈妈从这个月开始每周至少要吃两次富含碘的食物，其中鱼类、贝类、海藻类等海产品中碘含量颇为丰富。

另外，锌是胎宝宝成长发育的不可或缺的营养素，尤其会影响胎宝宝的大脑、心脏等重要器官的发育。一旦母体缺锌，这些重要器官就会发育不良，还会使孕妈妈的味觉、嗅觉出现问题，连食欲都会被抑制住，消化与吸收功能也会出故障，免疫力也随之降低，胎宝宝宫内发育会出现迟缓的可能。可见，孕妈妈补锌对母婴健康都是至关重要的。孕妈妈从这个月开始不妨多吃些富含锌的食物，如生蚝、牡蛎、动物肝脏、口蘑。

其他必补营养素

必补营养素	特别说明
碳水化合物	孕妈妈每天要摄取150克碳水化合物，同时还要从日常饮食中额外摄取200千卡的热量，以增加能量，补充营养素
蛋白质	孕妈妈每天需摄取75~95克蛋白质
水	以每天6~8杯水为宜，在摄入的这些水中，果汁的量最好不要超过两杯
无机盐	每天钙要摄取1000~2000毫克，铁每天要摄取25~35毫克

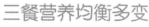

我曾与一位儿科同事探讨过宝宝偏食、挑食、饮食不规律等话题，他义正词严地提出了自己的观点：孩子的饮食问题与怀孕期母亲的不良饮食习惯有关。

儿科大夫的这番话确实已经被国外的调查研究证实过了，即孕妈妈的不良饮食习惯会直接造成宝宝以后的饮食健康状况。所以，我不得不在孕妈妈胃口刚有起色的最初阶段提醒各位，培养自己良好的饮食习惯，合理安排自己的一日三餐哦！

三餐应定时、定量、定点

现代人有一套标准的健康生活作息表，其中规律饮食也是至关重要的一环，孕妈妈尤其需要一份定时、定量、定点的理想规划蓝图。如果你的时间比较好把控，最理想的吃饭时间应该是早餐7:00~8:00、午餐12:00、晚餐18:00~19:00，而且吃饭时间最好控制在30~60分钟，这就要求孕妈妈吃饭过程中保持从容、心情也得愉快。如果你的时间没那么规律，那也不能少吃一餐饭，分量绝对要足。

一日三餐要做到呈倒金字塔形，即早餐要丰富，午餐适中，晚餐量少点更好，而且每餐所摄取的热量最好能平均分配。

三餐营养均衡多变

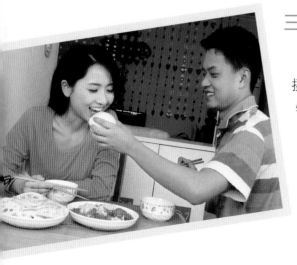

不同食物所含的营养各异，为了使孕妈妈每日摄取的营养均衡全面，最好经常变化每日所吃的食物种类，每天可以吃5种以上的食物。但食物的种类也不是随意搭配的，还得考虑不易使孕妈妈体重增长过快。

如果有条件的话，孕妈妈最好能以未经加工过的食物为主，因为这类食物中的营养素不容易丢失，营养会更全面。这类食物主要包括五谷类、绿叶蔬菜、新鲜水果等。

一日三餐最佳食谱单

早餐：远离碳水化合物

早餐黄金组合：

❶ 小米粥+馒头+鸡蛋+炝炒紫甘蓝

❷ 牛奶+面包片+鸡蛋+蔬果沙拉

炝炒紫甘蓝

材料： 紫甘蓝200克，海米20克，葱、姜各适量。

调料： 盐少许。

做法：

❶ 将紫甘蓝择洗干净，撕成小片，倒入沸水锅中烫一下，捞出后沥干水分，备用。

❷ 将海米用温开水泡发，洗净；葱、姜分别洗净，均切末，备用。

❸ 热油锅，炒香姜末、葱花，依次倒入紫甘蓝、海米，大火快速翻炒，将熟时调入盐炒匀即可。

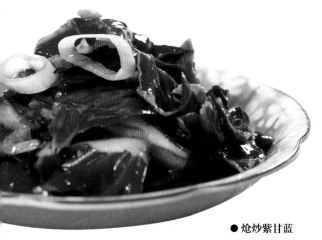

● 炝炒紫甘蓝

午餐：饮食营养补元气

午餐黄金组合：

❶ 米饭+清炖鲤鱼+海带炒豆腐干

❷ 米饭+娃娃菜墨鱼汤+松仁玉米

松仁玉米

材料： 玉米半根，松仁50克，鸡蛋1个。

调料： 蜂蜜少许，干淀粉、盐各适量。

做法：

❶ 将玉米剥粒，置于沸水锅中煮熟，捞出，沥干水分，备用；鸡蛋取蛋清，打散。

❷ 将玉米粒、蜂蜜、鸡蛋清、干淀粉混合均匀；热油锅，放入松仁炸至微黄，备用。

❸ 锅内留底油，倒入玉米粒、松仁，快速翻炒至熟，加入盐调味即可。

晚餐：越简单越好

晚餐黄金组合：

❶ 米饭或花卷+珍珠南瓜+山药红枣排骨汤

❷ 米饭或花卷+丝瓜香菇汤+葱花炒猪肝

丝瓜香菇汤

材料： 丝瓜100克，香菇25克。

调料： 葱花适量，盐少许。

做法：

❶ 将丝瓜去皮及瓤，切片；香菇入清水中浸泡，捞出，挤干水分，切丝。

❷ 热油锅，炒香香菇丝，倒入清水，大火煮沸，加入丝瓜片稍煮，加入盐调味，撒上葱花煮熟即可。

手脚麻木、胀痛的处理法

"医生，为什么我站久了或者坐久了，总觉得手脚发麻，有时还觉得胀得难受。我是不是出现水肿的情况了？"

"刚才检查过了，你现在是怀孕15周+3天，没有水肿现象。你之所以有手脚发麻、胀痛的问题，是因为增大的子宫压迫了下腔静脉导致的。"

……

自当医生以来，以上对话基本上我每天都要跟孕妈妈们重复好几遍。其实，手脚麻木、胀痛是孕期常见的现象之一。

手脚麻木、胀痛的原因

要想解决问题，就得先分析问题发生的原因。孕妈妈出现手脚麻木、胀痛，主要是因为胎宝宝不断生长发育，使得子宫也不断变大，增大的子宫压迫了下腔静脉，从而造成静脉血液循环不畅，因此会出现手脚麻木、胀痛的感觉。

对症"治疗"是关键

当孕妈妈出现手脚麻木、胀痛的情况时，要及时到医院检查，首先排除疾病导致的不适。其次可通过饮食、日常保养、运动等方法缓解手脚麻木、胀痛的情况。

饮食调理多吃全麦面粉、糙米、猪瘦肉等富含维生素B_1的食物，维生素B_1对四肢水肿、肌肉麻木等有缓解作用。

日常保养孕妈妈平时要注意劳逸结合，保证良好的休息和睡眠的同时，适量地运动；可在睡前用温水泡脚20分钟，这样能促进下肢的血液循环；躺着休息的时候，可以在腿下面垫枕头，将腿部垫高；平时要注意避免长时间的站立或保持某种姿势。

孕妈妈适当运动，能促进手脚的血液循环，对缓解手脚麻木、胀痛有益。适合孕妈妈的运动有散步、游泳、瑜伽等。

迈入孕中期，肚子稍稍隆起，行动略显笨拙，甚至有不少孕妈妈还会感觉腰酸背痛。我们都知道，女人一旦怀孕，体内的激素会发生变化，关节难免会有些松动。到了肚子隆起的那一刻，孕妈妈的身体重心也明显前移，于是腰椎与尾椎就要承担得更多，肌肉也会承受一些不当的拉扯。另外，怀孕后女性体内多余的水分也会开始流注于骨盆静脉处，这就会使腰部神经与脊椎难以得到充分的氧，久而久之就会出现腰酸背痛这一不适。今天我给孕妈妈们推荐几个简单的小运动，能在不知不觉中改善你的腰酸背痛，还能丰富你的孕期生活。

❶ **抬腿伸腰运动**：孕妈妈仰卧，先抬起左腿，放下；再抬起右腿，放下，左右腿交替抬举（图1）。孕妈妈可以尽可能地抬举双腿，幅度越大越好。休息片刻，双手抬起来，再伸腰，即使腰部离开床，再放下腰部，并将双上放下。

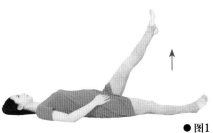

● 图1

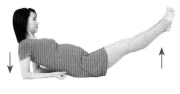

● 图2

❷ **伸腿伸腰运动**：孕妈妈仰卧，双肘屈曲于床面上，慢慢抬起腰部、挺胸抬头，双腿也抬起伸直，只让肘、臀部落在床面上，尽量伸展，使下肢与上半身呈弓形（图2）。然后复原，稍作休息。

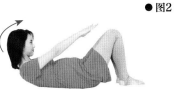

● 图3

❸ **屈髋抬伸运动**：孕妈妈仰卧，先屈双髋与双膝，再抬起上半身（图3）。

当孕妈妈遭遇腰酸背痛这一困扰时，平时生活中还需精心保养。比如：白天活动时最好能穿平底鞋；晚上睡觉时，床垫以平整且坚实者为佳；上下床时也要动作缓慢；尽量不要搬重物；够取东西时不要勉强自己，也别横越家具开关窗户。

131

腿抽筋该怎么办

下面我们就一起来全面了解一下孕期腿抽筋的相关问题吧。

什么是腿抽筋

腿抽筋是神经肌肉异常兴奋引起的腿部肌肉或肌群痉挛及阵发性疼痛。孕妈妈在孕中期夜间睡觉或午休时，大腿或小腿或者脚部容易出现抽筋现象，一般持续1~2分钟即停止痉挛，但发作过后肌肉的不适感或触痛可能会持续数小时之久。

孕妈妈为什么容易出现腿抽筋

寒冷。这是引起孕期腿抽筋最直接的因素。人体的下肢很容易受凉，夜晚温度较低，腿部受到冷刺激而诱发痉挛抽筋。

睡眠时间过长或睡眠姿势不当。睡眠时间过长会造成血液循环减慢，使二氧化碳等代谢废物堆积，也有可能诱发抽筋。此外，长时间保持同一个睡觉姿势，会迫使小腿某些肌肉长时间处于绝对放松状态，容易引起腿抽筋。

疲劳。随着胎宝宝的逐渐增大，孕妈妈的身体越来越笨重，日间正常的一些活动或运动就可能造成疲劳，在夜间休息时肌肉紧张的状态未得到改善，长期的躺卧姿势导致血液循环不畅，也会引发抽筋。

缺钙。孕妈妈缺钙，也就是体内出现低血钙时，也容易使腿部神经肌肉兴奋而引起异常收缩，多发现为小腿抽筋。

四招预防孕期腿抽筋

❶ **补钙和维持电解质平衡**。无可否认，缺钙是引起孕期腿抽筋的主要原因之一，而孕中期也是胎宝宝骨骼快速生长发育期，孕妈妈补钙势在必行。一般来讲，从孕四个月开始，孕妈妈每天必须保证1200～1500毫克的钙摄入量，同时保持电解质的平衡。富含钙质的食物有牛奶、排骨、绿叶蔬菜等，多晒太阳，促进钙的吸收。如果补充钙无效，则应尝试补充镁和钾或到正规医院明确检查和诊断。

❷ **运动要适宜**。虽然建议妊娠期的女性适量运动，但运动过度会增加腿抽筋的概率。孕期活动需要把握合适的"度"，尤其不要久站，感觉劳累时立刻停下来休息。

❸ **保护腿部**。既然腿部容易抽筋，孕妈妈入睡时要尽量避免腿部受凉、受压迫，可以把脚部微微抬高，或者入睡前泡泡脚、按摩按摩腿，对预防夜间腿抽筋效果良好。

❹ **发作频繁，及时就医**。如果通过以上三个方法，孕妈妈的腿抽筋仍然频繁发作，请及时去医院就医，以便查明病因，尽早治疗。

腿抽筋的解决方法

即便我们一再防范，腿抽筋还是偶尔出现，让孕妈妈异常难受。那么，发生腿抽筋时应该如何应对呢？

上翻脚掌。当抽筋发生时，孕妈妈迅速将脚伸直，脚趾与脚掌慢慢向上翘，或立即改为坐位，并请准爸爸帮忙用手握住抽筋腿的前脚掌，向外侧旋转踝关节。

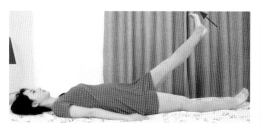

快速揉搓法。自己或让准爸爸双手摩擦生热，然后快速抚摸或揉搓痉挛的腿部肌肉。

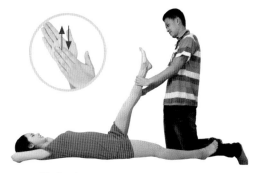

掐穴法。抽筋时可迅速地掐压合谷穴(手指第一掌骨与二掌骨中间陷处)和人中穴(上唇和鼻下之间的凹陷处)。

另外，还可把脚抬高，从而有效地预防或改善腿抽筋症状。

发生贫血怎么办

贫血是妊娠期比较常见的并发症，主要是由怀孕后血容量增加所致，这就意味着血浆的增加量大于红细胞的增加量，血液浓度降低，出现生理性贫血。对于正常的成年女性，每升血液中血红蛋白一旦低于110克即被视为贫血；但对于孕妈妈来说，标准则降低了一点点，只要低于100克就被诊断为贫血了。贫血看似普通，从医学角度看，它却是一个高危妊娠范畴，对母体与胎宝宝的伤害还是比较大的。

贫血给妊娠带来的麻烦

贫血具有轻重缓解之分，所以危害性也有大小之分。正常情况下，贫血的孕妈妈抵抗力相对较弱，小毛病很可能经常惠顾，分娩、手术、麻醉时的耐受力相对也会较差，产后的抵抗力自然也会下降，产褥期还比较容易感染。但如果孕妈妈的贫血问题比较严重，则会出现一系列严重的并发症，如贫血性心脏病、妊娠高血压综合征等。孕妈妈若是患重度贫血，胎宝宝就不会得到足够的氧气与营养物质，生长肯定会受限，胎儿窘迫、早产或死胎都是有可能发生的。

贫血的外在表现形式

贫血较轻的孕妈妈并不会有明显的症状，最多只是皮肤、口唇黏膜、睑结膜稍稍有点发白。若是出现头晕、乏力、心悸、气短、食欲缺乏、腹泻、皮肤黏膜发白、皮肤及毛发干燥、口腔炎、舌炎等，则多半已经达到贫血的重度期了。

发生贫血巧应对

贫血不易察觉，一经察觉贫血症状已发展得比较严重了，所以定期产检还是比较重要的。若是产检时发现患有贫血，也别太紧张，及早发现方能及时治疗。其中，饮食调整是最重要的，可以多吃点富含铁与叶酸的食物，如猪肝、瘦肉等。

你该做产检啦

孕8月，有可能会早产，孕妈妈最好细致点再细致点，密切留意身体的任何"风吹草动"，还需要格外留意胎宝宝的发育情况。从这个月开始，孕妈妈需要做2次产检，第1次产检基本都是一些常规项目的检查，第2次产检则需要额外增加胎心监护这一特殊项目，还得做详细的B超检查。现在让我们一起去做产检吧！

产检指引

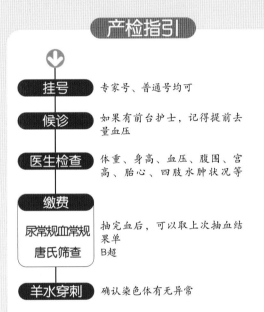

挂号	专家号、普通号均可
候诊	如果有前台护士，记得提前去量血压
医生检查	体重、身高、血压、腹围、宫高、胎心、四肢水肿状况等
缴费	
尿常规血常规 唐氏筛查 B超	抽完血后，可以取上次抽血结果单
羊水穿刺	确认染色体有无异常

产检说明

☆ **产检时间** 13~16周

☆ **产检准备** √医疗卡 √围产保健手册 √医疗保险手册 √费用（现金或银行卡）

☆ **产检解析**

❶ 医疗卡：即第一次产检时医院要求办理的医院诊疗卡，在医院检查的所有信息都记录在里面，甚至挂号、检查结果、医生开的化验单都可以通过诊疗卡获取，方便且实用。

❷ 羊水穿刺：16~20周进行。若是唐氏筛查结果显示是高危人群，医生一般都会建议进行羊水穿刺，即在B超的协助下，将针直接刺入孕妈妈的腹部，抽取羊水，对胎宝宝的细胞进行染色体分析。

我的产检项目单

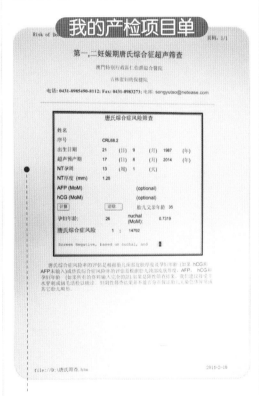

唐氏筛查主要针对唐氏综合征胎宝宝进行检查与筛查，可通过对孕妈妈抽血化验得出结果。根据血液报告，可以判断胎宝宝是否存在先天性智力缺陷。但这项结果只能说明唐氏宝宝的概率，并非绝对地准确。

孕5月 感受胎动的美妙时刻

孕5月充满了神奇色彩，在肚脐与耻骨之间能摸到一团硬东西，那就是子宫上部；晚上躺在床上，当孕妈妈全神贯注时，下腹部会一阵一阵地跳动，这是胎宝宝在羊水里游泳呢。他时而挺身体、时而翻滚、时而手脚碰撞子宫壁。是的，这就是胎宝宝生命的象征。感受到了胎动，胎教计划也可以正式启动了，与胎宝宝互动会提升他的心情指数，但这并不意味着胎教是这个月的主题。

孕妈妈行为课程开课啦

你会听胎心、数胎动吗

前段时间热播的电视剧《辣妈正传》中，前男友鲍帅送给夏冰一个胎心仪检测仪，夏冰听着小宝宝"咚咚咚"的声音，欣喜若狂，母爱之情悠然而生。

其实无论是电视剧还是现实生活中，孕妈妈最幸福最激动的时候就是听到胎宝宝的心跳声和胎动时与胎宝宝互动。那么，你会正确地听胎心、数胎动吗？

听胎心的意义

听胎心就是聆听胎宝宝的心跳声。胎心音为双音，像钟表的嘀嗒声，也有孕妈妈形容为好像"小马达在跑动"或"小火车在开动"。第一次听到宝宝的心跳声是一种奇妙的幸福经历，是让孕妈妈感动至极的"共同心跳"。而且听胎心还可以检测胎宝宝在孕妈妈宫腔内的生存环境是否良好。

胎心的规律

胎心的正常频率一般是120~160次/分，听上去是规则的、无间

136

隙的，胎动发生时胎心会稍快。在没有胎动的情况下，每分钟胎心跳动超过160次，或少于120次，说明胎心过速或过缓。如果胎心时快时慢、跳跳停停，中间有间歇等可能都表示有潜在的问题。

如何正确听胎心

在孕24周开始，孕妈妈就可以听胎心了。孕妈妈在心情平稳的情况下平躺，6个月时以肚脐平齐为基准，胎心仪在其左右上下缓慢持续加压，如在一个位置没有听到则以与这一位置半径厘米5厘米转移，直至听到位置。7.5个月至8个月时，听胎心的位置先腹部的各左右下方、然后各左右上方、再各左右中。

什么是胎动

胎动，顾名思义，就是胎宝宝在孕妈妈腹中自主性活动。随着胚芽逐渐发育成小小的胎宝宝，他的活动就越来越频繁，当胎宝宝进行伸腿、曲拳、翻滚等比较强烈的动作，孕妈妈就能感觉明显的胎动。

数胎动的意义

数胎动是孕妈妈了解胎宝宝在宫腔内健康状况最直接的也是最重要的方法，可以随时了解胎宝宝在子宫内是否安然无恙，以便及时采取措施。

胎动的规律

不同时期的胎宝宝，胎动的规律也不尽相同，一般来讲，胎动的频率和次数会随着孕周的推移而改变。

孕16~20周：初次胎动。

这是孕妈妈初级感受胎动的时间，由于胎宝宝力量较小，胎动不明显。胎动位置一般比较靠近肚脐周围。

孕20~35周：胎动活跃期。

在这段时间会清晰地感受到小宝贝的"拳打脚踢"，孕妈妈或准爸爸隔着肚子摸他的小手或小脚，他会非常敏感地换一个位置。

孕36~40周：胎动减少。

随着分娩的临近，体积几乎占满子宫的胎宝宝活动空间越来越小了，因此胎动会逐渐减少，胎动的幅度可能有时很大，但动作已经不太激烈。

胎动异常一般表现为24~48小时内"一直胎动"和"一直不动"两种情况。胎动明显增加或动个不停，说明胎宝宝情绪躁动不安，这可能是缺氧的症状；胎动忽然消失或一直未曾胎动则更为严重，需要立即就医。

学会正确数胎动

孕妈妈分别在早上、中午和晚上各测1小时胎动，然后将3次测得的胎动总数乘以4就是12小时胎动记录。

护肤行动开始吧

许多孕妈妈都会有这样的体会，就是怀孕之后皮肤发生很大变化，例如，有的孕妈妈皮肤变得比怀孕以前更加滋润光泽了；有的孕妈妈在怀孕之前是油性皮肤，怀孕之后皮肤变得更加油腻，甚至长出了小痘痘；有的孕妈妈原本是干性皮肤，怀孕之后变得更加干燥。这些都是正常现象，是由体内激素变化而导致的。

虽然说是怀孕期间正常的生理现象，孕妈妈也要注意皮肤护理，让自己每一天都亮丽动人。那么，该怎么护理皮肤呢？我就不教条地列举了，让我们来看看这些过来人是怎么护肤的吧。

婴幼儿护肤品是不错的选择

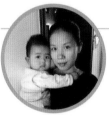

妈妈姓名：毛燕飞
宝宝姓名：薇薇
孕前皮肤类型：混合型皮肤
孕后皮肤表现：干燥、偶有皮屑掉落
孕期护肤攻略：婴儿护肤品我之所爱

爱美之心，人皆有之，为了让自己既拥有一个健康漂亮的宝宝，又不失美丽的容颜，我并没有放弃孕期皮肤的保养。由于香薰和精油可能会导致流产现象，美白产品也会对胎宝宝产生危害，而且大多数化妆品含有铅，所以，我最终选择了婴幼儿使用的护肤品，并且每天都用其轻轻地按摩腹部、乳房、腿部等等部位。没想到效果还不错，皮肤一直白白的、嫩嫩的。所以说，婴幼儿护肤品也不失为一个好的选择。

我的抗痘小妙招

妈妈姓名：张俊
宝宝姓名：童童
孕前皮肤类型：油性皮肤
孕后皮肤表现：油腻感更加严重并伴有痘痘出现
孕期护肤攻略：内外兼养双管齐下

我原来是油性皮肤，怀孕之后，我感觉脸上不仅油腻腻的，鼻子变大了，脸上还出现了恼人的小痘痘。这些小痘痘让我的心情陷入了低谷，而且强迫症让我很想去挤它们。后来，家里一位生过孩子的姐姐告诉我，这都是正常现象，最重要的是要选对保养品，保持脸部清洁，注意饮食，内调加外养。她还专门劝告我，不要去挤压那些痘痘。我按照她说的方法，坚持了一段时间后，皮肤好了很多，痘痘也少了。

利用食物护肤

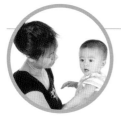

妈妈姓名：陈红红
宝宝姓名：嘟嘟
孕前皮肤类型：干性皮肤
孕后皮肤表现：皮肤更干了甚至有皮屑出现
孕期护肤攻略：食物护肤

我是个爱美的人，怀孕之后也不例外，不仅购买了许多漂亮的孕妇装，还很注意脸部的保养。但是，我是干性皮肤，脸上总是觉得紧绷绷的，有的时候还有皮屑。我很想用化妆品去掩盖这一缺点，但又怕化妆品给宝宝带来伤害。在网上一查，我发现很多人都说食物是最好的"药物"，食物中的某些成分，如番茄红素、维生素A、维生素C、维生素E等都具有护肤的功效，于是，我坚持每天多吃富含上述元素的食物，一段时间后，发现皮肤改善了不少。西红柿、猕猴桃、苹果、樱桃、柠檬、腰果、西蓝花、牛奶等食物都是美容的不错选择。

警惕皮肤对紫外线的"控诉"

妈妈姓名：赵春莹
宝宝姓名：乖乖
孕前皮肤类型：敏感肌肤
孕后皮肤表现：脸上长斑
孕期护肤攻略：防晒

经常晒日光浴对宝宝的发育很好，但我也发现一个问题，那就是变黑了，脸上的斑斑点点也变多了。这对于爱美的我来说，无疑是一个"致命"的打击！同时，这也说明了我的皮肤对紫外线提出了"控诉"。于是，我调整了晒日光浴的时间，一般在上午或午后进行，避免中午日照最强的时段。外出时，我都会抹一些孕妈妈专用的防晒霜，回到家之后再涂抹晒后修复霜。在这里建议姐妹们一定要注意防晒哦，千万别等到脸上出现了妊娠斑后才护理。这是亡羊补牢，为时已晚！

保护皮肤的那些小细节

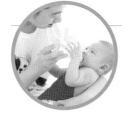

妈妈姓名：沈梦辰
宝宝姓名：团团
孕前皮肤类型：中性皮肤
孕后皮肤表现：干痒难耐
孕期护肤攻略：内外兼养

随着胎宝宝的成长，我觉得皮肤越来越不舒服，有的时候还有皮屑脱落，干痒得不行，让我挠也不是，不挠又痒得难受。在这里，我告诉姐妹们一些小细节：首先要剪掉你的长指甲，因为长指甲容易藏污纳垢，不慎抓破皮肤，会引起感染；第二需要放松心情，加强皮肤的清洁和保养工作，不使用刺激性保养品；第三要多喝水，水分能帮助我们带走皮肤和体内的毒素，让皮肤更加健康水润；实在皮肤瘙痒严重的话，可以在医生的指导下使用止痒剂或是含类固醇的药膏。

呵护双足，为足部减负

俗话说，手是女人的第二张脸。其实，足部的保养对于女性来说也很重要，尤其是孕期的女性，更要注意呵护双足。因为越来越大的胎宝宝让孕妈妈双足的负担越来越重，不仅皮肤变得干燥、起皮，还会出现水肿、疼痛等情况。

孕期嫩足两部曲

Step 1　睡前温水泡脚

睡前1小时，孕妈妈可以用温水泡脚，不仅能软化足部皮肤的角质，及时洗去足部的污垢、死皮，还能促进血液循环，为足部皮肤补充水分，预防干燥。

Step 2　涂抹足部润肤产品

泡完脚后，擦干双足，孕妈妈最好给双足涂抹具有保湿功能的足部润肤产品，同时进行按摩，这样能让足部的血液循环更加通畅，还能促进皮肤对润肤产品的吸收。

足部运动让孕期更轻松

合理的运动是增强腿部肌肉、缓解足部负担的重要方式之一，孕妈妈可以做一些简单的足部运动。

腿部运动：孕妈妈站在椅子后面，用手轻扶椅背，双腿交替作360°旋转。这种运动可以增强骨盆肌肉的力量和会阴部肌肉的弹性，以利于消除腿部水肿。每天早晚各做5~6次（图1）。

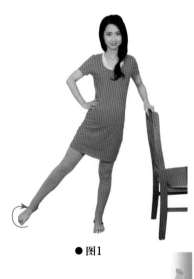

● 图1

双腿高抬运动：地上铺好软垫，孕妈妈仰卧在垫子上，双腿高抬，脚抵住墙。这个姿势可以伸展脊椎骨和臀部肌肉，并促进下肢血液循环。每天可做几次，每次做3~5分钟（图2）。

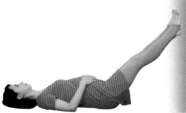

● 图2

怀孕很奇妙，比如你在怀孕期间特别想吃老家的酱咸菜，或者想吃烤鸭，甚至想吃香蕉蘸豆瓣酱。为什么会出现这种"怪"口味？

孕妈妈"怪"口味的表现

几乎85%的女性在怀孕的某个时间对某种食物情有独钟，但几天后马上又转为另外一种食物了。不仅每位孕妈妈的口味不尽相同，同一个孕妈妈也会随着时间的推移不停变换口味。

引起孕期"怪"口味的原因

没有科学家或医者探究出引起孕期"怪"口味的真正原因，不过应该可能是和孕妈妈的激素分泌、心理变化等因素共同作用有关。有些研究显示，孕妈妈如果发生缺铁性贫血，则更容易出现这种怪异的口味。然而，这些孕妈妈想吃的食物中却没有任何一样是含铁量高的，不过缺铁性贫血治愈好后，这些孕妈妈就不再想吃那种怪异口味的食物了。我们不能确定引起孕期"怪"口味的根本原因是缺铁性贫血，但异食癖有时候确实也被视为缺铁性贫血症的症状之一。

孕期"怪"口味对胎宝宝的影响

"怪"口味导致孕妈妈微量元素缺乏。孕妈妈的"怪"口味容易使孕妈妈口味比较单一，而这样会导致可供胎宝宝吸收的营养素得不到及时补充，进而导致微量元素缺乏，危及胎宝宝身体、智力等发育。

孕期"怪"口味的解决方案

调配孕期膳食，做好全面营养，均衡搭配，尽量饮食多样化，不挑食，不偏食。多进食富含铁、锌、碘等微量元素的食物。含铁量高的食物有黑木耳、红枣、红豆、芝麻等；富含锌的食物有牛肉、鱼肉、核桃、蛋类、豆类等；海带、紫菜、海鱼等含碘丰富。

出现"怪"口味时，不妨去医院做个微量元素检查，缺乏某种微量元素时及时进行食补。

孕妈妈出游的注意事项

Q 整个孕期，在什么时候外出旅游最适宜？

A 怀孕16~28周，胎宝宝的情况比较稳定，比较适宜外出旅游，当然也要建立在孕妈妈身体条件许可、天气正好的时候。如果怀孕16~28周时，正处于比较寒冷的冬季或炎热的夏季，建议对应季节选择相对温暖或凉快的地方。如果没有合适的旅游地点，还是建议取消出游计划。

Q 外出旅游，需要注意什么或准备什么吗？

A 除了生活上的日常用品与注意事项之外，孕妈妈可以采取以下5个步骤做好旅游计划：

Step 1　确定是否可以外出旅游
孕妈妈即将进行旅游时，最好先咨询医生，看自己的身体状况是否适合外出旅游。

Step 2　地点规划
需要长时间爬坡、走阶梯或过于热闹拥挤，孕妈妈不适宜去。孕妈妈宜尽量选择交通方便、路程不太远、就近能找到医院、风景宜人、环境清幽的地方。

Step 3　制定行程
孕妈妈制定的行程宜宽松，为自己留出足够的休息时间。如果是参加旅行团，孕妈妈要提前询问旅行行程内容，如果行程太过于紧凑或有比较刺激的活动，那么孕妈妈就不适宜跟团旅行了。

Step 4　准备衣物等物品
孕妈妈外出旅行，宜准备比较利于活动的裤装，而且衣服要吸汗、透气、宽松。即使天气炎热，也要准备一件轻薄长袖上衣，不仅能防晒，还能避免进入空调房忽冷忽热而造成不适应。准备一双舒适的鞋也很重要，最好不要穿新鞋出门旅游，以防新鞋不合脚。

Step 5　向着美景出发
准备好一切之后，孕妈妈就可以在爱人、家人或朋友的陪伴下，向着美景出发了！切记，孕妈妈不能单独出行！

Q 怀孕了，是不是意味着不能外出旅游了？

A 非也。孕期外出旅游，欣赏大自然的美丽，呼吸新鲜的空气，能让孕妈妈转移心情，缓解焦虑和紧张的情绪。

Q 孕妈妈乘坐什么交通工具比较合适？

A 一般来说，私家车、火车、飞机都比较适合孕妈妈乘坐，但也有一些注意事项。

私家车：最好是家人自行开车，这样每隔一段时间就停下来，让孕妈妈下车活动一下筋骨，以避免久坐而造成手脚麻木、肿胀。另外，孕妈妈大多有尿频的困扰，当遇到厕所时，宜停车让孕妈妈上厕所。

火车：火车比较平稳，也是比较适合孕妈妈的交通工具之一。孕妈妈乘坐火车时，宜尽量选卧铺下铺，中铺和上铺都比较颠簸。如果是座票，去旅行的地方就不能太远，以避免长时间乘车让孕妈妈身心疲惫。孕妈妈上厕所时，最好有人陪同，以免因站不稳而出现意外。

飞机：如果孕妈妈需要坐飞机出行，需要特别注意的是，航空公司有规定，一般超过孕32周的孕妈妈不能登机。在飞机上时，如果比较平稳，可以解开安全带，孕妈妈宜站起来伸伸腰、活动活动腿脚，让自己保持比较舒适的状态。

在旅游景点，有些景点可能会提供交通工具，建议孕妈妈要权衡一番，不要贸然乘坐摩托车、快艇或脚踏车，凡事要求安全第一。

不建议孕妈妈乘坐长途汽车出行。长途汽车大多是空调车，而且旅行途中路况不明，很容易出现颠簸，这样会影响到孕妈妈的心情和身体健康。

Q 外出旅游，在饮食上需要注意什么事情？

A 民以食为天，吃对于孕妈妈来说特别重要。最怕的是旅行途中吃坏肚子，不仅扫兴，还会影响到孕妈妈和胎宝宝的健康。建议孕妈妈外出旅游时自备开水，避免喝冷饮、吃生冷食物，对于没有尝试过的特殊食物，最好还是不要吃，以免因肠胃不习惯而引发问题。

练习瑜伽，让胎宝宝茁壮成长

孕妈妈可以坚持练习一些简单的瑜伽，锻炼身体，改善血液循环和激素分泌，促进胎宝宝的成长，同时为分娩储备体力。那么，适合本阶段的孕妈妈的瑜伽有哪些呢？

幻椅式（难度系数：★★）

动作步骤

❶ 采取基本站立式，吸气，同时双臂上举，两手相握，除食指外其他手指均相互交叉，脊柱挺直，目视前方。

❷ 呼气，屈膝，放低躯干，就像准备要坐在一张椅子上似的。正常呼吸，保持该姿势30秒（图1）。

运动功效 简单的动作，只要长期坚持，就能产生神奇的效果——活动背部肌肉群，缓解背部和腰部的疲劳。

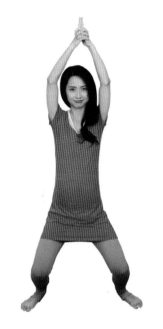

● 图1

半月式（难度系数：★★）

动作步骤

❶ 采取站立姿势，吸气，同时双腿分开，略宽于肩，右臂竖直上举，贴近右耳际，目视前方。

❷ 呼气，躯干向左弯曲至身体的最大极限，头也随之弯向左侧。另一侧也如此（图2）。

运动功效 半月式可以增强孕妈妈脊柱下段、双髋、臀部等部位的肌肉。

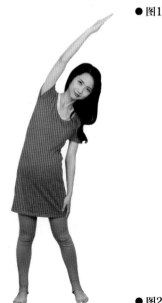

● 图2

夫妻两人一起做体操，不仅能增进感情，还能让丈夫体会怀孕的不易，更能放松身心、控制体重、增强体质等。

颈部运动操

动作步骤

① 孕妈妈和准爸爸面对面盘腿而坐，准爸爸双手放在孕妈妈的后颈部，十指交叉轻轻抱住（图1）。

② 孕妈妈轻轻地向后仰头，准爸爸的双手向着自己的方向轻轻用力（图2）。每次10秒钟左右，稍作休息后继续，每日练习数次。

运动功效 孕妈妈向后仰的同时准爸爸轻轻用力，使孕妈妈的颈部肌肉得到舒展，能帮助孕妈妈减轻颈部的压力，缓解颈肩酸痛的症状。

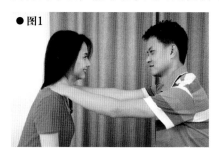
●图1

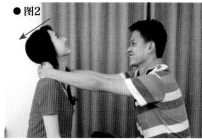
●图2

夫妻放松操

动作步骤

① 孕妈妈和准爸爸面对面坐在床上。

② 准爸爸双腿稍微打开，自然伸直；孕妈妈将双腿自然放在准爸爸的双腿中间，然后与准爸爸相互抓住对方的手腕。

③ 夫妻保持同步呼气，同时上身做向前压的动作。

④ 夫妻同步吸气，同时做向后仰的动作。

⑤ 夫妻同步呼气，回复到步骤2。

运动功效 夫妻一起做这套体操，能让两人的身心得到舒展和放松，这对缓解孕妈妈的焦虑情绪和准爸爸的压力非常有益。

细节看看看 在做步骤2时，准爸爸的双腿自然伸直，不必紧绷，保持放松状态即可。

孕期你用对『油』了吗

对于孕妈妈来讲，食用油不仅是一种生活必需的调味品，还含有对胎宝宝智力发育有益的包括DHA在内的多种不饱和脂肪酸。因此，"油"是让食物更加诱人，促进孕妈妈食欲的必需品，也是胎宝宝营养成分的来源。面对市面上种类繁多令人眼花缭乱的食用油，孕妈妈知道哪种最适合你，对你和胎宝宝健康最有益吗？这里就给你答案。

孕妈妈应以植物油为主

食用油分为动物油脂肪和植物油两种。动物脂肪有黄油、猪肉、牛油等，由于脂肪和胆固醇含量较多，孕妈妈应少吃，以植物油为主。植物油中除了富含对胎宝宝神经系统、视网膜发育有益的DHA和EPA外，还含有一定量的各类维生素和矿物质，对孕妈妈和胎宝宝的健康都非常有益。

给孕妈妈推荐的8种优质"油"

孕妈妈吃哪一种油最好，没有确切的答案，但下面给大家提供几款优质食用油，不仅对母婴的健康有益，还可以预防肥胖。

孕妈妈可以酌情选择下列适合自己的食用油，最好可以搭配食用。

❶ 大豆调和油

这是市面上最常见的食用油，价格实惠，口味良好，最适合日常炒菜或煎炸所需。大豆调和油的主要成分是大豆油，再由其他几种油调和而成，营养成分也会因为原料的不同而稍有差异，但都富含对胎宝宝神经、大脑生长发育有益的不饱和脂肪酸、卵磷脂、维生素E等。

❷ 花生油

花生油的最大优势是脂肪酸组成比较合理，富含多种维生素和生物活性很强的天然多酚类物质，具有抗血小板凝聚的作用，能预防心脑血管疾病。适合日常炒菜所需，不过有些孕妈妈可能闻不惯花生油独特的花生风味。花生易霉变，选择花生油一定要选择质量最好的一级花生油。

❸ 玉米油

玉米油的单不饱和脂肪酸和多不饱和脂肪酸的比例约为1：2.5，还富含维生素E和少量抗氧化物质，其降胆固醇效能优于大豆油、花生油等高亚油酸的油脂，有较高的营养保健价值。除了适合炒菜外，还可用于调制凉拌菜。

❹ 葵花子油

葵花子油具有独特的葵花香气，含有丰富的亚油酸、α-亚麻酸，这二者在人体内可以合成与脑营养有关的DHA，孕妈妈食用后非常有益于胎宝宝的大脑发育。而且葵花子油还含有大量的维生素E、维生素A等，能保护血管，预防干眼症、夜盲症等，抗氧化能力也较高。葵花子油适宜温度不高的清炒，不宜煎炸。

❺ 橄榄油

橄榄油最大的优势是在所有食用油中含单不饱和脂肪酸最高，可达70%以上，可降脂、降胆固醇，预防心脑血管病等，因此有"液体黄金"之称，价格也最为高昂。橄榄油中还含有多种维生素，能改善消化功能，增强钙在骨骼中沉着，促进胎宝宝的骨骼发育。可用以炒菜和凉拌。橄榄油虽然有无与伦比的降血脂功效，但食用过多却容易在体内引起氧化损伤，因此不宜长期食用。

❻ 茶油

又称茶籽油、山茶油，和橄榄油类似，富含单不饱和脂肪酸和亚麻酸，还含有一定量的维生素E。食用茶油可以预防孕妈妈心脑血管方面的疾病，并对促进胎宝宝或幼儿神经系统、骨骼和大脑发育有重要意义。茶油耐高温、耐储存，炒菜、煎炸均适宜。

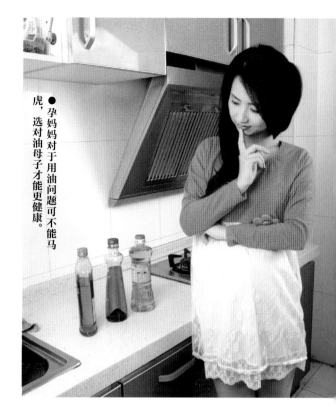

● 孕妈妈对于用油问题可不能马虎，选对油母子才能更健康。

❼ 亚麻籽油

俗称胡麻油，独有独特的风味，富含α-亚麻酸，可以在人体中转化为DHA，从而对胎宝宝的大脑神经系统发育有益。适合凉拌菜和炖煮菜。

❽ 核桃油

由健脑食品——核桃制成的核桃油保留了核桃中的营养精华，诸如丰富的亚油酸、亚麻酸等不饱和脂肪酸，丰富的维生素E和多种微量元素，有助于促进机能健康平衡，还能改善记忆，对胎宝宝的脑部发育有益。炒菜、凉拌、煎炸都适合，开盖后封住口放入冰箱冷藏。

147

无论我们愿不愿意，现代社会对女性美的评价就是以瘦为美。婆婆妈妈说："一人吃两人补，现在就想产后减肥？我巴不得你越胖越好，那样我的大胖孙子（外孙）才能吃得好，长得壮！"闺密说："一定要控制好食量，比孕前多补充点营养就行，千万别吃撑，不然孩子个头大必须剖宫产是一回事儿，产后瘦身太困难，辣妈立刻变成200磅的欧巴桑。"听谁的？怎么办？

孕期不长胖饮食原则：控制体重合理增长

孕期体重合理增长的标准是，孕期体重正常的孕妈妈在整个孕期均匀增重10~12千克左右，其中胎宝宝约占3400克、胎盘650克、羊水800克、子宫970克、乳房405克、血液145克、组织间液1480克及脂肪3345克等。孕妈妈各自的身材比例不同，理想增重的标准也稍有差异。我前面提到了体重指数BMI=体重（千克）/身高（米2），孕妈妈可以据此监控自己的体重变化。一般来讲，孕妈妈在孕早期因为有厌食、呕吐等早孕反应，体重一般只增长1~2千克。到了孕中期，体重应该增长5~7千克，孕晚期增重5~6千克。

孕期不长胖的食物推荐

❶ 主食类：麦片、全麦面包、玉米等。

早餐喝点麦片粥，外加全麦面包或饼干，可以让孕妈妈一整天都血糖平稳、精力充沛。麦片可以降低体内胆固醇，全麦面包或饼干可以有效缓解孕吐反应，两者搭配，美味营养还不长肉。玉米富含镁、不饱和脂肪酸、蛋白质、淀粉、矿物质、胡萝卜素等多种营养成分。镁能够帮助孕妈妈血管舒张，加强肠壁蠕动，增加胆汁，促使人体内废物的排泄，有利于身体新陈代谢。

❷ 肉类及鱼虾

动物性蛋白是最利于人体所吸收利用的，瘦肉中含有丰富的优质蛋白质，铁含量也很丰富，孕妈妈最好可以保证每天的餐食中都有瘦肉。鱼虾的蛋白质含量是蛋、奶的几倍乃至几十倍。而且虾中含有牛磺酸，可以减低人体胆固醇含量及血压，对预防妊娠合并高血压也有一定疗效。鱼虾容易过敏，对海鲜过敏或有过敏性疾病的孕妈妈要谨慎食用。

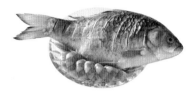

❸ 蛋奶类

鸡蛋是孕期、哺乳期最常见的营养食材，吃素的孕妈妈，鸡蛋就是她们最佳的吸取蛋白质的来源。我一般会建议孕妈妈每天吃1~2个鸡蛋，既补充了营养也不至于食用过量而造成营养过剩引起的肥胖。如果孕前体重较胖，孕妈妈可以选择低脂酸奶或脱脂牛奶。酸奶富含钙和蛋白质，非常适合亚洲人的体质，即便是患有乳糖不耐症的孕妈妈，对于酸奶也还是易于吸收的。建议孕妈妈最好在餐后两小时饮用，利于保护胃肠健康。

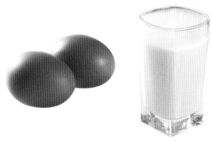

❹ 豆制品

豆制品的营养主要体现在其丰富的蛋白质含量上，还有豆制品所含人体必需氨基酸也与动物蛋白相类似，还含有一定量的钙、磷、铁等微量元素和膳食纤维，促进肠胃蠕动，加快机体新陈代谢。

❺ 坚果类

常有孕妈妈问我，孕期吃什么零食好？我一般都会建议坚果和蔬果。就那坚果来讲，核桃补脑健脑，其内所含有的磷脂可以增强机体抵抗力；花生的营养价值几乎可以和瘦肉、蛋奶所媲美，且有良好的补血功效；松子可祛病强身、养颜益寿，且有防癌、抗癌之功效……总而言之，坚果是一种营养价值很高的零食之选，但因为容易上火，孕妈妈不宜多吃。

❻ 蔬菜、水果类

蔬菜：一般来讲，颜色越深的蔬菜维生素和膳食纤维含量就越高，也就意味着它的营养价格和促进新陈代谢的能力越高，所以很多人把吃蔬菜当成抑制体重的减肥方法之一。蔬菜是孕妈妈餐桌上必不可少的佳肴。菠菜含有丰富的叶酸和锌，甘蓝是很好的钙来源，冬瓜具有良好的消肿、降压功效，花椰菜富含钙、纤维素以及抵抗疾病的抗氧化剂……这些菜单独纯清炒或配以其他食材，都是营养瘦身两不误的良好选择。孕妈妈还可以把生菜、甘蓝、黄瓜、西红柿等做成蔬菜沙拉，丰富你的孕期食谱。

水果：水果就更不必说了，富含膳食纤维，可以加速肠胃蠕动，促进新陈代谢，利于机体排泄垃圾和废物。

随着物质生活水平的提高，人们饮食观念开始从"吃饱"转变到"吃好"。孕妈妈更是如此，如果想孕育一个健康聪明的小宝贝，一定要"吃好"，吃出健康和品位，给自己和胎宝宝提供最佳的营养。下面给大家介绍的是本月必需的十大营养素，孕妈妈一定要记住哟！

NO.1蛋白质：孕妈宝贝的健康卫士

蛋白质是构成机体和生命的重要物质基础，是胎宝宝身体生长发育的基石，是妊娠期间孕妈妈和胎宝宝需求量最大、最重要的营养成分，是孕期必需营养素中当之不愧的NO.1。孕妈妈如果缺乏蛋白质，会引起营养不良性水肿、新生代谢紊乱、贫血、脱发等，建议孕妈妈每日补充75~100克的蛋白质，尤其是胎宝宝生长发育最快的孕中期，孕妈妈更应该注重蛋白质的摄入量。肉类、鱼类、蛋类、豆类和牛奶是蛋白质的主要来源。

NO.2牛磺酸：胎宝宝生长发育的必需氨基酸

早在精子和卵子结合时期，细胞分裂开始就有牛磺酸的参与，牛磺酸不仅对胎宝宝的中枢神经系统发育有益，对脑细胞的增殖、分化也有一定的促进作用，是胎宝宝的重要营养素。牛磺酸缺乏，胎宝宝容易出现脑发育障碍。到了孕中期，胎宝宝的大脑发育达到高峰期，对牛磺酸的需求量不断加大，建议孕妈妈每日补充20毫克的牛磺酸，为胎宝宝的大脑发育奠定营养基础。牛磺酸可以从鸡肉、牛肉、全脂牛奶中获得。

NO.3DHA：脑黄金

DHA之所以被称为脑黄金，就是因为它是神经系统细胞生长及维持的一种主要元素，是大脑和视网膜的重要构成成分，对胎宝宝和婴幼儿的智力和视力发育起着至关重要的作用。本阶段是胎宝宝大脑发育的高峰期，孕妈妈可多吃藻类、深海鱼、配方奶粉等DHA含量丰富的食物。

NO.4卵磷脂：胎宝宝神经发育的必需品

卵磷脂是一种高级神经营养素，可以促进胎宝宝的大脑神经系统发育和脑容积的增长和发育。食物中蛋黄、瘦肉、动物肝脏中含有卵磷脂。

NO.5钙：孕妈妈身体的保护伞

到了这个阶段，腿抽筋、腰腿酸痛、水肿、牙齿松动等问题会相继出现，这些不适症状基本都和缺钙相关。孕妈妈补钙最好的方法是增加乳制品的摄入量，比如每天一杯牛奶。

NO.6铁：造血原料

我国很多女性都有或多或少的缺铁性贫血症状，孕期女性更容易贫血。特别是到了孕中期，胎宝宝快速发育，对铁的需求量不断加大，若孕妈妈不及时补充，对自身有很大伤害，还会增加胎宝宝认知能力减弱的风险。肉类、绿色蔬菜是孕妈妈补铁的较好来源。

NO.7锌：增强免疫力

锌是人体必需的微量元素，参与胎宝宝的细胞发育和基因调控。孕妈妈缺锌会使羊水中的抗微生物活性物质缺乏，影响胎宝宝的正常生长发育，出现代谢障碍、心脑机能发育不全。孕期每日补充6毫克锌，可以增强免疫能力。肉类、鱼类、坚果是锌的较好来源。

NO.8维生素A：眼脑发育总动力

维生素A的生理功能是增加视力，促进脑部发育。孕妈妈可以从动物肝脏、海产品、胡萝卜中获取维生素A。但注意维生素A虽好，但服用不宜过量。

NO.9B族维生素

维生素B_1参与机体能量代谢，通过帮助蛋白质代谢而促进脑部活动，孕妈妈体内缺乏维生素B_1，自身和胎宝宝都可能出现多发性神经炎，新生儿也多有腹泻、苦恼、抽搐等症状。

维生素B_2是人体中众多重要辅酶的组成部分，维生素B_2不足时，胎宝宝的软骨形成容易受阻，发生骨骼畸形，免疫功能低下。孕妈妈每日需要各补充0.8微克的维生素B_1和B_2，可以从谷类、蔬菜、水果中获取，也可以根据医生建议服用适量的B族维生素。

维生素B_{12}是孕妈妈和胎宝宝的神经和脑功能正常发育的必需营养素。缺少维生素B_{12}容易导致孕妈妈早产和低体重儿的出生，其认知发育也可能会受到影响。贝类、禽类、奶类是维生素B_{12}的主要来源。

也许是动物保护者，也许是宗教信仰，也许只是个人嗜好，现在素食主义者越来越多，素食的孕妈妈也越来越多。肉类是蛋白质、钙、铁、磷等营养物质的主要来源，孕妈妈不吃肉，可以保证胎宝宝的营养需求吗？胎宝宝不会在娘胎中就营养不良，发育迟缓吧？其实不然，素食孕妈妈仍然可以孕育出健康的胎宝宝。

素食妈妈可能遭遇的问题

一提到素食，很多人都自然而然想到寺庙的和尚、居士，餐桌上只有白米饭、青菜、豆腐、水果。这让大家都有点敬而远之，因此认为素食的孕妈妈根本无法保证母婴的营养需求，影响胎宝宝的身体和智力发育。其实，孕期营养不良并不取决于吃荤还是吃素，主要是饮食习惯是否科学。另外需要提醒大家的是，营养不良包括两类，营养缺乏和营养过剩都属营养不良。

素食的功与过

素食带给孕妈妈的好处

惊喜1 素食孕妈妈血清中的高密度脂蛋白胆固醇与低密度脂蛋白胆固醇的比例较高，不易患有孕期糖尿病、高血压等，也不会出现孕期过度肥胖，产后不易瘦身的情况。

惊喜2 膳食纤维摄入量充足，不会出现孕期便秘或痔疮。

惊喜3 可摄取较多的各类维生素。

素食带给孕妈妈的害处

弊端1 蛋白质、热量缺乏症。

弊端2 钙、铁缺乏症。

弊端3 维生素D缺乏症及维生素B_2、B_{12}缺乏症。

素食孕妈妈的饮食原则

素食者大体分为两类，一类是只摄取植物性食品的全素者，一类是摄取奶类及蛋类的奶蛋素者。不同类型的素食孕妈妈摄取的营养会有差别，需要根据个人情况调整孕期饮食。

原则一 膳食丰富又多样。一般来讲，素食的孕妈妈要广泛地选择各类食物，不但要吃得够，关键是品种多，才能保证营养均衡。

原则二 粗粮营养价值高。素食孕妈妈更应该选择未经精制的五谷类主食，如糙米饭、全麦面包等。并多选择芋头、红薯等根茎类做主食或蔬菜，可以获得较丰富的铁质和B族维生素。

原则三 各类蔬果都尝试。素食孕妈妈要选择各种不同的蔬菜，特别是深绿色蔬菜，可以提供丰富的维生素A、C和钙、铁。猕猴桃、柑橘、番石榴等富含维生素C，可以促进铁的吸收，也宜多食。

原则四 全素采取氨基酸互补。只摄取植物性食品的全素型孕妈妈，最好可以采用氨基酸食物营养互补的方式，才能更好地给胎宝宝提供营养所需。比如五谷类要和豆制品、坚果（花生、腰果）、绿叶蔬菜配合食用，最好每天保证两份坚果，补充不饱和脂肪酸的摄入。必要的时候遵医嘱补充所需的营养素制剂。

奶酪是素食妈妈的最佳零食

素食妈妈很容易缺乏营养，此时奶酪可以作为素食孕妈妈营养又美味的必选零食。奶酪的制作工艺和酸奶类似，都是在原料乳中加入适当量的乳酸菌发酵剂凝乳酶发酵制成。10公斤的牛奶大约只能制作出1公斤左右的奶酪。因此，相同数量的奶酪比牛奶、酸奶的营养成分要高得多。数据资料显示，奶酪的蛋白质、钙、脂肪、维生素类含量是鲜奶的7~8倍，是孕妈妈最好的补钙来源。

此外，有些孕妈妈喝了牛奶或酸奶等，容易产生腹胀感，而奶酪则不会有此影响。因此，营养价值更好的奶酪也是孕妈妈最好的营养食物。当然，奶酪因为提炼的过程，其脂肪、钠等含量都大大高于液态奶，维生素C也几乎完全损耗，吃多了容易加重孕妈妈的身体负担，因此孕妈妈可以把牛奶、酸奶、奶酪三种奶制品都适当补充一些，可以让孕期饮食更全面、更营养。

 孕力加油站·奶片≠奶酪

现在市面上充斥着名目繁多的各类奶片，也打着高钙的旗号。其实，除了形状都是固体外，奶片和奶酪几乎完全不沾边。奶酪是鲜奶发酵而成的高钙食品，而奶片则是在牛奶加些糖、添加剂搅拌后倒入模具中压制成型，含钙量很低。除了营养价值不同外，奶酪在发酵中过程中产生了益生菌也是奶片所不可比拟的。因此，千万不可把奶片当成奶酪吃。

孕期吃得对，宝宝脾气好

国外一项研究曾经对两万余对母婴做过跟踪调查，发现孕妈妈的孕期营养直接关系到孩子未来的性格。调查发现，孕妈妈孕期营养均衡，孩子比较开朗善良；孕期饮食不健康，孩子出生后容易出现暴怒、焦虑或忧郁等心理问题；孕期习惯进食薯片、虾条、炸鸡等垃圾食物的孕妈妈，生下的孩子攻击性强。所以，孕妈妈一定要养成良好的健康饮食习惯，这不仅关系到胎宝宝的营养吸收，还利于在娘胎中培养宝宝的好性格。

孕妈妈营养摄取和胎宝宝的关系

怀孕期间，胎宝宝对食物的营养摄入直接来源于孕妈妈，如果孕妈妈饮食不规律，或者摄入营养不足，会影响胎宝宝的各项发育，包括身体发育、大脑发育、神经中枢调节等，而这些发育迟缓或障碍会直接影响到宝宝的身体健康，甚至诱发某些先天性疾病。身体的不适影响胎宝宝的情绪，导致宝宝出生自我控制能力较差，比较容易生气，发怒，脾气暴躁。尤其是一些高热量没营养的垃圾食品，其中有些元素会影响到机体激素的分泌，刺激胎宝宝尚未发育完善的大脑或神经系统，导致胎宝宝情绪波动过度。因此，为了胎宝宝的身心健康和性格养成，孕妈妈一定要健康规范饮食，保证自己每日摄入的营养充足而均衡，尤其不要吃垃圾食品。

另外，孕妈妈不仅需要加强孕期营养，在哺乳期也要均衡营养。

健康饮食能放松母婴心情

孕妈妈在怀孕期间，饮食要营养健康，不要食用不卫生、不安全的食物，禁辛辣刺激食物，更要远离含铅类重金属的食物。健康的饮食习惯会让孕妈妈心情放松，尤其是要多吃水果、蔬菜，水果蔬菜味道爽口，营养丰富，不仅可以有效防止孕期便秘，其特殊的芬芳还有助于改善情绪，使你获得平静的心情。脐带连接孕妈妈和胎宝宝的身心，胎宝宝能第一时间感受到妈妈的幸福和愉悦，这有助于安抚胎宝宝的情绪，培养他良好的性格。

孕5月是步入孕中期的第2个月份，多数孕妈妈的肚子微凸，孕味很足。但有个别孕妈妈的肚子却像三四个月的样子，刚刚显怀。这是怎么回事？是自己吃得太少，还是胎宝宝发育迟缓？

妊娠期间子宫大小是如何界定的

临床计算妊娠期通常是从孕妈妈末次月经的第一日算起，约40周（280天）。随着孕周的不断增加，孕妈妈的肚子越来越大，也就是说子宫越来越大，孕妈妈可以用手摸到子宫的宫底，也可以用尺子测量子宫的高度。

不同孕周的子宫长度和宫底高度

孕周	子宫长度（尺量法）	宫底高度（手测法）
20周末	15.3厘米~21.4厘米	脐下1横指
24周末	22.0厘米~25.1厘米	脐上1横指
28周末	15.3厘米~21.4厘米	脐上3横指
32周末	25.3厘米~32.0厘米	脐与剑突之间
36周末	29.8厘米~34.5厘米	剑突下2横指
40周末	30.0厘米~35.3厘米	脐与剑突之间或略高

孕5月才显怀正常吗

通常所说的显怀，是指孕妈妈的肚子大，或者说是腹围大。腹围的大小除了和子宫大小相关外，还和孕妈妈的身材、胖瘦有关。随着妊娠周期的扩大，子宫会越来越大，视觉可见的，孕妈妈的腹围也越来越大。但是，胎宝宝毕竟生活在子宫腔内，其发育情况和子宫大小、宫底高度直接相关，和腹围的大小并无直接关联。所以，孕5月虽然不显怀，但只要子宫大小符合孕周，胎宝宝的发育就属正常范畴。

心慌气短对胎宝宝有害吗

这个月，你可能在逛超市或上班的路途中感到轻度的心慌气短，摸摸心脏，那里"咚咚咚"跳个不停，频率明显加速。为什么会出现这种症状呢？是孕期的正常反应，还是孕妈妈患有某些疾病？对胎宝宝有什么影响吗？看完下文，你就会明白很多。

孕妈妈为什么会心慌气短

孕中期是胎宝宝快速发育期，随着胎宝宝越来越大，肢体会顶到孕妈妈的胃部或心脏，此时孕妈妈就会感到恶心、心慌、气短。还有一些孕妈妈会感觉肋骨或胃部疼痛，这都是因为日渐增长的胎宝宝向上顶着孕妈妈的某些脏器有关。随着孕周的增加，胎宝宝的位置会逐渐下降，直至骨盆。这时，孕妈妈心慌气短的现象有逐渐好转。

孕妈妈忽然改变体位，或者长期保持站立、仰卧等同一个姿势，也会引起血压下降。低血压会引起脑供血不足，进而也会导致心慌气短现象的出现。

孕妈妈本身血糖比较低，由低血糖引起的心慌气短。

孕中期随着胎宝宝的增大，孕妈妈胸腔可供呼吸的空间越来越少。如果此时孕妈妈在超市、公交车、地铁、餐厅等人口密集、空气质量差、声音嘈杂的环境，也容易出现这些症状。

孕妈妈患有心源性或肺源性心脏病，出现病理性心慌气短。

孕妈妈心慌气短对胎宝宝有影响吗

孕中期大多数孕妈妈的心慌气短都是正常的生理性表征之一，对胎宝宝没有什么影响。出现心慌气短时，孕妈妈及时移动到空气流通比较顺畅的环境，坐下来好好休息就可以慢慢缓解。还有就是尽量不要吃得太撑，保持轻松愉悦的心情，睡觉时尽量采取左侧卧位，减少胸腔压迫，都可以在一定程度上缓解心慌气短。如果孕妈妈的心慌气短现象频繁发作，建议孕妈妈及时到医院进行治疗。

晕厥会影响宝宝的健康吗

怀孕早中期，有些孕妈妈会出现晕厥的情况，我在火车上就曾遇到过这种情况。当时我坐在靠近通道的位置，座位旁边站了几个年轻的男孩和女孩，不知怎么搞的，一个女生忽然就坐倒在地上。我赶紧站起来，略带责备地说女生的同伴。一个男孩怯怯地说，他老婆其实已经怀孕快5个月了，没买到座票，别人看不出她怀孕，自己也不好意思让人家让座。

我们姑且不去评论我国的铁路交通，却要给孕妈妈普及一下孕期晕厥的一些常识。

孕期晕厥的症状

孕妈妈首先感到头重脚轻，身体轻飘飘的。轻者只是双腿软绵无力，走路不稳，只想不分场合地一屁股坐下来休息。重者眼前发黑或者眼冒金星，意识不清，浑身冒冷汗，忽然晕倒在地。

孕期晕厥发生的原因

孕前贫血，体质偏弱，怀孕后贫血更加严重，一旦出现劳累、空气不流通就容易出现晕厥。

忽然改变体位。忽然从坐位改为立位，大脑因为一时供血不足而引起眼花、头晕的症状，严重者出现短暂意识不清。

怀孕后的女性激素发生变化，血液稀释，胎宝宝又分走部分血液，血压下降引起晕厥。

晕厥会影响胎宝宝的健康吗

单纯的孕期晕厥不会给胎宝宝带来伤害，由贫血引起的晕厥孕妈妈则需要及时纠正孕期贫血，以便给自身和胎宝宝提供良好的血液供给和营养。出现晕厥后要及时预防跌倒伤害，以免给胎宝宝造成外伤。一般来讲，短暂的晕厥对胎宝宝是没有影响的。

怀孕后血压还会降低吗

怀孕后血压升高是常有的事儿，但有极少数人怀孕后也会出现头晕、目眩甚至晕倒等问题。这是血压降低的表现吗？怀孕后血压会降低吗？现在我们就来探讨一番吧！

孕期血压会降低吗

女性妊娠期间，心输出量和血容量明显增加，心肌收缩力也有所增强，但妊娠反应同样会引起外周血管阻力的下降，表现在血压上，就是有些孕妈妈的舒张压会有所下降。在孕早期和中期，孕妈妈的舒张压一般比孕前低10~20mmHg，收缩压约低2mmHg。但随着孕周的推移会逐渐增高，大约在分娩时或产后6周接近妊娠前水平。

孕期血压下降的原因

引起孕期血压下降的原因很多，除了妊娠引起孕妈妈心排出量、循环血容量等变化引起的血压下降外，还和孕妈妈习惯采取仰卧位躺在床上或窝在沙发上有关。仰卧位会使下腔静脉受压，回心血量减少，心排出量减少，迷走神经兴奋，使血压下降，形成了仰卧位低血压综合征。

还有就是孕妈妈在孕前就有低血压症状，但症状较轻没被发现引起注意，怀孕后才测量出血压有点低。多出现于身材消瘦或体质较差的孕妈妈。

孕期低血压的应对方案

❶ 饮食条件，加强营养。孕妈妈应该多吃鸡蛋、鱼、牛奶、红枣、核桃等滋补的食物，可有效改善低血压现象。

❷ 适当多摄入盐和糖分。这可以提升血压，改善头晕、乏力等低血压症状。

❸ 经常运动。这可调节神经系统、增强心血管功能，改善低血压症状。

你该做产检啦

你与胎宝宝共存了5个月，现在的她（他）开始活跃起来，很多孕妈妈都会做四维彩超，迫不及待地看看宝宝的小模样与面部表情。当然，第三次产检也确实需要做B超筛查的，主要是看胎宝宝外观发育上有没有问题。你是不是已经忍不住想跑到医院行动了？

产检指引

挂号

候诊　需要做四维彩超的孕妈妈请保持心态平和

医生问诊　可以向医生询问任何有关孕期的问题

医生检查　体重、身高、血压、腹围、宫高、胎心、四肢水肿状况等

产科检查　软产道、骨盆腔内的生殖器官情况等

缴费

检验科	尿常规
采血科	血常规
B超室	B超胎儿畸形筛查

产检说明

☆ **产检时间** 17~20周

☆ **产检准备** √诊疗卡 √围产保健手册 √医疗保险手册 √费用（现金或银行卡）

☆ **产检解析**

❶ 宫高：专指耻骨联合上缘中点到子宫底部最高点的距离，由此看出子宫的纵径长度。孕20周左右，宫高的正常值为：16~20.5厘米。

❷ 腹围：专指腹部水平周长。孕5月左右，

腹围的正常值为：76~89厘米。通过宫高与腹围的数值，可以判断孕周、了解胎宝宝的生长发育情况、估算胎宝宝的体重等。

❸ B超胎儿畸形筛查：这是第三次产检中最重要的项目，了解胎宝宝的外观发育情况。

我的产检项目单

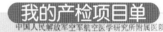

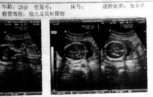

怀孕20周左右，做彩超的目的是为了确定胎宝宝是否存在畸形问题，5个月左右的胎宝宝大脑、小脑、脑室、唇鼻部、双眼已经可以清晰显示，脊柱排列状况也已明确，双足、双手等都可通过B超清楚地看明白。

转瞬间，孕期生活已过去一大半了。虽然现在你的身材略显臃肿，还总是遇到这样或那样的小麻烦，但这些相比孕育小生命的幸福感根本不算什么。此时，宝宝的听力开始形成，大人们需要杜绝各种噪声污染了；而且宝宝能在羊水中做各种动作，孕妈妈感受到的胎动越来越明显。在这个激动人心的时刻，孕妈妈只需保持乐观心态，用心体会小家伙的茁壮成长。

要做糖筛了，不用紧张

糖筛，是葡萄糖耐量筛查试验的简称。女性在妊娠期间，血糖会略微升高，以提供给胎宝宝营养所需。但是，有些孕妈妈的血糖升高幅度会远远超过正常范围。这种怀孕前没有糖尿病但怀孕后检查到糖尿病的情况，称之为妊娠糖尿病。糖筛的目的，就是筛查出这些妊娠糖尿病患者，其发生率约为1%~3%。

糖筛的具体做法

糖筛的时间一般是孕24~28周之间。糖筛1周前或者2~3天之前，孕妈妈最好少吃或不吃甜食，糖筛前一晚11点后禁食，第二天空腹去医院进行糖筛检查。医生会给孕妈妈（有的医院会提前给孕妈妈糖水）一瓶75克葡萄糖溶于300毫升水中的糖水，让孕妈妈五分钟内喝下。一小时、两小时后各取血一次，在此期间仍须保持空腹状态。

妊娠期糖尿病的病因

女性怀孕后，由于体内激素的变化和胎宝宝的需求，血糖会稍微升高。到了孕中期，随着早孕反应的消失，孕妈妈胃口大开，为了弥补孕早期厌食给胎宝宝造成的营养缺失，也为了满足自己的口腹之欲，孕妈妈在此阶段开始大吃特吃，营养丰富，甚至营养过剩。而孕妈妈的胰岛素功能会有所减退，各种因素综合起来，导致有些孕妈妈体内的糖代谢发生异常，从而引发妊娠糖尿病。

妊娠期糖尿病有哪些危害

妊娠期糖尿病是一种较为特殊的糖尿病，给孕妈妈和胎宝宝都会带来一些不良影响。

【对孕妈妈的影响】

对孕妈妈来讲，妊娠糖尿病造成最明显的"伤害"就是肥胖和体重超重，影响孕期体形乃至产后身材的恢复。

诱发妊娠合并高血压、妊娠子痫、微细血管出现病变等，而这些可能会影响到孕妈妈的眼睛、肾脏甚至心脏。

引发泌尿生殖系统感染、真菌感染和呼吸道感染。

"糖妈妈"在分娩后容易子宫收缩不良，造成产后大出血的概率远大于正常健康的孕妈妈。

【对胎宝宝的影响】

❶ 导致孕妈妈羊水过多，进而出现胎膜早破，引发胎宝宝流产、早产或难产。

❷ 增加新生儿畸形、巨大儿和新生儿低血糖的发生概率。

糖筛未过，降糖有方

降糖第一步 工具先行。糖筛未过，"糖妈妈"第一件事应该立即置办降糖工具：血糖仪、电子秤、体重秤。每天早晨起床空腹、三餐后两小时扎手指指腹测量血糖，一周后复查，直至顺利通过。

降糖第二步 精致饮食。这是降糖最关键的一步，就是把好嘴关，吃对食物。

*主食类：首先，主食类仍然占总食物量的50%~60%，但主食尽量以粗粮为主，面包片也应换成不加糖的麦片面包或苏打饼干。米糊、米粥的含糖量较高，尽量少吃，可以改成不加糖的牛奶。

*水果类：水果在降糖之前原则上是不能吃的，因为大多数水果的含糖量都非常高。如果确实想吃，可以吃猕猴桃、柚子等含糖量较少的中性水果，而且建议每天只吃几片就好。

*蔬菜类：蔬菜是"糖妈妈"不需要忌口且最好一日三餐都上桌的最佳选择，尽量选择深绿色的蔬菜，品种多样。需要注意的是，土豆不在此列。

*肉类：以鱼肉和虾为主，但要注意掌握量，不宜多食。

*其他类：鸡蛋一天一个，以煮鸡蛋、鸡蛋羹为主，少煎炸；豆浆不要放糖，且要少喝，比如一周1~2次；坚果在加餐时可以吃几粒。

降糖第三步 散步是王道。"饭后百步走，活到九十九。"这句俗语很有道理。建议"糖妈妈"每餐后半小时外出散步30~40分钟（天气不好可以在院子里或室内溜达），对降糖有很好的辅助疗效。

常做孕妇体操，提前为顺产做准备

以下是我的一位学员在博客中分享的一段幸福感言：

怀孕之后，老公和婆婆对我是百般呵护，家务活不让我碰，就连每天看电视、玩电脑、手机都严格控制。我百无聊赖，觉得闷得慌。后来，老公给我报了一个孕产班，每周学习3天，每天1个小时。在孕产专家的指导下，我练习了一些孕妇体操，坚持每天练习，不仅打发了时间，还让身体变得更加强健。我生宝宝的时候，从镇痛到进入产房，几乎一路绿灯，这跟孕妇体操的功劳密不可分。那么孕妇体操是否具有如此神奇的作用呢？

我的答案是：它确实对分娩有促进作用，它能使孕妈妈的身体更加柔韧，体质得到提高，这对顺产是十分有利的。在次，我给孕妈妈们推荐一套全身体操。

腰部运动

取坐姿，呈盘腿坐，头向右转。把右手放在后面，尽量向后望。把左手放在膝上，多转一些。换另一侧，重复做这个动作（图1）。

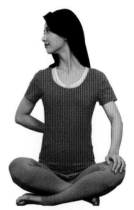

● 图1

推左、右臂运动

左手手臂放在背后伸展，右手放在左手臂的肘部往右拉，然后将右手放在背后握住左手，握20秒后放松。右手臂部放在背后伸展，左手放在右手臂肘部往下推，然后将左手放在背后握着右手，握20秒之后放松（图2）。

骨盆运动

双手双膝着地，边呼气边缩紧肛门，低头，背部向上弓起。吸气，呼气时舒缓肛门，仰头，将脸朝前，保持重心前移。

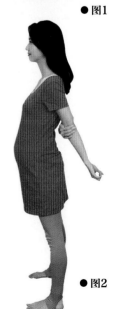

● 图2

由于经常受到孕产培训中心的邀请，我时常会去为孕妈妈普及孕产知识。对于上孕产培训课的问题，我一向提倡准爸爸与孕妈妈一同参与。下面这段话便是我的一位男学员的切身感受：

看看孕期老婆如此辛苦，我恨不得自己替她怀孕。但男女不同，我只能在旁边干着急。后来，陪老婆上了几次孕产课程，我才明白，原来在整个怀孕过程中，丈夫的参与也很重要。例如，跟老婆一起做体操，跟老婆一起胎教，等等，只要用心参与，都能感受到幸福的瞬间。夫妻体操、拉梅兹放松法等，只要对老婆有益的，我都会积极参与。也因为有我的参与，我发现老婆的身体变棒了，情绪也变得乐观了起来。所以，老婆怀孕的时候，作为男人，切忌袖手旁观！

上面提到的拉梅兹放松法，其实是拉梅兹分娩法。拉梅兹分娩法也被称为分娩准备法，是一种心理预防式的分娩方法。这种分娩方法，是从孕中期甚至孕早期开始，一直到分娩，通过神经肌肉控制、产前体操及呼吸技巧训练的放松过程。它能让孕妈妈在分娩时将注意力集中在对自己呼吸的控制上，从而转移疼痛，适度放松肌肉，起到加快产程并顺利分娩的作用。

很多事情不是一蹴而就的，怀孕分娩也是如此。因此，孕妈妈要尽早练习拉梅兹放松法。

手腕放松法

动作步骤

❶ 孕妈妈自然地坐着，只要感觉舒服即可。准爸爸坐在孕妈妈的对面，左手轻轻握住孕妈妈的左手腕，右手握住孕妈妈的手指部，并用力活动孕妈妈的左手腕，力度以孕妈妈耐受为宜（图1）。

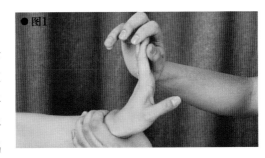
●图1

从现在起开始练习拉梅兹放松法

❷ 准爸爸右手轻轻握住孕妈妈的右手腕，左手握住孕妈妈的手指部，并运力活动孕妈妈的右手腕，力度同样以孕妈妈耐受为宜。

（运动功效） 手腕放松法能帮助孕妈妈充分活动手腕，使腕关节变得更加灵活，可有效预防和缓解手部酸痛、麻木等状况。

头部放松法

（动作步骤）

❶ 孕妈妈全身放松躺在床上，准爸爸跪坐在孕妈妈头部上方，并用双手轻轻托住孕妈妈的头部。

❷ 准爸爸轻轻将孕妈妈头部抬起，孕妈妈保持身体不动，坚持1分钟后放下，如此反复练习（图2）。

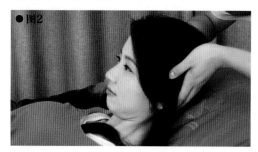

● 图2

（运动功效） 这项运动能使孕妈妈的颈部得到放松，可有效缓解孕妈妈头、颈部疲劳以及酸痛等症状。

脚踝放松法

（动作步骤）

❶ 孕妈妈坐在床上，姿势以自己感觉舒适为宜，然后右脚向前伸。

❷ 准爸爸一手托起孕妈妈的脚踝，一手推动孕妈妈的脚趾使其前后运动（图3）。

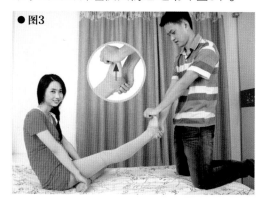

● 图3

（运动功效） 这项运动能帮助孕妈妈活动脚踝，促进下肢血液循环，对下肢水肿、麻木等有缓解作用。

膝盖放松法

（动作步骤）

❶ 孕妈妈采取自然放松的姿势坐在床上，左脚向前伸，准爸爸坐在孕妈妈对面，右手握住孕妈妈的膝盖，左手握住孕妈妈的脚踝（图4）。

❷ 准爸爸将孕妈妈的膝盖做反复蜷曲、伸直动作。坚持数分钟后换右脚，方法同上。

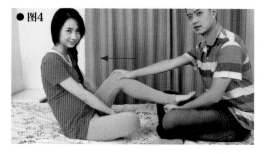

● 图4

想拥有一个爱笑的宝贝，就要先学会调节自己的情绪。只有妈妈开心，肚子里面的小宝宝才会更加快乐！当你心情不好的时候，就试试下面这些蕴藏快乐能量的食物吧！

NO.1色氨酸

色氨酸可以安抚情绪，调节睡眠。研究表明：只要每天摄取3克色氨酸，就可改变睡眠状况，让你拥有正能量。

食物来源 鸡肉、鱼肉、蛋类、奶制品、豆制品、燕麦、香蕉等。将这些食品与含糖量较多的食物一起食用更加利于消化吸收。

NO.2叶酸

叶酸是人体中非常重要的物质之一，能够有效促进肌体细胞生长与繁殖，是抗击抑郁情绪的有力武器，也是胎宝宝生长发育中必不可缺的营养素。因此，孕产专家建议：孕妈妈每日叶酸摄取量是400微克。

食物来源 动物肝脏、绿叶蔬菜、菜花类等。与维生素C同食效果更佳。

NO.3Omega—3脂肪酸

三文鱼、沙丁鱼等鱼类可以缓解抑郁情绪，能降低抑郁症的发病概率。

食物来源 海水鱼中含量最高。

NO.4酪氨酸

酪氨酸具有不错的抗氧化效果，可以帮助孕妈妈提升积极心态，有效防止生活压力或化学物质带来的伤害。

食物来源 乳酪食品、腌渍沙丁鱼、柑橘等。

NO.5矿物质钙、镁

钙是胎儿需求最多的矿物质，而镁则是纯天然的镇静剂。多吃含钙、镁的食品，可以舒缓紧张情绪，有效维持神经系统更好地运行。

食物来源 豆制品、奶制品、巧克力等。

NO.6维生素E

补充维E，可以防止脑细胞老化、活跃脑细胞。

食物来源 绿色蔬菜、植物油、大豆、坚果类、麦芽。

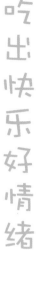

补钙是本月饮食的重头戏

孕6月，属于你与宝宝的夜晚来临，你的腿会不会总是抽筋疼痛呢？晨起刷牙，你的牙龈是不是又出血了？这是缺钙的警示！产检时医生多半会告诉你需要补钙了。关于补钙你是不是有一些疑问呢？

Q 孕妈妈为什么容易缺钙

A 这是因为随着胎宝宝的生长发育，孕妈妈除了给胎宝宝提供大量的钙质外，自己也会因为孕激素的刺激而发生一系列生理改变，导致全身循环血量也会增加，从而使血液中钙的浓度相对稀释降低，使母体表现出低血钙的各种症状。还有就是，无论孕妈妈缺钙与否，胎盘这个"极负责任"的运输机都会主动给胎宝宝运输钙质，而不会顾及母体的状况，这也是孕妈妈容易缺钙的主要原因之一。还有就是孕妈妈的外出时间少，阳光照射不足也影响钙的吸收。

Q 孕中期必须吃钙片吗？

A 如果孕妈妈在日常饮食中可以补足钙质和维生素D，不用专门服用钙片。但如果日常饮食中钙摄入量不足，微量元素检查钙质严重缺乏时，医生一般会建议孕妈妈吃钙片。如果孕妈妈每天保证和250毫升的牛奶，可以每天吃1粒孕期钙片；如果孕妈妈当天没有喝牛奶，应该一天吃两粒孕期钙片。

Q 我既缺钙又贫血，钙铁可以同时补吗？

A 如果是口服钙剂和铁剂，是不可以一起补的。因为两者同时被肠胃吸收时，会相互竞争，而竞争的结果往往是补钙抑制铁质的吸收，而铁对钙的抑制则不太明显。就是说，贫血的孕妈妈得不到很好的补铁疗效。因此，建议钙剂和铁剂的补充时间错开，比如钙剂可以在睡前服用，铁剂则在餐后服用。但是，孕妈妈饮食应多样化，故最好同时食用富含钙、铁的食物。

孕中、后期，胎宝宝的脑部发育进入另外一个高峰期——脑细胞的增殖期和肥大期。此时如果营养素缺乏，可使脑细胞的体积减小，影响到宝宝出生后智力的发育。因此，从孕中期开始，孕妈妈要多吃对胎宝宝大脑发育有益的食物。

这些食物促进胎宝宝大脑发育

核桃	核桃的营养成分对于胎宝宝大脑发育非常有利，孕妈妈每天吃适量的核桃，不但能增强自身的抵抗力，还可促进胎宝宝正常发育
葵花子	葵花子油中富含亚油酸，可促进胎宝宝脑发育；含有大量的维生素E，可促进胎宝宝血管生长和发育，同时还能加强脑垂体前叶促性腺分泌细胞功能，增进卵巢功能，使卵泡数量增多、黄体细胞生长，还能增强黄体酮的作用，有助于安胎
虾	虾含有丰富的钙。如果孕妈妈在吃虾后并没有过敏、腹痛等不良反应，则可放心食用，怀孕期间多吃虾或虾皮，可以补充钙、锌等元素。尤其是钙，可以促进胎宝宝的生长和脑部发育
鱼肉	鱼肉含有的DHA是促进大脑发育的必需营养物质。因此，经常吃鱼有助于胎宝宝脑细胞的生长发育。孕妈妈一周最好吃1~2次鱼，以吸收足够的DHA，满足胎宝宝大脑发育的需求
黄豆	黄豆的营养价值非常高，其所含的蛋白质几乎是同等重量猪肉的两倍。黄豆中所含的卵磷脂是大脑细胞的重要组成部分，孕妈妈适量食用黄豆，不仅可以改善自身的大脑机能，还能促进胎宝宝大脑发育
牛肉	牛肉是高蛋白食品，所含蛋白质中有一种叫肌氨酸的氨基酸，吸收后能在人体内迅速转化为能量。另外，肌氨酸还能提供脑细胞活动所需要的能量，有利于大脑发挥功能。孕妈妈适量食用牛肉，对自身大脑机能的改善和胎宝宝大脑的发育都很有益
海带、海藻、紫菜	海带、海藻、紫菜不仅是孕妈妈最理想的补碘食物，还是促进胎宝宝大脑发育的上好食物。倘若孕妈妈缺碘会造成体内甲状腺素合成受影响，直接导致胎宝宝大脑发育不良、智力低下等
橄榄油	橄榄油中含有的大量脂溶性维生素，有助于平衡新陈代谢，促进胎宝宝神经系统、骨骼和大脑发育。孕妈妈在选择食用油时，可适当选用橄榄油

多吃对胎宝宝大脑发育有益的食物

167

远离10大饮品

NO.1任何含有酒精饮料

酒精可以通过胎盘迅速进入胎宝宝体内，损伤胎宝宝的脑细胞，抑制细胞分裂、成熟，进而导致畸形儿的发生。

NO.2含咖啡因的饮品

咖啡因可使孕妈妈的心跳和呼吸加快，是诱发流产、早产的重要原因之一。而且咖啡因还会造成低体重儿和先天畸形儿的出现。

NO.3碳酸类饮品

可乐、雪碧、芬达等这些含气饮品进入人体内后，孕妈咪会心慌气短、胎宝宝会窒息等。

NO.4冰镇饮料

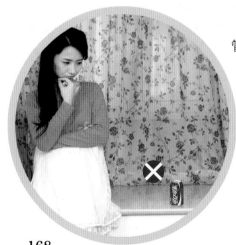

冷饮会导致胃肠血管急剧痉挛、消化液分泌减少，孕妈妈会而出现胃痛、腹胀、消化不良等不适。

NO.5生水

生水中含有很多有害物质，孕妈妈喝生水会引起腹泻或被传染其他疾病。

NO.6含磷酸盐的饮品

过量磷的摄入会干扰骨骼系统吸收钙，从而降低骨骼强度，对胎宝宝的骨骼发育非常不利。

NO.7不合格的饮品

食品添加剂、防腐剂、色素、保鲜剂等含有一定的致畸化学物质，孕妈妈买饮品时要注意。

NO.8含糖量过高的饮品

过量糖分的摄入会加重胰岛的负担，会诱发妊娠期糖尿病。

NO.9含盐分过高的饮品

过量盐分的摄入会加重心肾的负担，诱发或加重孕期水肿，也是妊娠合并高血压疾病发生的高风险因素。

NO.10其他

比如山楂汁，可以诱发子宫收缩，增加流产、早产的风险。

生活中怎么缺得了油、盐、酱、醋这些调味品？而鸡精、沙拉酱、番茄酱等也为我们创造了更可口的美食。但是，有些调料是孕妈妈不能吃或慎食的。关于孕期调味品，我们来一起了解一下吧。

可以适量食用的调味品

NO.1醋

几乎所有怀孕的女性都爱吃酸的东西，那么醋这个调味品就必不可少。食醋对孕妈妈和胎宝宝是无害的，而且有不少益处，比如可以改善膳食口味，消除疲劳，杀菌灭菌抑制病毒的作用，利于人体对钙、铁、磷的吸收等。需要注意的是，食醋溶解于铜，严重者可引起"铜中毒"，因此，烹饪器具要禁用铜质的。

NO.2冰糖、蜂蜜、红糖等甜味品

女性爱吃水果沙拉，把色拉酱改为冰糖、蜂蜜也是很好的选择，既保持了味道甘甜，又避免了含有香精、防腐剂等制成的沙拉酱。冰糖、红糖滋润补血，蜂蜜润燥解毒，都是很不错的选择。

不宜多食的调味品

NO.1.食盐

孕妈妈盐分摄入过多，会引起或加重孕期水肿，最常见的孕期水肿易出现在足踝及小腿，可见那里的皮肤绷紧光亮，明显水肿，用手按压可出现凹陷而不易弹回，长时间站立行走或休息不够会导致水肿加重。此外，食盐摄入过多也会导致妊娠高血压发病率提高，进而影响母婴健康。

NO.2酱油

酱油中含有18%的盐，孕妇在计算盐的摄入量时要把酱油计算在内。同时酱油中含有防腐剂和色素，应少吃。

NO.3味精

味精的主要成分是谷氨酸，谷氨酸的过量摄入会使胎宝宝缺锌，因而影响其身体和智力发育，故应少吃。

孕妈妈禁食的调味品

花椒、八角、桂皮、五香粉等热性调味品。这些热性调料极易消耗肠道水分，引起上火，进而造成孕期便秘、痔疮等。孕妈妈应禁食。

孕中期腹痛，不可小觑

正常的孕期腹痛不会对胎宝宝产生影响，孕妈妈不必太担心，但一些早产的征兆、肠胃疾病等都有可能引起腹痛。现在，就让我们一起来看看哪种腹痛对胎宝宝不会构成威胁，可以绿灯通行，而哪些腹痛是必须引起足够重视并及时治疗的。

正常隐痛，孕妈妈可以说yes

引起原因	进入孕中期后，胎宝宝的生长发育速度加快，把子宫逐渐撑大。子宫的逐渐增大、正常的胎动、子宫收缩等会让一些对疼痛敏感的孕妈妈出现腹痛的感觉，另外，子宫压迫其他内脏器官，也可引起腹痛
疼痛部位	这种疼痛，多是下腹部子宫的一侧或双侧出现胀痛、抽痛或下坠感
性质判断	不会对怀孕构成威胁，孕妈妈不必太担心
缓解妙招	孕妈妈要注意保持充分的休息；宜采取左侧卧的姿势睡觉，有助于缓解疼痛；避免长时间行走，锻炼要合理、适量

警惕！这些腹痛很危险

引起原因	异常分析	早期信号
胎盘早剥	怀孕20周后，或分娩期，胎宝宝还未娩出，胎盘就从子宫壁剥离的情况	腹痛是胎盘早剥的最初信号之一。像雪竹一样，出现腹痛，同时伴有少量出血的孕妈妈要注意，这有可能是胎盘早剥的最初信号，一定要及时到医院检查
胃肠疾病	肠胃炎，腹泻、呕吐、肠胃绞痛等都有可能导致孕妈妈腹痛	当出现胃肠疾病时，一定要及时就医，千万别扛着，因为胃肠疾病引起的腹痛可引起子宫收缩，导致流产。另外，孕妈妈也不能盲目自行用药
晚期先兆流产	子宫收缩引起下腹部有规则的腹痛，同时伴有阴道出现少量流血、胎动有下坠感等	发现及时，子宫口尚未打开前就诊，通常能顺利安胎；若延误时机，子宫口已开3厘米以上，就很难保住宝宝了。因此，孕妈妈一旦出现这种情况，即使症状很轻，也要及时就医

妊娠高血压或先兆子痫，还有一个名称，就是孕期血毒症，它是一种与怀孕有关的高血压，发病率约为5%~10%。目前，医学上发现，妊娠高血压或先兆子痫多是由遗传引起的，营养不良、血管狭窄、孕妈妈对胎宝宝和胎盘"过敏"等，都有可能引起妊娠高血压或先兆子痫。

妊娠高血压或先兆子痫的症状很明显，例如身体肿胀、血压较高、蛋白尿等。患有妊娠高血压或先兆子痫的孕妈妈，通常在怀孕20周后，血压升到140/90或者更高。如果孕妈妈在怀孕之前血压一直正常，而是在怀孕后血压才升高，那么，出现产前惊厥的可能性较大。

轻微的产前惊厥会使孕妈妈的手、脸变得肿胀，在休息12个小时之后，踝关节的肿胀和蛋白尿仍存在。如果产前惊厥能及时发现并治愈，对怀孕的影响相对较少。通常轻微的产前惊厥治疗的关键是降低血压，多吃富含钾的食物，如芹菜、西蓝花等，有利于维持血压稳定，必要时要采取药物治疗。

但是，如果轻微的产前惊厥得不到及时治疗，很可能会发展成严重的产前惊厥。一旦发展成严重的产前惊厥，孕妈妈的血压会升高到160/110或更高，蛋白尿的情况加重，同时出现视力模糊、发烧、心跳加快、意识模糊、上腹部剧痛、抽搐、肾功能异常等情况。这种情况不仅对孕妈妈的身体健康会产生影响，还有能限制胎宝宝的生长发育或使羊膜液体的数量减少。

也有可能直到分娩或产后，产前惊厥不会发生，但仍要对妊娠高血压或先兆子痫给予高度重视，尤其要关注血压变化。同时还要检查尿蛋白、反射和血液的化学成分，将对孕育不利的因素降到最低。

另外，如果孕妈妈的子宫颈发育成熟，身体条件允许，并且宝宝没有危难，可以采取顺产的方式分娩，否则需要进行剖宫产。患有妊娠高血压或先兆子痫的孕妈妈一定要注意了，过期生产，子宫环境变坏速度很快，这对孕妈妈自身和胎宝宝都是极为不利的。

便秘能吃药吗

最近一个朋友给我打电话，可以说是"牢骚满腹"："怀孕以来，我可以说是顺风顺水，不仅升职加薪，而且还没有孕吐，多么幸运的事儿啊！但是，刚进入孕6月我就便秘了，即使大吃特吃蔬菜水果，但也没多少效果。是不是老天爷看我太幸运了，故意给我一道坎儿？你说我该怎么办呢？"

"别着急啊，我给你发一封邮件吧，你一定要仔细看看，最好是尽快来医院检查。"

下面是我给朋友发的邮件截图，为了让更多孕妈妈了解到孕期便秘的问题及解决方法，我把邮件拿出来与大家分享。

先恭喜你哈，快当妈妈了，当妈妈是一件幸福的事儿，抱球生活将会是你一生中最难忘的经历之一，一定要好好享受啊。

现在就来说说你电话里所说的困扰——便秘。我要告诉你一个"好消息"，便秘是很多孕妈妈都有可能遇到的问题，是孕期的正常现象。看，这么多孕妈妈陪你一起便秘，多自豪的一件事情啊！嘿嘿，原谅我心理这么"阴暗"哈，千万别让胎宝宝记住我的这句话，要不然对胎教不好哦！

孕期会便秘，主要是子宫受到胎宝宝发育的增大而压迫直肠，影响直肠蠕动，从而出现便秘。另外，运动减少，也会导致粪便在肠道内积存过久，难以排出，从而导致便秘。找出原因，我现在教你几招缓解便秘：

第一招：适当运动。 刚才也说啦，运动少也会导致便秘。现在你都怀孕6个月了，大腹便便的，也不适合再去跳你喜欢的肚皮舞了，你可以坚持每天散步、做一些简单的瑜伽、一个星期去游1次泳等。

第二招：养成规律的生活习惯。 规律的生活习惯包括饮食、作息两方面。饮食方面，要做到三餐定时，适当加餐，不要再像以前那样想吃就吃。要知道，想吃就吃，饮食没有规律，肠胃得不到休息，消化排泄功能就会受到影响，也有可能引起便秘。

第三招：多吃蔬菜水果。 你在电话里说大吃特吃也没什么效果，其实吃什么样的蔬菜和水果也是有讲究的。膳食纤维能促进肠胃蠕动，预防和缓解便秘，你要多吃富含膳食纤维的水果和蔬菜。苹果、猕猴桃、西红柿、芹菜、莴笋、油菜、豆类等食物都能帮助缓解便秘。

第四招：少吃辛辣刺激性食物。 即使怀孕后口味变重，也不要食用辛辣燥热性的食物，它们会加重便秘症状。

第五招：定时上厕所。 培养定时上厕所的习惯，即使没有排便的欲望，也要在固定时间上厕所，培养便意。

只要你按照我出的这几招应对，相信不久后你会通体舒泰的。

在我所接触到的临产案例中，每年总有几例羊水浑浊的患者，有的甚至发现羊水污染已达到III度程度，非常严重，新生儿必须立即给予吸氧和清洗呼吸道，否则很容易发生窒息死亡。说到这里，大家可能会问：羊水是什么颜色的？什么样的羊水算羊水污染？对胎宝宝有哪些危害呢？下面我来给大家一一解答。

羊水是什么

羊水是孕妈妈子宫内羊膜腔内的水状液体，简称羊水。从小小的胚芽开始形成，就受到羊水的特殊保护。羊水提供浮力，不让胎宝宝受到子宫壁的压迫，成为他可以自由遨游的"汪洋大海"，胎宝宝将在这片大海中度过280天的生命最初历程。羊水被称为胎宝宝的"生命之水"，维系并呵护胎宝宝娇嫩的小生命。

羊水浑浊是如何形成的

大约从孕第10周开始，胎宝宝就会吞吐羊水。胎宝宝喝下羊水后，小小的肠道会过滤掉羊水中一小部分的漂浮物，然后经过肾脏形成尿液，再排入到羊水中，孕中期的羊水最主要也就是胎宝宝这些尿液循环生成的。胎宝宝肠道中过滤的那些漂浮物会一直堆积起来，这就是胎便。胎便一般会在胎宝宝出生后排出，但有时也会排入一小部分到羊水中，这就造成羊水浑浊，临床上一般称为羊水胎粪污染。

羊水浑浊对胎宝宝有影响吗

随着孕中期胎儿肾脏功能的逐步发育完善，羊水中开始出现胎宝宝的代谢物，导致孕中期羊水轻度浑浊，这对胎宝宝是无碍的。但如果孕妈妈的羊膜腔内受到感染，羊水中胎脂增多，孕中期羊水明显浑浊，可能会引起胎宝宝在宫腔内缺氧窒息，这时孕妈妈需要及时就医。

孕期羊水少，额外来补充

随着我国围产医学和临产超声诊断技术的不断革新进步，近年来被检出羊水过少的孕妈妈概率增高。羊水过少对胎宝宝有什么危害？有什么办法可以让羊水多起来吗？

羊水少的标准是什么

羊水量会随着胎宝宝的生长发育而不断增多。在孕5月时，约为500毫升；7个月时，增加到700毫升左右；孕8~9月羊水量达至顶峰，即1000~1500毫升。随着临产的到来，羊水量开始逐渐减少。孕中期，如果孕妈妈的羊水少于400毫升，则称之为羊水过少。

羊水过少的危害

孕中期是胎宝宝快速生长发育的黄金期，如果此时孕妈妈的羊水过少，胎宝宝的身体在子宫内自动活动的空间就会减少，受到子宫壁和脐带的挤压，容易引发胎宝宝宫腔内缺氧。

羊水过少会导致分娩时羊水的缓冲作用减弱，增加孕妈妈的顺产难度和疼痛，延长产程。

羊水过少怎么补充

整个孕期差不多快10个月了，那么在孕中期出现羊水过少，应该可以补回来吧？这也许是很多孕妈妈的心声。对于羊水过少者，关键是查明原因，对症处理，方能防患于未然。

孕中期发现羊水过少者，经检查胎宝宝无畸形，孕妈妈没有严重并发疾病，可在医生的指导下快速喝水、喝豆浆或喝牛奶等液体。可在两小时内饮水2000毫升，坚持一段时间，一般羊水量会逐渐恢复至正常范围。

通过静脉输入液体，每日2000毫升，可以提高母体的血容量，以使胎尿增多（胎尿是孕中期组成羊水的重要成分），从而保持适当的羊水量。

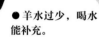

● 羊水过少，喝水能补充。

174

你该做产检啦

这是第四次产检啦，与上次产检内容差不多，但你的肚子越来越凸显，行动也没有那么灵活了，医院人多喧闹、程序复杂，建议孕妈妈别再单独去医院产检了，叫上老公一起去吧！

产检指引

↓

- **挂号**
- **缴费**
- **拿药处** 糖耐量筛查（空腹抽血1次）
- **候诊** 候诊时，服用75克葡萄糖
- **例行检查** 体重、血压、腹围、宫高、胎心、四肢水肿状况等
- **医生内检** 腹部检查：触摸子宫增大情况；阴道检查
- **缴费** 尿常规血常规

检验科 采血科
糖耐量筛查（服糖1小时后第2次抽血）
糖尿量筛查（服糖2小时后第3次抽血）

产检说明

☆ **产检时间** 孕20~24周

☆ **产检准备** √诊疗卡 √围产保健手册 √医疗保险手册 √费用（现金或银行卡）

☆ **产检解析**

糖耐量筛查：即为妊娠糖尿病的筛检，是孕6月的重要产检项目。糖尿量筛查分三个步骤：第一，空腹查血糖；第二，服糖1小时查血糖；第三，服糖2小时后查血糖。只要其中两项血糖值异常，即可判定为妊娠糖尿病。

多普勒听胎心：随时监测胎宝宝的心跳，若想听得清楚些，不妨让医生给你戴上耳机接收胎心音。

我的产检项目单

吉林省妇幼保健院检验报告单

姓名：　　　　病人类型：门诊　　　床号：　　　　　标本号：69
性别：女　　　病历号：G01133067　　诊断：　　　　标本类型：血清
年龄：27 岁　　科室：产科门诊　　　备注：　　　　送检时间：2014-05-16 11:13

代号	检验项目	结果	单位	参考值	代号	检验项目	结果	单位	参考值
GLU0	空腹葡萄糖	4.85	mmol/l	3.8~5.1					
GLU1	服糖1小时	7.27	mmol/l	5.6~10					
GLU2	服糖2小时	7.72	mmol/L	3.8~8.5					

送检医生：温延丽　接收时间：2014-05-16 08:25　报告日期：2014-05-16 11:33　检验员：　　　复核员：
说明：此检验报告仅对该送检标本负责。

做糖筛检查时，服用糖水宜慢品，一口喝完血糖升得更快，最好在3~5分钟内喝完。喝完糖水后建议多走动走动，有助于降低血糖浓度。就算最终确诊为妊娠糖尿病，不必担心，妊娠期糖尿病孕妈妈同样可以生出健康的宝宝。

175

马上进入孕晚期了，腹部迅速增大，水肿、疲劳、静脉曲张使人感到不适，肚子还一阵一阵地发紧发硬，别担心，这些都是妊娠期的正常反应。忘记痛苦，想想胎宝宝现在的样子就能快乐起来吧！这个月开始，胎宝宝会吸吮自己的手指，还会在你的肚子里拳打脚踢，你是不是觉得肚子一会儿这儿鼓起来，一会儿那儿鼓起来，不妨和他一起做游戏吧！

孕妈妈行为课程开课啦

警惕胎动异常

进入孕4月，随着孕周的不断增加，胎动的次数及力度也在逐步增多、加大。关于什么是胎动、怎样数胎动等相关问题已经在孕5月详细介绍过了。可是在孕5月时，胎宝宝的胎动次数较本月少，胎动间隔时间也长，到了本阶段胎宝宝的胎动才达到活跃状态，尤其是从孕7月的最后一周开始，胎宝宝的作息时间越来越规律，胎动的频率也基本稳定，所以孕妈妈不妨每天选择固定的时间好好数数胎动，每天可以分早、中、晚三个时段进行，每次进行计数1小时，每小时的胎动达到4次以上则为正常。否则，即是胎动异常的表现。

胎动异常的4种表现形式

❶ 连续两天每小时的胎动次数都小于3次。

❷ 在一段时间内突然感觉到胎动次数明显超过正常次数。

❸ 胎动突然过多，马上又停止了。

❹ 急促的胎动突然停止：主要是脐带绕颈或打结的提示。

胎动异常的处理方法

以上4种胎动异常的情况比较常见，无论哪一种情况发生，都应及早就医，医生会根据你的身体情况具体治疗的。

小小的抚摸动作确实是准父母们与胎宝宝之间的一种交流方式，宝宝也确实能感受到父母的存在并能做出反应，但是孕妈妈抚摸肚子是有一定技巧的，随便乱摸可是会给宝宝造成伤害的，比如脐带绕颈、胎位不正等，虽然它们之间没有必然联系，但还是会有负面影响的。

抚摸腹部的正确方法

孕妈妈抚摸肚子的方法大有讲究，首先必须准确地找出子宫底的位置，以便正确地判断出胎宝宝的位置，然后根据胎宝宝的位置进行科学的抚摸。

孕6、7月时，子宫底基本位于肚脐与胸骨剑突的中间位置，而孕8、9月时子宫底已经位于剑突下了，所以7个月之后（包括孕7月），孕妈妈可以舒服地躺在床上，全身放松，轻轻来回地抚摩、按压、拍打腹部，甚至可以用手轻轻地推动胎宝宝。但动作要轻柔和缓、用力要均匀，时间也不要太久，尽量保持在每次抚摩5~10分钟之内。若是用力不当或时间过度，反而会加速子宫收缩，有早产的风险存在。

抚摸腹部的注意事项

抚摸要有规律：时间固定，胎宝宝的反应会更快、更明显。时间最好是21：00左右，这时胎宝宝宝宝胎动最活跃。控制时长，每次不宜超过10分钟，以免影响胎宝宝的休息。

用心体会胎宝宝的反应：胎宝宝若只是轻轻地蠕动，说明可以继续进行；胎宝宝若是用力蹬腿，最好还是停止！

准备工作做好：排空小便、室内环境确保舒适、空气要新鲜、温度要适宜、调整好心态（轻松、愉悦、平和最佳）。

邀请准爸爸一起参与：胎宝宝最喜欢准爸爸的声音与抚摩，而且有利于增进一家人的感情。

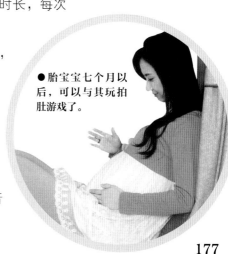

●胎宝宝七个月以后，可以与其玩拍肚游戏了。

抚摸腹部不当竟是在害宝宝

177

皮肤瘙痒巧应对

虽然不是所有的皮肤瘙痒都是病，但我还是要提醒各位孕妈妈务必高度重视，以免威胁到母婴健康。

对胎宝宝无害的皮肤瘙痒

【无害类型】

◎皮肤撑拉后引起的瘙痒：子宫增大后，腹部皮肤会撑大，皮肤的弹力纤维被拉伸，妊娠纹就会出现，出现妊娠纹的部位就会瘙痒。

◎皮肤病引起的瘙痒：妊娠期出现痒疹、荨麻疹样丘疹及斑块、丘疹性皮炎、瘙痒性毛囊炎等则为皮肤病，皮肤上多半会出现丘疹、红斑、斑块，还会有不同程度的瘙痒感，挠抓后会留下色素沉着。但这种皮肤病只会让孕妈妈不舒服，倒是不会给胎宝宝造成任何负面影响。

【应对方法】

少用热水及肥皂水擦洗。

少吃刺激性食物，如辣椒、韭菜、大蒜等，多吃新鲜的水果和蔬菜。

避免抓挠瘙痒部位。

穿棉质衣物，避免化纤衣物，内衣内裤还要勤换洗，减少对皮肤的刺激。

不要滥用药物，如果瘙痒比较严重，应在医生的正确指导下用药。

局部瘙痒时，可用薄荷粉、樟脑霜等来缓解。

会影响胎宝宝的皮肤瘙痒

孕妈妈出现皮肤瘙痒也有可能是肝脏疾病引起的，其中最有可能的就是妊娠期肝内胆汁淤积症。这个疾病对胎宝宝的危害较大，可使胎宝宝窘迫、死亡，甚至出生后颅内出血或患神经系统后遗症等。

具体应对方法如下：

❶ 保持情绪稳定，避免瘙痒症状加重。

❷ 加强皮肤护理，预防皮肤感染。

❸ 加强胎宝宝的监护，一旦发现异常情况发生，立即就医。

❹ 若胎盘功能明显减弱、胎宝宝窘迫等应及时终止妊娠，最好采用剖宫产。

从受精卵到胎宝宝发育成熟需要经过280天，然后"瓜熟蒂落"的那一天并不是固定不变的，它也会提前出现。那么，何时生是早产，何时生才算足月呢？

有生机儿	足月儿	早产儿
孕龄小于28周。有机生儿因各方面发育不完善病死率较高	孕37周以后，虽然也有可能未到预产期，但胎宝宝已基本长成	孕28~37周分娩，胎宝宝还未发育完全，但因种种原因提前分娩

早产的原因

宫腔内压力增高：双胎或多胎妊娠最易发生，羊水过多往往会使宫腔内压力增高。

子宫颈口机能不全：孕中期，子宫峡部延伸，子宫下段形成，这时若发现宫颈内口松弛，羊膜腔内压会增强，宫颈口会被迫张开，羊膜囊会向颈管膨出，胎膜易破裂，早产就会发生。

妊娠合并急性或慢性疾病：如急性阑尾炎、高热、风疹、严重贫血、甲状腺功能亢进、高血压以及妊娠期糖尿病等。

先天子宫畸形：如双角子宫、单角子宫、纵隔子宫等。

其他：孕妇吸烟、喝酒、吸毒、精神或体力负担过重、遗传等。

早产早预防

◎注意安全，减少碰撞、外伤等，避免胎盘早剥。

◎养成好习惯，如不吸烟、不饮酒，连被动吸烟都应尽量回避。

◎重视孕期检查：做B超检查，了解宫颈的长度、颈管的宽度等。

◎保持外阴清洁，防止生殖道感染。

早产巧应急

◎卧床休息，可以左侧卧位，并进行心理辅导，减少宫缩。

◎使用宫缩抑制剂，延长胎宝宝在子宫发育的时间。

下半身体操，为分娩加油

胎宝宝成长的每一天都让孕妈妈觉得幸福无比，但孕妈妈变得像西瓜一样大的肚子也给双腿带来了沉重的负担，变得发麻、肿胀。尤其是上班族孕妈妈，由于工作的原因，经常需要久坐、久站或长时间保持同一个姿势，这样会让孕妈妈的身体更不舒服。在这里，我给孕妈妈推荐两套有氧健康操，帮助孕妈妈活动筋骨。

臀部运动操

动作步骤

① 孕妈妈双手扶着椅子站直，以右脚为身体中心的支撑点。

② 孕妈妈将臀部收紧，然后向边上抬起左腿，绷直膝盖，做画圈动作，10次后恢复双腿站立的姿势，将重心放在左脚上（图1）。

③ 右腿重复步骤2的动作。

运动功效 这项运动能让孕妈妈的臀部和腰部肌肉得到锻炼，对腰部酸痛、臀部下垂有预防和改善的作用。

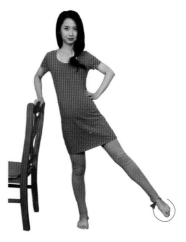

● 图1

腿部运动操

动作步骤

① 孕妈妈坐在椅子上，腰脊挺直，脚自然地放在地上，小腿与地面成直角。

② 孕妈妈抬起左脚，做脚踝上下摆动动作，坚持30秒，然后换右脚做相同的动作（图2）。

运动功效 这项运动能使孕妈妈的踝关节变得更加灵活，从而避免腿部僵硬，让孕妈妈行走更加稳健。

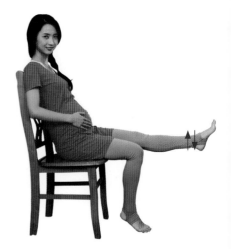

● 图2

中医里将食物分为寒、凉、温、热等性质，不同性质的食物具有不同的补养功效。《本草纲目》曰："春食凉，夏食寒，以养阳；秋食温，冬食热，以养阴。"但是，这对于孕妈妈来说，却不适用。因为女性怀孕后，体温比以前增高，肠道也会比平时干燥，即便是需要热补的冬季，如果孕妈妈过多食用热性食物，就会消耗肠道的水分，使胃肠腺体分泌物减少，造成肠道干燥，从而出现便秘的情况。

发生便秘后，孕妈妈排便不畅，肯定会用力，这样就会引起腹压增大，从而压迫子宫内的胎宝宝，极易造成胎动不安和胎宝宝畸形，严重者还有可能出现早产或流产。

因此，孕妈妈要少吃或不吃热性食物。那么，热性食物有哪些呢？

热性食物一览表

食物	分析
香料	大料、花椒、桂皮、五香粉、茴香、辣椒粉等香料的主要作用是调味，改善菜肴的口味，能帮助人提高食欲。但是，这些大料都是热性食物，能产生大热并刺激肠胃，孕妈妈不宜食用
糯米及其制品	糯米性温，过量食用容易上火，大多数孕妈妈属于热性体质，糯米不易消化，因此孕妈妈不宜多吃糯米及糯米糕等点心
韭菜	韭菜性温，具有补肾壮阳、温中补虚等功效，但它辛辣燥热，孕妈妈火气大，过量食用韭菜容易导致口舌生疮、便秘等症状
葱、姜、蒜、辣椒等作料	葱、姜、蒜、辣椒等作料具有提味、祛腥、增香等功效，还能提高食欲、驱寒暖身。体质偏热的孕妈妈要少吃这些作料
羊肉	羊肉是冬季补虚暖身的佳品，但性质大热，孕妈妈食用后容易助热生火，出现便秘、口腔溃疡等症状
荔枝	荔枝含有葡萄糖、维生素等营养物质，具有补心安神、养血益脾的作用。但它是热性食物，而孕妈妈的体质特征往往是阴虚内热，食用过多会造成大便干燥、胎热，出现阴道出血、腹痛等
桂圆	桂圆具有益气养血的功效，但性热，孕妈妈食用过多容易上火，出现便秘、口腔溃疡、胎热等情况

适当多吃些粗粮

我们科室的美女小护士升级当孕妈妈了，平时阳光灿烂的，但最近因为吃而发愁："我是南方人，喜欢吃大米饭，一顿不吃就觉得浑身没力。但婆婆是北方人，每天就是炖粥，往里面加小米、糙米什么的，即使是煮大米饭，也喜欢加一些。"

听到她的抱怨，我就说出了自己的意见："你婆婆的做法挺对的呀，精粮和粗粮搭配，营养很全面呀。怀孕之后口味会挑剔一些的，但要尽量尝试多种食物，保证营养均衡全面。"

对于需要全面营养的孕妈妈来说，粗细搭配是非常必要的。此外，本阶段的孕妈妈非常容易发生便秘，多吃粗粮对改善便秘有一定的效果。

甘薯：甘薯含有丰富的淀粉以及钙、铁等矿物质，而且甘薯中的氨基酸、维生素A、B族维生素、维生素C都要高于许多精制的细粮。除此之外，甘薯中还含有一种类似于雌性激素的物质。因此，孕妈妈经常食用甘薯，可使皮肤变得白皙、细嫩。

玉米：玉米中含有丰富的不饱和脂肪酸、淀粉、胡萝卜素、矿物质等多种营养成分，而且不同颜色的玉米含有的营养成分还有差异。比如黄玉米子中富含镁，能够舒张血管，加强肠壁蠕动，促进身体的新陈代谢，加速体内废物的排泄；它还富含谷氨酸，能促进脑细胞的新陈代谢，排出脑组织中的氨。而红玉米中富含维生素B_2，如果经常食用，可以预防和治疗舌炎、口腔溃疡等因缺乏维生素B_2引发的病症。

糙米：糙米中同样含有多种孕妈妈身体所需要的营养要素。每100克糙米胚芽中就含有优质蛋白质3克、脂肪1.2克、维生素A50毫克、维生素E1.8毫克以及锌、铁各20毫克，镁、磷各15毫克，烟酸、叶酸各250毫克。而这些营养素都是孕妈妈日常所需要的。

小米：小米很容易被人体消化吸收，而且营养价值很高，具有滋阴养血的作用。小米中含有大量的碘元素，可以维持正常的甲状腺功能，避免胎宝宝痴呆或智力低下以及骨骼发育延缓等症。

看电影《天下无贼》，相信很多人都不会忘记片尾刘若英大吃特吃的场面。吃，对于孕妈妈来说很重要，因为食物是最好的营养来源，孕期吃得适当吃得适量，对母胎都有益。蔬菜和水果富含营养，是孕妈妈日常膳食不可缺少的食物，那么，孕妈妈怎么吃呢？

多吃富含膳食纤维的蔬果

膳食纤维对保证消化系统的健康非常重要，尤其是对于饱受便秘困扰的孕妈妈更为重要。膳食纤维分为可溶纤维和不可溶纤维。可溶纤维可以让人长时间维持饱腹感，不可溶纤维可以使食物快速通过身体，并借助排便排除体内的废物，对预防便秘非常有效。

体寒孕妈妈要慎食寒凉蔬果

中医认为，女性的体质属阴，不可以贪凉。尤其是孕妈妈这个特殊的群体，即使是在炎热的夏季，也要少吃或是尽量不吃寒凉的食物。因为寒凉的食物进入体内后会消耗阳气，导致寒邪内生，会伤害孕妈妈的子宫。

体热孕妈妈宜多吃苦味蔬果

怀孕之后，孕妈妈很容易出现上火的症状，表现为口渴口干、牙龈红肿、心烦意乱等。这类孕妈妈宜多吃苦味蔬果祛除火气。中医研究发现，苦味食物有解热祛暑、消除疲劳、去火排毒的作用。苦菜、苦丁茶、芹菜、芥蓝等都是苦味食物，能清热解暑，有不错的祛火功效。另外，桂圆、樱桃等水果易助火生痰，体热的孕妈妈宜少吃。

孕妈妈不宜饭后立即吃水果

一些孕妈妈习惯在饭后立即吃水果，认为这样有助于胃肠蠕动，促进消化，其实这是不对的。因为吃饱饭后，食物进入胃内需要经过1~2小时的消化过程。如果饭后立即吃水果，会被食物阻滞在胃内，就容易引起腹胀、腹泻或便秘等症状。

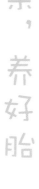

腹部变得硬硬的，还感到一阵阵发紧，这是怎么回事？胎宝宝在里面不舒服吗？如果只是偶尔如此，可能是假性宫缩。孕妈妈不用紧张，放松心情，注意多休息，也可以安慰地摸摸胎中的小宝宝，慢慢就会缓过来。可能第一次怀孕的人，对宫缩并没有太大的概念，更别说假性宫缩了。

辨别真假宫缩

真宫缩是指临产前的子宫收缩，这种宫缩是规则性的，而且腹部有疼痛感。刚开始宫缩的间隔时间是10~15分钟一次，腹痛不太严重。随后阵痛的持续时间逐渐延长，疼痛程度也随之加重，间隔时间缩短。当宫缩引起腹痛时，孕妈妈可感到下腹部很硬。宫缩的同时，子宫颈口也会逐渐张开，这就是真宫缩。

假宫缩一般出现在孕中晚期，腹部一阵阵发紧或变硬，没有疼痛感，也没有任何规律。也有孕妈妈形容像来月来潮前的腹胀腰酸或轻微的经痛。这种宫缩并非临产的症状。

孕中期为什么会出现假性宫缩

假性宫缩一般在孕中晚出现，这和孕妈妈的活动量有直接关系。随着孕周的推进，胎宝宝越来越大，孕妈妈的身体负担也越来越重，子宫肌肉开始变得比平时敏感，微弱的刺激就会引起腹部发硬。如果此时孕妈妈大大咧咧不注意，比如走路较多、提取重物、弯腰或拖地时压迫到腹部、不注意腹部保暖、忽然改变体位等，都可能引起假性宫缩。

假性宫缩对母婴有危险吗

孕中期偶尔几次的假性宫缩对母婴并无大碍，孕妈妈不必过于担心，但如果孕妈妈每天出现假性宫缩的频率超过5次，而且连续几天都如此，请及时到医院进行检查，以防宫缩太频繁引发流产、早产。

胎盘早剥在我国出现的概率比较低，只占全国妊娠总数的0.45%~2.1%，但这属于孕中晚期比较严重的症状。一般情况下，正常胎盘会在胎宝宝娩出母体后，隔十分钟左右再与子宫分离并娩出。如果胎盘在孕20周后或分娩期间，部分或全部与子宫壁剥离，称为胎盘早剥。

胎盘早剥的症状

胎盘早剥分为轻型胎盘早剥和重型胎盘早剥两种情况。轻型胎盘剥离以无痛性阴道出血（有的伴有轻度腹痛）为主，出血量多，颜色为暗红色，胎盘只剥离1/3甚至更少，多发生于分娩期；重型胎盘剥离在突发阴道出血同时还伴有持续性腹痛或腰部酸痛，甚至孕妈妈恶心呕吐、血压下降，胎盘剥离面超过1/3。

胎盘早剥的危害

胎盘早剥对母婴的伤害都比较大。对孕妈妈来讲，胎盘早剥可能会导致产后大出血、凝血功能出血障碍的概率增加，甚至重型胎盘早剥还可能因伴有妊高征而诱发孕妈妈出现急性肾衰竭；对胎宝宝来讲，盘早剥会阻断胎宝宝的氧气和营养供应，增加胎儿早产、宫内发育受限甚至胎死宫内的风险。

出现胎盘早剥怎么办

◎积极处理：一旦怀疑为胎盘早剥，及时去医院进行确诊。确诊后让孕妈妈立即进行卧床治疗，须采取左侧卧位（休克患者取休克卧位），给予吸氧、床边心电监护、胎心监护、化验检查等，必要时进行输液或输血检查。

◎严密监测：护士需要严密监测孕妈妈的脸色、神志、心率、血压以及胎宝宝的胎心、胎动等，一切检查、护理动作都力求轻柔，不要引起孕妈妈腹压不适。

◎及时终止妊娠。一旦确诊重型胎盘早剥，必须及时终止妊娠。

胎盘早剥怎么办

软产道异常会阻碍正常分娩

阴道顺产是人类繁殖后代的自然选择，然而由于营养过剩、孕妇高龄、某些病症，剖宫产的比例大大提高。有些孕妈妈说了："我是想顺产，但是我有阴道炎，医生说我软产道异常，不能顺产。"那么，什么是软产道异常，软产道异常会影响自然分娩吗？

首先，我们来了解一下软产道。

分娩的四大决定性要素包括产力、产道、胎儿和心理因素，缺一不可，其中产道就是指软产道。软产道包括子宫下段、宫颈、阴道及外阴。软产道本身的病变会影响分娩或造成产后出血。因此，在妊娠早期妇科医生会对孕妈妈进行一次阴道检查，以了解生殖道及盆腔有无异常，具有一定临床意义。

临床常见的软产道异常有以下4种情况：

阴道异常。包括阴道狭窄（纵隔及横隔）或患有比较严重的外阴、阴道炎症。较薄的纵隔在分娩时可被撕裂，较厚的须手术切除；患有阴道炎症，分娩时可能会因为用力过度而造成外阴充血、裂伤，需手术侧切外阴或剖宫取胎。

宫颈病变。临床比较常见的是宫颈严重感染、宫颈肿瘤、陈旧性宫颈裂伤史等，这样会造成宫颈弹性差，产程中宫口扩张不顺利，造成难产。如果撕裂比较严重，还需要缝合止血，这可能影响虾仁妊娠宫颈机能不全而易发流产或早产。

盆腔肿瘤。子宫肌瘤或卵巢肿瘤也可影响分娩，使分娩受阻或引起胎位异常，如引起分娩梗阻者应剖宫分娩。并酌情行肌瘤剔除或子宫切除术。卵巢囊肿在分娩时可能破裂或阻塞产道，应剖宫取胎，并切除肿瘤如不阻塞产道亦可自阴道试产。

会阴强硬。这种情况多见于年龄较大的初产妇。随着年龄的增大，女性会阴的纤维组织弹性也会随着减退，导致分娩时不易扩张，延长第二产程。这也可能造成严重的会阴撕裂，须切开会阴。

为了母胎的安全考虑和孕妈妈少受罪，医生一般建议软产道异常影响顺产的孕妈妈改用剖宫产，对于阴道瘙痒、会阴强硬等不太严重的软产道异常，医生会建议孕妈妈在孕期采用外部水疗、分娩时实行阴道侧切来预防难产、会阴撕裂。

大多数孕期稳健的孕妈妈在妊娠期间不会出现阴道流血的情况，只有在临近分娩前夕，才会有少量流血的情况，俗称"见红"。一般情况下，先"见红"的孕妈妈比先"破水"的孕妈妈分娩进程会快一些。那么，孕7月阴道忽然出血是快生了吗？

首先，我们知道，妊娠28周（孕7月）以后属于妊娠晚期，这段时间阴道出血的原因主要是早产和胎盘因素，比如前置胎盘、胎盘早剥等有关。

前置胎盘是妊娠晚期的严重并发症，也是近年来引起阴道出血的最常见原因，主要表现无痛性阴道出血。多数前置胎盘的经过治疗后可以继续妊娠，只有少数案例考虑到胎宝宝和孕妈妈的安全，需根据胎宝宝的成熟度来决定是否进入临床或终止妊娠。

胎盘早剥我之前已经提到过，同样会造成阴道出血，需要立即去医院就医，根据医生的建议保胎或终止妊娠。

在妊娠28周~37周之间，如果孕妈妈出现阴道出血并伴有阵发性宫缩，这就是早产的典型表现，是心急的胎宝宝迫不及待地要与孕妈妈提前见面了。早产的阴道出血可能早于腹痛之前，也可能和腹痛同时发作，如果阵痛每隔5~10分钟发作一次，每次出现持续30秒左右的节律性宫缩，孕妈妈及家属首先就要考虑是早产可能，需要立即卧床并送往医院。

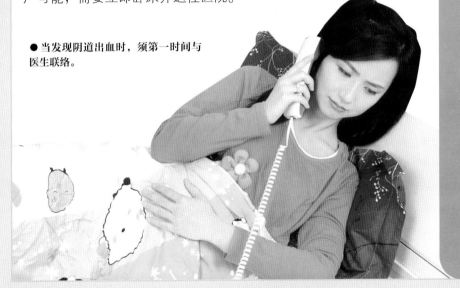

● 当发现阴道出血时，须第一时间与医生联络。

你该做产检啦

　　走进孕中期的最后一个月，就该做第五次产检了。这次产检的内容很简单，以常规检查为主，然而常规检查中血常规检查非常重要，可以帮孕妈妈确定是不是贫血了，毕竟这个月开始贫血高发。另外，本月还增加了一项特殊且重要的检查，欲知详情请看流程图。

产检指引

挂号	
候诊	候诊时，请不要来回走动，以免血压升高而量不准
医生问诊	任何孕期问题都可以向医生询问、医生也会按例询问一些情况
例行检查	体重、血压、腹围、宫高、胎心、四肢水肿状况等
产科检查	软产道检查、骨盆测量、生殖器官检查等。
缴费 检验科 采血科	手指采血（血液基本情况，排查贫血） 尿常规血常规 静脉抽血（乙型肝炎抗原）

产检说明

☆ **产检时间** 孕25~28周

☆ **产检准备** √诊疗卡 √围产保健手册 √医疗保险手册 √费用（现金或银行卡）

☆ **产检解析**

❶ 乙型肝炎抗原：确诊孕妈妈是否携带或已传染乙型肝炎。若是孕妈妈的乙型肝炎两项检查均显示阳性，宝宝出生后的24小时内就会注射疫苗，以防传染。

❷ 贫血检查：本月是贫血发生率的增长期，孕妈妈非常有必要做这项检查，一旦确诊贫血，务必要在分娩前治愈。

❸ B超检查：这项检查可做可不做，医生也不会强求。如果要做B超检查，本月也只是了解子宫的情况，观察胎宝宝的发育情况。

我的产检项目单

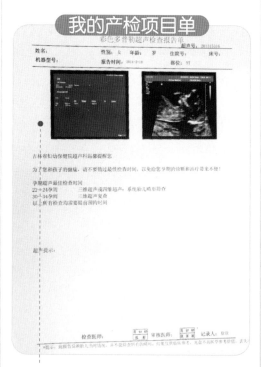

　　本月有一次B超检查，既可以做普通的三维彩超，也可以做四维彩超。四维彩超相当于宝宝的第一张照片，面部表情甚至都可以捕捉到，排畸效果也会更佳。

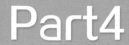

Part4

孕晚期

做足一切准备，让幸福与艰难一起来吧

　　美好的孕中期很快过去，现在孕妈妈正走在孕晚期度日如年的时光中，也就是妊娠的最后3个月。孕妈妈此时已经是名副其实的大腹便便了，行动大不如前，脚步变得越来越沉重。增大的子宫一直压迫孕妈妈的身体器官，胃部不适、水肿、腰痛、耻骨痛、便秘、宫缩频繁等诸多身体不适随之而来，失眠症状也愈发不可收拾。所幸的是这一切都是暂时的，孕期结束自然会好转。但不得不提醒各位孕妈妈，孕晚期尽量避免剧烈运动，一旦见红应立即就医。

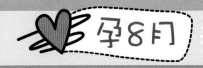
进入孕8月，孕妈妈的行动更不灵活了，身体也越来越疲惫，还总被胎宝宝扰得睡不踏实。坚持就是胜利，马上临近分娩了，孕妈妈们加油吧！进入本月以后，胎宝宝动的次数减少了、强度减弱了，随着胎宝宝身体的长大，狭小的子宫再也容不下他翻筋斗了，有些孕妈妈可能会担心胎宝宝的健康问题，只要你还能感受到宝宝的蠕动，说明胎宝宝是健康的。

孕妈妈行为课程开课啦

随时监测胎宝宝的成熟度

作为妇产科医生，每天的工作就是为孕妈妈做各方面的检查，同时给予孕妈妈日常保健建议。经常有孕妈妈问我："胎宝宝发育到什么程度算成熟？如果还没到预产期，宝宝就已经发育成熟了，我怎么预防早产？"那么，怎么监测胎宝宝的成熟度呢？

监测方法	监测情况分析
通过孕周检测	如果孕妈妈怀孕前的月经周期比较规律，在28~30天，且能清楚地记得末次月经的第一天，一般到孕37周时胎宝宝发育已经成熟
B超监测	B超监测是最简便快捷的方式之一。通常，胎盘成熟度为Ⅱ~Ⅲ级，胎宝宝双顶项大于8.5厘米、股骨长度大于7厘米等，表示胎宝宝发育成熟
胎盘泌乳素检测法	胎盘泌乳素，即多肽激素，一种胎盘合体滋养细胞分泌的激素，可用放免法在孕妈妈的血清中检测出来。胎宝宝足月时，胎盘泌乳素为4~11毫克/升
羊水成熟度检测法	通过羊膜穿刺的方法抽取羊水，对羊水进行成熟度分析，这是监测胎宝宝是否成熟较为可靠的方法

了解脐带绕颈的相关知识

"医生，这是我四维彩超的单子，您帮忙看看有什么异常没有。"

"挺好的，宝宝发育得很好。"

"但是，上面显示宝宝脐带绕颈2周。这没什么问题吧。"

"孕晚期很容易发生脐带绕颈2周的情况，但宝宝翻一个身，就有可能绕出来了。不要太担心。"

"医生，真的没有事儿？"

"别太担心了，回家注意观察宝宝的胎心，数好胎动，如果胎动太频繁或过少，就赶快过来。"

……

在妇产科门诊，这样的对话几乎每天都要发生。现在，就让我们一起来看看有关脐带绕颈的知识。

什么是脐带

脐带由两条脐动脉与一条脐静脉旋转束而成，呈螺旋状盘曲。脐带一头连着孕妈妈，一头连着胎宝宝。它是由母体供应胎宝宝氧气、营养成分以及胎宝宝排出代谢废物的专用通道，也可以说是胎宝宝赖以生长发育和维系生命的生命线。

由于每个胎宝宝的脐带长短不一，大都在35~80厘米，而影响脐带长度的因素主要包括羊水量多少与胎宝宝的活动性强弱。脐带太短可能会因为牵扯而导致胎盘早期剥离、脐带内出血或分娩后子宫外翻；脐带太长则较易并发脐带打结、缠绕、脱垂、血管栓塞等问题。

关于脐带绕颈

脐带围绕胎宝宝的颈部一圈及以上，称为脐带绕颈。孕晚期发生胎儿脐带绕颈的情况比较常见，一般是绕颈1周或2周，3周以上的比较少见。

发生脐带绕颈的原因有很多，例如羊水量增多、脐带过长容易使脐带缠绕胎宝宝的颈部、胎宝宝活动使脐带绕颈等。

脐带绕颈时"有"时"无"

脐带绕颈，很可能这次在B超检查的时候发现，也很有可能在下一次检查时发现脐带已经绕回去了。这是因为脐带是悬浮的，当胎宝宝翻身时，不经意间被脐带给"缠"上。也有可能胎宝宝改变了姿势，缠绕在颈部的脐带就绕回去了，也有可能又多绕了一圈。

另外，脐带"喜欢"的不仅仅是颈部，也可能是跟上肢、下肢或肩膀等部位"纠缠不休"。

也许有人会问，既然胎宝宝能把脐带自己绕回来，那有什么便捷的方法吗？很遗憾，目前没什么科学的方法来帮助胎宝宝把脐带绕回来。

脐带绕颈的"危害"

脐带绕颈对胎宝宝是否有危害，重要的是脐带血流是否正常。通常，脐带的血管长度比脐带的长度长，伸展性很大，而且富有弹性，脐带绕颈后，只要不出现脐带过度拉扯的情况，脐带血流正常，绝大多数的胎宝宝一般不会表现异常。

但是，如果脐带被过度拉扯，绕颈过紧，脐带血液循环受阻，则有可能出现胎宝宝宫内窘迫或新生儿窒息，甚至引起死胎或死产。当然，这种情况出现的概率比较低。

出现脐带绕颈的应对措施

当出现脐带绕颈时，孕妈妈需要定期产检，勤听胎心，注意胎动，以便及时采取措施。

发现脐带绕颈后，不一定都需要立即做剖宫产，只有胎头不下降或胎心有明显异常时，才需要考虑手术。

到了孕晚期，为了防止脐带绕颈导致的意外发生，孕妈妈在做检查时一定要注意脐带的扭转情况，如果发现异常，要及时采取措施应对。

脐带绕颈与分娩方式

很多孕妈妈本来打算顺产，但发现胎儿脐带绕颈后却要求剖宫产。其实，有的脐带绕颈不一定非得要剖宫产。

如果脐带绕颈1~2周，没有出现胎宝宝宫内窘迫，且胎位及其他身体各项指标正常，可采取顺产的方式。

如果脐带绕颈3圈，同时脐带缠绕在胎宝宝的肢体、躯干上，建议孕妈妈采取剖宫产。另外，脐带绕颈4周以上，很有可能出现新生儿窒息的情况，须直接剖宫产。

细心的孕妈妈会发现，孕晚期的产检，有一项内容必不可少，那就是量腹围。也许大多数人不知道为什么要量腹围，现在就让我们去看看吧！

认识腹围

腹围，就是与肚脐相平的腹部的长度，通常用厘米来表示。腹围是子宫横径和前后径大小的直接体现，通过测量它，能了解到子宫横径大小，从而计算子宫增大的情况，以及评估胎宝宝的发育是否跟得上孕周的节奏。

腹围的居家测量方法

从孕16周开始，孕妈妈就可以自己在家中测量腹围了。孕妈妈在测量腹围前，要排空尿液。然后按照以下两种方法中的任意一种，测量腹围。

❶ 孕妈妈露出腹部，站直，然后以肚脐为准，拿皮尺绕腹部一周，所测得的就是腹围。

❷ 孕妈妈仰卧平躺在床上，测量方法跟站立一样，以肚脐为准，拿皮尺绕腹部一周，测得的就是腹围。

学会居家自测腹围法

孕妈妈行为课程开课啦

腹围增长标准参考

月份	标准数值	参考范围
5个月	82厘米	76~89厘米
6个月	85厘米	80~91厘米
7个月	87厘米	82~84厘米
8个月	89厘米	84~95厘米
9个月	92厘米	86~98厘米
10个月	94厘米	89~104厘米

特别说明

❶ 如果孕妈妈的腹围连续两周没有发生变化，请及时就医。

❷ 有的孕妈妈体内水钠潴留明显，腹围增加也比较快。

❸ 怀孕前，孕妈妈的胖瘦程度不一，因此怀孕之后腹围的增长幅度也各不相同。

孕妈妈居家听胎心需掌握的要领

自己在家听胎心，能随时了解到胎宝宝的情况，非常的方便和快捷。但是，孕妈妈和家人毕竟不是专业人员，在操作胎心仪的时候，有可能出现找不到胎心的情况。也有的孕妈妈自己测出的胎心数值稍有异常，就忐忑不安，急急忙忙往医院跑，结果在医院检查一切正常，闹了"大乌龙"。

孕妈妈可以自己在家听胎心，但是，要掌握正确的方法。

找准胎心的位置

听胎心，找准胎心的位置很重要。很多孕妈妈居家自测，找不到胎心或测出的数值不正确，跟找不到或找不准胎心的位置有关。

子宫是胎宝宝的"游泳池"，胎宝宝在子宫里是可以自由移动的，所以胎心的位置也有可能发生变化。孕妈妈可以观察医生听胎心的位置。细心的孕妈妈会发现，医生一般在肚脐下面、腹部正中线的两侧绑胎心监测仪的探头。孕妈妈也可以采取这种方法听胎心，但要注意，随着宫底增高，胎心的位置要逐渐上移。也就是说，孕妈妈要根据子宫底的高度来寻找听胎心的位置。另外，臀位、横位等异常胎位，胎心的位置有可能在肚脐上或脐周。通常建议孕早期听胎心时，要控制在半分钟左右，孕28周后应听1分钟。

胎心正常的判断标准

胎心的声音，听起来就像是钟表运行时的"嘀嗒"声。那么，怎么判断胎心是否正常呢？

胎宝宝的心跳节律整齐，每分钟120~160次，就是正常的胎心。如果胎宝宝的胎心率持续超过160次/分或低于120次/分，或心跳不规律，快慢不均，甚至出现间歇、停顿，这是胎心异常的表现。

胎心异常，说明胎宝宝可能缺氧，孕妈妈需要及时就医。

特别提醒 孕周小，胎心率相对较快；孕周大，胎心率相对慢。另外，胎动时胎心率相对较快，有时每分钟能超过160次，但随着胎动的消失会很快恢复正常。

胎宝宝时不时翻身、踢腿，让自己的肚子变得一鼓一鼓的，让孕妈妈的"抱球"生活充满了乐趣。但是，进入孕晚期后，"球"越来越大，给孕妈妈的腰、背增加了不少负担，让孕妈妈常感觉腰酸背痛。不少孕妈妈选择使用托腹带来减轻自己的负担，那么，孕妈妈该如何选择托腹带？托腹带如何使用呢？

托腹带是孕妈妈减负利器

使用托腹带最大的好处就是托起下腹部，减少腰部的负担。当然，使用托腹带还有其他的优点，例如帮助孕妈妈固定腹部，这样即使孕妈妈大腹便便仍能动作轻快；腹部被固定住，这样腹部的牵拉幅度减轻，能使腹部的内部环境比较安稳，让胎宝宝觉得安全；托腹带能让腹部保持温暖，预防着凉等等。

使用托腹带的时间

在进入孕8月后，孕妈妈的腹壁开始扩张，身体重心开始往前倾，腰背的负担也开始加重，这时可选择适宜自己的托腹带或者托腹裤，以给腹壁支撑，减轻腰背的负担。

托腹带的种类

种类	优点	购买注意事项
带型托腹带	轻便、实用，检查或上厕所时穿戴方便	不论是带型托腹带还是裤型托腹带，最好购买棉质产品，因为棉质产品不会刺激皮肤；尽量选择有弹性的，这样使用时不会勒到腹部
裤型托腹带	可保护腹部，预防腰痛以及减少妊娠纹的形成	

正确使用托腹带

孕妈妈如果使用的是裤型托腹带，直接穿裤子。如果使用的是带型托腹带，把托腹带缠绕在腹部，然后固定即可。

使用带型托腹带时，不要包得过紧，还要能够随意调动长度。

195

密切关注胎位变化

胎位，就是胎宝宝在子宫里的姿势和位置，是指胎宝宝先露的部位与母体骨盆前、后、左、右的关系。胎位直接影响到分娩方式，因此孕晚期后，孕妈妈要特别留意胎位的变化。

正常胎位&异常胎位

胎位	特别说明	分娩方式
正常胎位	正常的胎位应该是胎头俯曲，枕骨在前，分娩时头部最先伸入骨盆	通常采取顺产的分娩方式
异常胎位	虽然头部朝下，但胎头由俯曲变为仰伸或枕骨在后方，属于胎位不正	若矫正无效，建议采取剖宫产
	脚或腿部先露，相当于在有限的分娩通道中设置了障碍，容易导致难产	密切观察，若有分娩征兆，建议采取剖宫产
	臀位，分娩时臀部先露。臀位容易导致胎膜早破	密切观察，若有分娩征兆，建议采取剖宫产
	横位，手臂先露。分娩时先露部分不能紧贴宫颈，易致子宫收缩乏力	密切观察，若有分娩征兆，建议采取剖宫产

简单方法纠正胎位异常

调换睡姿矫正法：对胎位不正的孕妈妈来说，侧卧位方向的选择应基于胎宝宝肢侧的位置，即胎宝宝肢侧的位置在左，孕妈妈则应选择左侧卧位；反之，孕妈妈则要选择右侧卧位。孕妈妈选择正确的睡姿后，因为地球引力的作用，胎宝宝的头部会进入骨盆，形成正常的胎位。

胸膝卧位矫正法：孕妈妈双膝跪在垫子上，双膝稍分开与肩同宽，双臂弯曲成直角，支撑着身体，使身体与头部抬高至与水平面平行，头偏向一边；保持头的方向不变，慢慢地压低上身，臀部微微向双脚处移动，形成臀高头低的体位。这种姿势是通过改变重心来纠正胎位，可以选择在每天饭前、饭后两小时或早上起床、晚上临睡前进行练习。注意要先排空尿液，然后再放开腰带进行练习。

对于身体健康的孕妈妈来说，即便进入了孕晚期，胎宝宝可能随时降临，但柔缓的运动还是可以进行的。如果孕妈妈觉得一个人运动不安全，那么可以与准爸爸一起练习。

坐姿体操

动作解析

夫妻双方背靠背坐好，呈盘腿状，两臂弯曲，挺胸收臂，肘部与肘部相碰（图1）。

夫妻双方均双臂上举，手背相对，孕妈妈用手臂拍打准爸爸的手臂（图2）。

孕妈妈呈盘腿坐姿，双手抱头，至于后脑勺部。准爸爸跪坐在孕妈妈身后，双手轻轻地向外拉孕妈妈的肘部（图3）。

运动功效 此运动能有效地扩展胸腔，拉伸肩胸，活化脊柱柔韧性，增强心肺功能。

站姿体操

动作解析

准爸爸与孕妈妈背靠背站立，双腿自然分开与肩同宽，相互挽住胳膊向左右拉，该动作重复3次。

孕妈妈与准爸爸呈背对背站立，准爸爸站立不动，孕妈妈左转以左手臂推准爸爸的背部，左右手交替练习。

运动功效 该运动能有效地锻炼孕妈妈的手臂和胸部，对提高健康指数很有帮助哟！

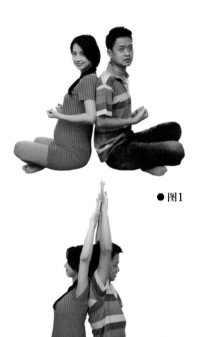

● 图1

● 图2

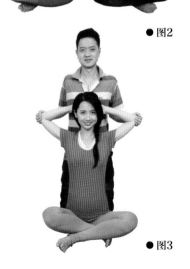

● 图3

197

重新调整孕晚期的饮食营养

孕晚期是一个很特殊的时期，在这期间，胎宝宝铆足了劲儿，以加速度的方式发育和生长。孕妈妈会发现，孕晚期时身体的负担更加重了，这是因为胎宝宝的体重增长比较快。胎宝宝的成长固然能给孕妈妈带来喜悦，同时也在告诉孕妈妈，他（她）对能量有更高的需求。

另外，孕妈妈有可能遭遇水肿、食欲不佳、便秘等不适的困扰，还有可能因为临近分娩而感觉紧张、焦虑。为了满足胎宝宝的需要，缓解孕妈妈的不适，为分娩和产后的哺乳储备能量，这时孕妈妈要对自己的饮食做出相应的调整。

每日多摄入25克蛋白质。蛋白质是生命活动必不可少的物质，也是胎宝宝成长的动力。孕晚期时，孕妈妈摄入适量的蛋白质，对预防产后出血、增加泌乳量有益。

孕晚期是蛋白质储存的最佳时机，孕妈妈千万不要错过。以中国居民膳食营养宝塔作为参考，孕妈妈孕晚期每日蛋白质的摄入要比怀孕之前增加25克，这样胎宝宝留存170克左右，母体留存375克左右。

补充丰富的维生素。维生素是孕妈妈健康与胎宝宝正常发育必不可少的营养物质，孕妈妈孕晚期也要注意时时补充。如何补充维生素，以及维生素的食物来源，在"合理补充维生素"这一小节中，我会详细讲到，孕妈妈可参考。

多吃富含钙、铁的食物。孕晚期时，随着胎宝宝的快速发育，孕妈妈的血容量增多，铁的需求量就会增加1倍以上。如果不能保证铁的足量摄入，很容易患上缺铁性贫血，并可能导致胎宝宝也患上缺铁性贫血及其他疾病。因此，孕妈妈要注意铁的补充，每天至少要补充28毫克的铁。动物肝脏、菠菜、蛋黄等富含铁，是孕晚期补铁的理想选择之一。

在整个孕期，尤其是孕中期和孕晚期，孕妈妈对钙的需求量要比怀孕之前高很多，孕妈妈要保证每天摄入1500毫克的钙，同时补充适量维生素D以促进钙的吸收。豆类及制品、牛奶等是钙的理想来源，且容易消化吸收，孕妈妈宜常吃。

另外，孕晚期还要多补充膳食纤维，维护肠道健康。

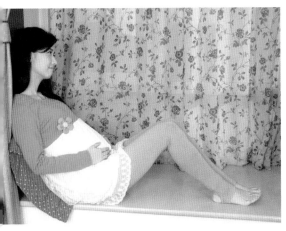

● 如果你的情绪有点低落，补充点DHA，兴许能管用哦！

说到DHA，相信很多孕妈妈是再熟悉不过的了。DHA，俗称脑黄金，是一种对人体非常重要的多不饱和脂肪酸，属于$\omega-3$不饱和脂肪酸家族中的重要成员。孕妈妈摄入足够的DHA，能保证胎宝宝大脑和视网膜的正常发育。富含DHA的食物有很多，如核桃、松子、葵花子、杏仁、榛子、花生等坚果类，以及海鱼等。在这里，我要给孕妈妈推荐一种特别的DHA——藻类DHA。

之所以这么重点推荐孕妈妈在孕晚期时补充藻类DHA，是因为它的功效与孕晚期息息相关。孕晚期时，胎宝宝逐渐入盆，任何意外或是稍微剧烈的运动等都有可能引发早产，而藻类DHA能减低早产的风险。它还有其他好处，例如促进胎宝宝智力及视力发育，改善孕妈妈的焦虑情绪，预防产后抑郁，等等。

现在，就让我们一起来了解一下什么是藻类DHA。藻类DHA与市场上常见的DHA营养品不同，它不是从深海鱼油中提取的，而是从藻类中提取的。

藻类DHA (PK)	深海鱼油DHA
1.不含EPA，对孕妈妈没有任何伤害。 2.DHA含量高于深海鱼油DHA，且不易被氧化。 3.所含DHA容易吸收，没有副作用。 4.直接从海洋中提取，不含色素，鱼油、凝胶、致敏物等，无海洋污染，安全性高。	1.含有EPA，它能增加血液的黏度，增加血流量，孕妈妈一旦过量摄入就易失血。 2.DHA含量低，且比较活跃，容易被氧化。 3.所含DHA的吸收率不是很高。 4.鱼类不同程度地受到汞、铅等重金属或砷等有害物的污染，安全性低。

控制饮食，胎宝宝会挨饿吗

在得知写这本书的时候，我征求了许多孕妈妈的同意把案例或我们之间的交流拿出来与大家分享，那么看看下面这位新妈妈要跟我们说些什么吧！

受到邀约写怀孕经验的时候，我感慨万千，为什么当时我不去请教一些过来人和医生呢？现在看看胖胖的身体，还有肥肚腩，我就很后悔，怀孕的时候吃那么多干吗！原来吃得多，宝宝在子宫里不一定都能"吃"上。相信吃得对了，注意控制，宝宝也不会饿着。

家里的老人经常说："妈妈吃得多，孩子就长得壮。"于是，有的孕妈妈在怀孕的时候大吃特吃，生怕宝宝饿着。那么，真像上面案例说的，"吃得多，宝宝也不一定能'吃'上"，注意控制，宝宝也不会饿着吗？

胎宝宝的营养来源，你知道吗

在子宫里，胎宝宝的一切营养都由母体供给，这是毋庸置疑的。胎宝宝的营养供给"线路"很特殊：胎盘—脐带—胎宝宝。

先来说说胎盘。胎盘既与孕妈妈的血液循环系统相连，又与胎宝宝的血液循环系统相连，而且这两者互不干涉，但相互之间进行物质交换——胎盘联系母体获得血液后，通过脐带传输给胎宝宝；胎宝宝的代谢废弃物和二氧化碳经由脐带运送至胎盘，再进入孕妈妈体内，由孕妈妈排出体外。

可见，胎盘就像一个吸盘，把孕妈妈血液中的营养物质都"吸"给胎宝宝了，血液才是胎宝宝的全部营养来源。

孕妈妈血液中的营养来自何方

孕妈妈吃进食物后，食物经过脾胃的消化，变成营养物质进入血液中。这些营养物质通过血液进入到相应的器官组织中，或被储存或被利用，或者是被器官之间相互交换。

但是，血液中的营养物质不仅仅来自于孕妈妈吃进的食物。各器官之间的相互调配，也是血液中营养物质的主要来源。子宫是女性身体中的"第六脏"，总是具有优先权，优先得到各个器官的支持。例如，如果孕妈妈的饮食中钙摄入不足，骨骼中的钙就会自动析出，进入子宫里的胎盘，以满足胎宝宝的成长发育。

大吃特吃，长的不一定是胎宝宝

胎宝宝是通过血液获取营养的，而不是通过孕妈妈吃进的食物获得营养。血液并不是营养物质的"仓库"，它只是一条运输线，所以孕妈妈大吃特吃，营养物质也不会储存到血液中，而且被运送至各组织器官中。由此可见，孕妈妈大吃特吃，血液中的营养物质未必会增多，长的不一定是胎宝宝。

在我接触的孕妈妈中，有不少孕妈妈怀孕之后体重增长很快，肚子上堆积了不少脂肪，但最后生下的宝宝也并没有多重。这是因为孕妈妈吃得过多，经过消化吸收后都转变成了脂肪。孕妈妈身上脂肪多，长得过胖，容易引发糖尿病、高血压等并发症，这对孕妈妈和胎宝宝都是不利的。

在这里，我建议孕妈妈整个孕期都要注意控制体重，在保证营养全面均衡的前提下适当控制饮食。当然，这不会让胎宝宝挨饿的！

长胎不长肉是最理想的状态

长胎不长肉，就是孕妈妈体重增长在合理范围，不发胖，宝宝出生体重也在正常范围。这需要孕妈妈吃得要有"艺术"，既满足自身和胎宝宝的营养需求，又让自己不变胖。

也许有的孕妈妈会说了，这多难啊，尤其是对那种喝水都能胖的人来说，更是难上加难了！其实，说难也不难，关键要注意保持合理的体重增长，并不是让你一点肉不长。

孕早期、孕中期的体重增长我已经在前面讲述过了，现在重点来说说孕晚期的体重控制。孕晚期时，孕妈妈的体重会快速增长，这时哪怕多吃一点儿都会让体重疯长。这时，胎宝宝的身体器官都已经长成，孕妈妈在饮食上就要讲究"少而精"的基本原则，把体重增长控制在每周500克左右。如果孕晚期体重增加过多，产后恢复就会变得比较困难。

201

小便失禁是怎么一回事

怀孕后尿频是比较常见的，然而你是否遇到过小便失禁的尴尬呢？如果妊娠期间出现小便失禁又该怎么办呢？正巧我接诊的孕妈妈中有位出版社的编辑，怀孕期间遇到过小便失禁的问题，就邀请她为读者朋友们写了下面这篇文章。

孕中期真是顺风顺水，没有孕吐、恶心等烦恼，胃口大开、吃什么都香，第一次胎动、宝宝强有力的踢腿动作，一切都是那么的舒心。但是，一切都在进入孕8月的时候戛然而止。因为这个时候，我遭遇了一件非常尴尬的事情——尿失禁。

在忐忑不安中，我去医院检查。张主任告诉我，进入孕8月后，胎头开始进入骨盆，这会压迫到膀胱，使得支撑膀胱的骨盆底肌变得松弛，引起膀胱位置下移、尿道收缩力减弱，就是造成小便频繁、小便失禁的情况。张主任还安慰我说，这是正常的生理现象，让我别太过于担心了。她还很贴心地嘱咐我，让我留意有没有瘙痒、疼痛等并发症，如果有，可能是尿路感染了。

张主任还给了我一些应对小便失禁的建议，例如准备一些成人纸尿裤，在外出或工作的时候穿上，能有效避免尴尬；进行骨盆底肌锻炼，也能改善小便失禁的情况。骨盆底肌锻炼的方式挺简单的：选择坐位或仰卧位，然后慢慢地收紧肛门的肌肉，再慢慢地放松肛门的肌肉，各用时5秒钟，1天做10次。坚持了一段时间后，症状缓解了不少。现在，我把自己的尴尬事儿写下，等有天我的宝宝即将成为人母时，我把这篇文章拿出来跟他们一起分享，不知道他们会是什么感受？

有一天下午，我下班后正在补吃中午饭，收到了这样一条微信："张主任，我现在怀孕8个多月了，但现在总感觉呼吸很沉重，而且有些上气不接下气的感觉，这正常吗？"

我告诉这位孕妈妈，这是很正常的一种现象，是由于子宫增大，使得孕妈妈胸廓活动增加造成的。我还告诉她，平时可以少吃多餐，做一些简单的呼吸运动。现在我将微信内容截屏，希望对孕妈妈们有帮助。

 张主任，不好意思打扰您吃饭了，有空的时候能跟我详细说说方法吗？

好啊，您稍等，一会儿给您发。

 好的，麻烦您了。

首先，少吃多餐。少吃多餐能帮助心脏等器官缓解压力，呼吸沉重的问题自然能缓解不少。

建议您睡觉的时候采取侧卧位或半侧卧位睡姿，并随时调换体位。如果还是呼吸不畅，可以将枕头垫高。

进入孕晚期了，建议您减少运动量，运动过量也会给肺脏增加负担，加重呼吸沉重的症状。

您可以练习一些调整呼吸的方法，对缓解呼吸沉重很有用。

腹式呼吸法：采取半卧位，双膝收拢，左手置于腹部，紧闭双眼。吸气时腹部慢慢上升，呼气膈慢慢下降。

胸式呼吸法：采取站位，深吸气时，两手臂由内向外伸张开，再上举，同时头向上抬起；大口呼气时，两手臂自然下垂于身体两侧，同时头向下低。

鼻腔呼吸法：一般情况下，使用左鼻孔呼吸代表平静，右鼻孔呼吸代表激情，可多用左鼻孔呼吸。

漏奶了，请不要慌

——你可能遇到的难题……

许多孕妈妈看到这个标题也许会诧异："漏奶不是在哺乳时才出现的吗？"哺乳的时候，由于宝宝的吮吸，使另外一边乳房出现反射而漏奶。其实，漏奶不仅是哺乳期的专利，在怀孕中也有可能出现，也曾有孕妈妈给我发短信、微信询问漏奶的事情。

漏奶，激素惹的"祸"

怀孕后，胎盘会分泌大量的雌激素和黄体素，这两种激素会刺激乳腺内的腺管及腺泡发育，使孕妈妈的乳房及乳头逐渐变大，乳晕也会变大，颜色还会变深。另外，孕妈妈的脑下垂体开始不断分泌泌乳素，泌乳素的浓度会随着孕周的增加而变高，到孕晚期时，孕妈妈血中的泌乳素浓度可高出平时的10倍。因此，在孕中期、孕晚期，有些孕妈妈开始分泌乳汁，甚至有的孕妈妈乳汁外溢，浸湿衣服，也就是漏奶。

漏奶了怎么办

孕期出现漏奶，一些没有经验的孕妈妈很容易慌张。在这里，我要劝告孕妈妈，不论发生什么情况，都不要慌张，一定要保持冷静，只有冷静下来了，才有利于问题的解决。

正常的漏奶，说明你的乳房已经迫不及待了，想要"工作"了，这是一件值得欣喜的事情。当然，乳汁浸湿衣服，这会让你觉得尴尬，解决方法很简单，就是在内衣里垫上棉质乳垫，就能巧妙地化解你的尴尬了。

刚才说的是正常的漏奶，现在来看看异常的漏奶。异常的漏奶，其实是其他液体从乳头流出，这种液体并不是乳汁，而是不正常的液体，有可能是乳房疾病导致的。如果怀孕前乳房内有依赖性肿瘤，怀孕后由于雌激素的增加，会刺激这些肿瘤的快速生长。这种因为疾病所致的不正常液体的流出，很可能同时伴有其他症状，如乳房肿胀、疼痛、液体有异味等，这时孕妈妈就要注意了，要及时就医，排查病因，以便及时治疗。

你该做产检啦

孕8月，有可能会早产，孕妈妈最好细致点再细致点，密切留意身体的任何"风吹草动"，还需要格外留意胎宝宝的发育情况。从这个月开始，孕妈妈需要做两次产检，第1次产检基本都是一些常规项目的检查，第2次产检则需要额外增加胎心监护这一特殊项目，还得做详细的B超检查。现在让我们一起去做产检吧！

产检指引

挂号

候诊 候诊时，需要做B超的孕妈妈请提前做好憋尿准备

医生问诊 任何孕期问题都可以向医生询问、医生也会询问一些情况

例行检查 体重、血压、腹围、宫高、胎心、四肢水肿状况等，每次产检检查1次

产科检查 软产道检查、骨盆测量、生殖器官检查等，孕32周检查1次。

缴费

检验科 尿常规

采血科 血常规

多普勒 多普勒听胎心测羊水量、判断胎盘、

B超室 了解胎宝宝的生长发育等

产检说明

☆ **产检时间** 孕30周、孕32周

☆ **产检准备** √诊疗卡 √围产保健手册 √医疗保险手册 √费用（现金或银行卡）

☆ **产检解析**

❶ 骨盆测量：包括骨盆外测量与骨盆内测量，骨盆外测量间接反映骨盆的大小、形态，骨盆内测量直接反映骨盆的大小与形态，还可判断出头盆是否对称，从而可判断胎宝宝能否顺产。

❷ 胎心监护：从孕32周开始，也就是本月的第二次产检开始，是胎宝宝健康状况的判断指标。孕妈妈可以选择一个舒服的姿势进行监护，但不赞成平卧位。

我的产检项目单

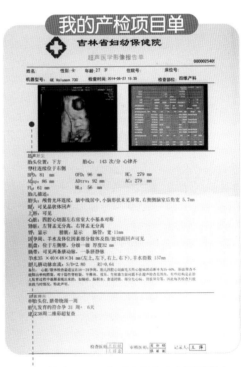

本次B超检查，还是先要确保胎宝宝是否发育。显示一切正常的话，就得重点看看有没有脐带绕颈、胎位正不、羊水多少以及胎盘的成熟度与厚度等。

预产期慢慢逼近，你的内心既紧张又兴奋，你的小宝宝已经蠢蠢欲动地准备出来享受阳光的沐浴了。为了能与小宝贝顺利见面，此时你更得耐心地安排膳食、胎教、运动等事宜。因为这个月的你随时有可能生产，入院的待产包请放在显眼的地方，方便你随时带走。单独行动最好避免，外出时间尽量缩短，准爸爸最好能随时陪伴在右。你的腿脚是不是肿得厉害，但不可因此限制水分的摄入，因为你的宝宝还需要大量的水分哦。

孕妈妈行为课程开课啦

想好怎么生了吗

医学上将痛苦分为12级，其中分娩的痛苦就是顶级的疼痛。十月怀胎，一招分娩，瓜熟就会蒂落，分娩是人类繁衍的自然过程。但是，孕妈妈们的疼痛忍耐力各异，有些孕妈妈害怕自然分娩时撕心裂肺的疼痛感，也有的孕妈妈害怕剖宫产后伤口的疼痛牵拉感。很多人质疑自然分娩和剖宫产哪个更好，其实并没有最终的定论。

下面，我给孕妈妈们介绍一些常见的分娩方式，孕妈妈们可根据自己的耐受情况和身体状况，在医生的建议下选择合适的分娩方式。

无痛分娩

分娩总是和疼痛紧密联系在一起。为此，人们一直都在寻找解除产痛的方法，于是无痛分娩法便应时而出。无痛分娩大致可以分为4种：心理疗法、药物镇痛、针刺麻醉法、呼吸法。最常见的是药物镇痛和呼吸法。

药物镇痛，就是用麻醉的方式缓解孕妈妈的疼痛，但孕妈妈仍能感觉宫缩的存在，在无痛的环境下分娩胎宝宝。现在较为理想的麻醉镇痛方式是硬膜外麻醉。虽然在麻醉后孕妈妈宫缩时仍有感觉，但疼痛会明显减轻，而且孕妈妈可以在整个产程中得到休息。到了第二产程，由于麻醉的影响，宫缩时孕妈妈没有向下排出的迫切感，而是有肛门和会阴部的坠胀感。由于腹直肌及肛提肌较为松弛，此时需要阴道助产的机会明显增多。因此，硬膜外麻醉阻滞止痛主要适用于有妊娠并发症的孕妈妈。药物麻醉虽然能有效地缓解疼痛。

呼吸法，就是在不同的产程里，采用不同的呼吸方法，以使孕妈妈放松身体、保存体力、缓解疼痛。最常用的呼吸法有3种：

深呼吸	用力吸气，使肺的最下部充满空气，然后再缓慢而深沉地将气呼出。在子宫收缩的开始和结束阶段，做深呼吸，能起到镇静的效果
浅呼吸	浅呼吸时，嘴唇微微开启，通过喉部吸入，使肺部的上部分充气，然后呼出。浅呼吸与深呼吸要交替进行，每浅呼吸10次后再进行10次深呼吸，如此反复
浅表呼吸	浅表呼吸，就是"喘气—呼吸—吹起"交替进行，适宜阵痛频繁时使用

很多医院的孕产课程都会设有产前呼吸训练，建议孕妈妈要提前记好。

水中分娩

水中分娩是最简单、最能让孕妈妈放松的分娩方式。适宜的水温具有镇静、镇痛的效果，可使孕妈妈腿部肌肉放松、宫颈较快扩张；水的浮力可以抵消地心引力，有助于协调孕妈妈用力，便于翻身和休息。由于这种分娩方式下的分娩时间相对较短，孕妈妈的体力消耗小，产后恢复明显优于其他分娩方式。

导乐分娩

"导乐"是希腊语"Doula"的音译，原意为"女性照顾女性"。"导乐"就是一个有生育经验的在分娩前、分娩过程及分娩后给孕妈妈持续引导及精神安慰，使其顺利分娩的人。

"导乐分娩"是当前国际妇产科学界倡导的一种分娩方式。其特点是，在孕妈妈分娩的整个过程中，有一位富有爱心、态度和蔼、善解人意的女性，会始终以客观的态度去观察孕妈妈，以科学方式去帮助孕妈妈完成分娩。

导乐会向孕妈妈讲解分娩的生理过程，为孕妈妈进行心理疏导，帮助她树立分娩信心，消除顾虑及恐惧，减轻分娩疼痛。通常，分娩前导乐要指导孕妈妈在阵痛宫缩时如何深呼吸，或在分娩过程中帮助产妇按摩子宫、腰骶部等，以缓解疼痛，促进分娩的顺利进行。

目前临床统计表明，有"导乐"陪伴的孕妈妈，其产程平均缩短了2~3小时。同时，实施"导乐"分娩的孕妈妈，其分娩和分娩后的出血量也会减少，需要手术助产的比率降低，新生儿的发病率也呈降低趋势。

因此，在有条件的情况下，"导乐分娩"是一种值得提倡的分娩方式。建议孕妈妈们最好都能选择一位"导乐"陪伴自己分娩。

熟练掌握分娩征兆

说起生孩子的经历，我至今后怕。虽然当时知道自己的预产期是哪一天，但张主任告诉我们预产期具有不确定性，让我随时留意分娩的征兆。可我把张主任的话当"耳边风"，该吃吃该唱唱。当阵痛来临，我和老公手忙脚乱的，什么东西都没准备好。

预产期具有一定的不确定性，在预产期的前后两周都可能随时分娩。不过孕妈妈无须过于担心或不安，可以根据下面介绍的这些分娩前的征兆来判断自己是否已临近分娩。

征兆1：宫底高度下降

到了孕36周，孕妈妈的子宫口和产道开始变软，子宫开始不断下移，胎宝宝出现下滑趋势，最后到达骨盆。因此，当预产期逼近的时候，孕妈妈的宫底高度会一天天下降。

征兆2：胎动减少

随着胎宝宝向骨盆处不断下移，受到胎宝宝所处位置的影响，胎宝宝的活动空间变小，再加上子宫不断地收缩，胎宝宝更加难以活动。这个时候的胎宝宝在母体内活动的次数会越来越少，1个小时最多活动3次。

征兆3：出现不规律宫缩

胎宝宝移到骨盆处后，孕妈妈因为子宫收缩得厉害，腹部开始出现无规律的阵痛或发紧、变硬的痛感，这种现象被称为"假宫缩"。假宫缩没有规律性，与真正的分娩前的规律性宫缩是不一样的。

征兆4：出现破水现象

如果孕妈妈感到下身有水样液体从阴道流出，这就是羊膜破裂，也叫破水。这种现象多发生在分娩前数小时或是临近分娩。

给孕妈妈检查时，快到孕晚期的孕妈妈大多数都很紧张地问我："宝宝入盆了吗？""都37周了，怎么还没有入盆？"……相信很多孕妈妈都很想知道，什么是入盆？胎宝宝什么时候会入盆？入盆是不是意味着快生了？今天，我就给孕妈妈们一一解答。

关于入盆

入盆，顾名思义，就是胎头进入骨盆之中。准确来说，是胎宝宝头部的双顶径进入了孕妈妈的盆腔入口以下，也称为"胎头入盆"。胎头入盆，这是有可能进行自然分娩的第一步，也说明了胎宝宝已经为分娩做好了准备。

入盆的时间

如果孕妈妈是初产妇，一般在孕37~39周入盆，也有一部分孕妈妈是在宫缩产生后胎头才入盆。生过宝宝的孕妈妈，大多是在临产后胎头才入盆。

在孕晚期时，医生会对孕妈妈的骨盆进行测量，对胎宝宝的各项指标进行评估，如果没有头、盆不对称的情况，孕妈妈不必太在意胎宝宝入盆的具体时间。

入盆意味着分娩临近

胎头入盆，意味着胎宝宝已经为分娩做好了准备，接下来孕妈妈可能会遭遇尿频、便秘、宫颈口胀等不适，这都是正常现象，孕妈妈要放松心情。同时，孕妈妈要注意留意身体上的变化，如果出现见红、宫缩、破水等临产征兆，要及时入院。

胎头迟迟不入盆的应对措施

妊娠足月时，胎头迟迟不入盆，在医学上称为初产头浮。出现这种情况的原因有很多，例如孕妈妈的骨盆狭窄，胎头与骨盆不相称，胎头无法进入骨盆；孕妈妈骨盆正常，但出现胎头过大、胎位异常、前置胎盘等情况，也会影响到胎头入盆；羊水过多或胎宝宝脑积水，都有可能出现不入盆的现象。也有不少孕妈妈，没有上述情况，胎头仍不入盆。

催乳工作，从现在开始

母乳是宝宝最天然最安全的食物了，它不仅营养丰富，而且含有免疫因子，能帮助宝宝增强体质，抵抗外界病毒。但是，母乳喂养很辛苦，没有白天和黑夜，只要宝宝饿了，就得随时准备着。但是，为了宝宝，一切都是值得的。孕妈妈，您做好哺乳的准备了吗？

孕期营养全面均衡是哺乳的基础

在孕期，尤其是能量储备高峰期的孕晚期，孕妈妈要特别注意饮食，保证摄入充足的蛋白质、矿物质、维生素等营养元素，同时还要避免摄入过多的脂肪。孕妈妈还可以多吃一些具有催乳作用的食物，例如鲫鱼、丝瓜、猪蹄等，以疏通乳腺。

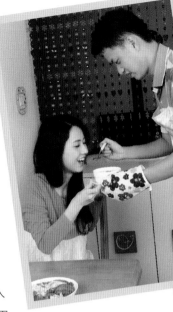

● 这个时候的准爸爸，为孕妈妈煲一碗黄豆排骨汤吧，这可是为充盈宝宝粮仓的上选食物哟！

护理好乳房是哺乳的关键

乳房是宝宝食物的仓库，是乳汁的来源，孕妈妈孕期就要做好乳房护理。孕妈妈要选择合适自己的棉质文胸，注意不要压迫乳房，还要注意保持乳房的卫生。孕妈妈可以每天睡前用温水浸湿毛巾后敷乳房，既能帮助疏通乳腺管，又不至于刺激乳房。

Q1 我的乳头是凹陷的，宝宝出生后吸不到乳头怎么办？

A 乳头凹陷，最好的办法就是使用乳头矫正器纠正，但要避免在怀孕前3个月以及孕7~10月使用。

Q1 我的乳房比较小，奶水会不会也少啊？

A 奶水的多少与乳房的大小没有什么必然联系。乳房大，只是说明乳房的脂肪含量多，而奶水是与泌乳素有关系的。

就要跟宝宝见面了，十月怀胎的艰辛早已经烟消云散，取而代之的是幸福。幸福的同时，孕妈妈还要准备好住院的物品，这样出现分娩征兆时不至于手忙脚乱，才能从容不迫地入院。现在来看看孕妈妈的待产包都需要准备些什么东西吧。

绝对不能少的东西

◎夫妻双方身份证、户口本
◎母子健康手册　　◎准生证
◎医保卡　　　　　◎诊疗卡
◎现金、银行卡（住院押金可事先向医院咨询）

妈妈的物品

卫生巾	产前信息来临时及产后恶露变少时使用，准备两种尺寸
盥洗用品	洗脸和洗脚的毛巾各1条；洗脸和洗脚的盆各1个；梳子、镜子各1个；牙刷、牙膏各1支
袜子、拖鞋	1双通气性好的拖鞋。袜子是为了避免脚尖受凉而穿
卫生纸、湿纸巾	住院时经常要使用卫生纸。母乳滴落时用湿纸巾擦拭
产褥内裤	恶露稳定后，改用大型的生理用内裤亦可
母乳垫	防溢乳垫可放在胸罩的内侧，谨防母乳流出弄脏衣服
前开襟的内衣	较为宽松的内衣，方便产后喂乳

宝宝的物品

婴儿护肤品	婴儿浴盆1个，浴巾1条；婴儿专用洗发露、沐浴露各1瓶；婴儿润肤露1瓶；婴儿护臀膏1瓶，湿疹膏1支；棉花棒2盒
纸尿裤或尿布	医院会发纸尿裤，孕妈妈可准备尿布，以防宝宝对纸尿裤过敏
婴儿湿巾	婴儿柔肤湿巾、婴儿纸巾各1包
配方奶	准备一袋婴儿配方奶，以备母乳不足

准备好待产包，随时做好分娩准备

动一动，为顺利分娩加油

生命在于运动，对于孕妈妈来说，从孕早期到孕晚期，甚至临产前，坚持适当的运动，不仅能增强体质，有利于产后身体的恢复，更重要的是，能帮助孕妈妈顺利分娩。

进入孕9月后，孕妈妈的体重日益增加，身体负担比较重，此时不建议再做运动量大的项目，只要经常散步，或者进行一些有助于自然分娩的体操即可。

散步

因为临近预产期了，孕妈妈的身体负担很多，稍微一活动就感到劳累，所以很多孕妈妈喜欢躺着。这样做是不对的，只要身体允许，建议孕妈妈在临产前经常散步。

散步有助于胎宝宝入盆，松弛骨盆韧带，还能加强心肌、腹壁肌的活动，改善胎盘的供血量，使孕妈妈的血压、脉搏、呼吸等得到调整，这些对自然分娩是非常有好处的。

建议孕妈妈每天到环境幽静的公园、林荫小道等地方散步，每天坚持30分钟。当然，这也要看个人情况，需要孕妈妈根据体质适当增减活动时间，以每次散步后不感觉有明显的疲劳感为宜。

凯格尔锻炼

能否顺利分娩，跟孕妈妈盆底肌的状态有着密切的关系。盆底肌就像一张"吊网"，把尿道、膀胱、阴道、子宫、直肠等脏器紧紧地吊住，从而维持其正常位置以便其行使功能。

孕妈妈经常锻炼盆底肌，能增强会阴与阴道的肌肉弹性及张力，减少产道撕裂伤，从而避免分娩时大小便失禁及产后尿失禁，还能促进盆底肌的产后恢复。在这里，我推荐孕妈妈进行凯格尔锻炼。

凯格尔锻炼的方法很简单，孕妈妈坐着或者站着，有意识地收缩骨盆底肌肉，缩紧会阴部并向上提拉肌肉，就像努力憋尿一样。每次收缩肌肉几秒钟后再放松，然后再收缩、再放松，如此反复。重复5~10次为一个小节，每天坚持做3~4个小节。这个方法很简单，做起来也比较容易，孕妈妈随时都可以做。

下蹲动作

孕妈妈经常做下蹲的动作，能使骨盆关节变得灵活，增加背部和大腿肌肉的力量和会阴的皮肤弹性，对顺利分娩很有帮助。

刚开始时，孕妈妈会感觉做下蹲动作有些困难，这时可先扶着椅子练习。孕妈妈两腿分开少许，面对一把椅子站好，保持背部挺直，两腿向外分开并且下蹲，同时双手扶着椅子（图1）。只要觉得舒服，下蹲的姿势尽量保持久一些。起身时，动作要缓慢，不要过猛，以免觉得头晕眼花。

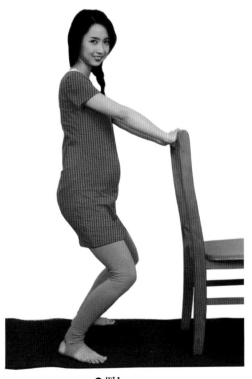

●图1

盘腿练习

盘腿练习能帮助孕妈妈增加背部的肌肉力量，使大腿及骨盆更加灵活，而且还能改善下半身血液循环，从而使两腿在分娩时能长时间地分开。

盘腿的方法很简单：孕妈妈先保持背部挺直，然后坐下，两腿弯曲、脚掌相对，双手抓住脚踝尽可能使脚跟贴近会阴部，孕妈妈若感觉该动作有些难，可不必强迫自己，以感到舒适为宜（图2）。上身前倾，用双肘分别向外压大腿内侧，以使其尽量伸展，保持20秒，然后逐渐放松。每天重复数次。由于肚子比较大，有的孕妈妈会感觉盘腿比较困难，这时孕妈妈可以在大腿两侧放一个垫子，这样能让孕妈妈觉得舒服一些，而且要不停地更换两腿的前后位置。

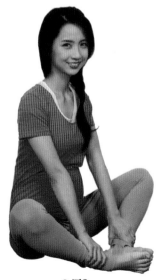

●图2

充分了解产房，消除分娩焦虑

产妇宫缩频繁被推进产房，丈夫和家人在外焦急地等候，这是电视剧里经常出现的片段，其实也是现实生活中常见的场景。只是，一说到产房，很多孕妈妈感到很焦虑，从心里感到疼痛，因为进入产房就意味着要"遭受"分娩的疼痛。

虽然现在有不少医院逐渐有条件提供陪产服务，但产房的神秘感还是无法在产前消除。现在，就让我们一起"进入"产房，了解产房吧。

产房的人员配置

医生： 在孕妈妈进入产房的时候，会有1~2名医生陪伴在孕妈妈的身边，随时检查孕妈妈宫口大小、羊水多少等情况。等宝宝出生后，医生还会给宝宝做健康检查和评估。如果出现突发情况，医生会根据当时的情形做出判断和紧急处理。

助产士或护士： 在分娩的过程中，助产士或护士会在旁边告诉孕妈妈如何呼吸、如何用力，直到宝宝成功娩出。

产房里的大小"机关"

产床： 产房里最重要的"装置"。产床两边有扶手和脚踏板，当孕妈妈需要用力时，可以脚踩在踏板上，同时两手往上提扶手，这样能帮助孕妈妈把全身的力量都集中在下半身。

产钳： 当孕妈妈出现难产时，医生会用产钳将宝宝夹出来。

硬膜外穿刺包： 无痛分娩装置。麻醉师注射麻醉药物时使用，它能帮助孕妈妈缓解分娩时的疼痛。一般情况下，当宫口开到二三指时，麻醉师就可以帮助孕妈妈注射麻醉药物了。

婴儿辐射台： 宝宝娩出后，医生会将宝宝抱到辐射台上，让护士做一些常规处理，如给宝宝擦拭全身、处理脐带，测身高、体重等。

负压吸引器： 宝宝成功娩出，如果体内有羊水或黏液残留，就需要用负压吸引器进行处理，帮助宝宝把羊水或胃黏液吸出。

吸氧装置： 在产床和婴儿辐射台旁边的床上，都会安装有吸氧装置，以在突发情况时使用。

怀孕以后，体内激素的改变往往使孕妈妈变得比以前更加敏感，特别是到了夜里，经常会失眠。孕晚期时，由于子宫不断增大，腹部隆起，孕妈妈需要改变睡姿，采取侧卧位，有些孕妈妈无法快速适应这种姿势，由此感到不适而影响睡眠；增大的子宫加重了对膀胱的压迫，使得孕妈妈夜间小便次数增多，这也会影响睡眠的质量；另外，骨盆打开会让孕妈妈稍微一动就感觉到牵拉痛，这也会让孕妈妈的睡眠不好。

长期失眠会使孕妈妈面色无光、皮肤晦暗、干涩、色斑及皱纹增多，还容易导致身体免疫力下降，增加患病的概率，如高血压等。体力的恢复一般是在晚上完成的，如果孕妈妈长期失眠，白天容易注意力不集中、昏昏欲睡、急躁焦虑、食欲减退、营养不良等。如果孕妈妈营养不良，就会在分娩时产力不足而出现难产现象，更为严重时甚至会引发胎宝宝畸形。

因此，当孕妈妈遭遇失眠的困扰时，要想办法解决。吃一些有助于睡眠的食物，搭配适当的运动，对缓解失眠有利。

孕妈妈宜吃助眠食物推荐

食物名称	助眠功效分析
牛奶	牛奶所含的蛋白质中有80%是乳蛋白。人体在消化乳蛋白后会产生肽。研究显示，肽可以促进钙的吸收，使人的情绪稳定，有助于睡眠，同时还可以抑制血压升高、提高人体免疫力
葵花子	葵花子是维生素E的良好来源，每天吃一把葵花子就能满足人体一天所需的维生素E，对安定情绪有好处。葵花子还有调节脑细胞代谢，改善其抑制机能的作用，所以可以改善睡眠
百合	百合是一味药食两用的缓解失眠的常用食材之一，有清心除烦、宁心安神的作用，对孕妈妈神思恍惚、失眠多梦等症状有明显的改善作用
莲子	莲子具有补脾止泻、益肾涩精、养心安神的功效，常用于夜寐多梦、失眠健忘、心烦口渴、腰痛脚弱等症
小米	小米具有和胃安眠的功效，经常食用，能养胃、助眠

令吃助眠食物

加大水的摄入量，预防乃缓解便秘

水乃生命之源，成年人的身体80%都是水分，人体的一切生活活动都离不开水，对我们来说，水不仅仅是运送各种营养物质的载体，它还直接参与了人体的新陈代谢过程，唯有保证充足的水分才能使人体各项生理功能正常运转起来。换句话说，水不是药，但喝对了可以让孕妈妈少生病，尤其是可以预防与缓解妊娠期便秘之症。

认识水

◎ 水是细胞体液（如血浆、淋巴液、脑脊液）的重要组成部分，其中细胞内液占2/3，细胞外液占1/3。

◎ 人体可通过水分蒸发和汗液分泌散发热量，调节体温。

◎ 水是良好的溶剂，不仅可以把营养物质输送到各个细胞，起到滑利关节、呼吸道以及胃肠道的作用，还能加速体内毒素的排出，预防和缓解便秘。

重视水

◎ 孕产期饮水不足，会导致体内代谢失调，引起代谢紊乱。

◎ 孕晚期饮水过多，会加重水肿症状。

饮水量

◎ 孕妈妈宜每日喝水6~8杯（不含食物中的内含水量，如粥、汤等流体食物中的水分），尤其是在孕晚期，不宜低于每天6杯的饮水量。在控制水肿的情况下，可适当增加饮水量，以预防和缓解便秘。

清晨空腹喝白开水，清肠涤胃、润肠通便

喝水看似简单，却藏着大大的学问，一杯水什么时候喝、怎么喝，才会使水发挥最大的功用，这是非常重要的环节。其中，早起喝水最为关键。孕妈妈每天早晨起床后空腹后喝一杯白开水，可以涤清肠胃，净化肠道，缓解便秘。另外，孕妈妈若是前一天晚餐吃得太丰富，摄取的蛋白质、盐分较多，代谢过程中必然会产生一定的废物，这时就更需要早起喝杯水了，可帮助排毒、维护健康。但要注意，孕妈妈最好喝温热的白开水。

本月饮食除了美味之外，补充营养、强化体力、增强体质等是最重要的。营养若要全面、均衡，每道菜中的材料种类可以尽量多样，倘若能兼顾预防与改善妊娠期便秘症状就再好不过了。

枸杞子鸡肝汤

材料： 鸡肝200克，鸡架100克，姜汁、枸杞子各适量。

调料： 盐1小匙，料酒1大匙。

做法：

❶ 鸡架洗净后压碎或切块，熬煮成浓汤。

❷ 鸡肝洗净，切1厘米大小的块，先用热水汆烫后以清水冲洗，再加少量姜汁浸润一下。

❸ 鸡架熬成的浓汤中加入枸杞子，中火煮30分钟，加入鸡肝块以及盐、料酒即可。

扁豆炒茭白

材料： 新鲜扁豆250克，茭白150克，姜末适量。

调料： 酱油、料酒、水淀粉、盐、鲜汤各适量。

做法：

❶ 将新鲜扁豆撕去边缘硬筋，洗净后切成长条。

❷ 茭白去皮和老根，洗净，切成长条。

❸ 油锅烧热，放入姜末爆香，然后放入茭白条和扁豆条，煸炒至熟（不要放水），放入酱油、料酒、盐和鲜汤烧片刻，再用水淀粉勾芡即可出锅。

优孕营养站

鸡肝含有丰富的营养物质，如蛋白质、钙、铁、锌、维生素等，是孕妈妈理想的补血佳品之一。

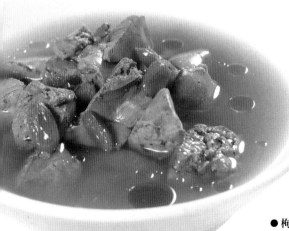
● 枸杞子鸡肝汤

妊娠高血压孕妈妈务必提高警惕

看《北京遇上西雅图》时，有一个情节想必很多人都难以忘记：文佳佳突然晕倒，郝志在送她去医院的途中，给文佳佳的主治医生打电话，质问她文佳佳有妊高征，如果不想出事就赶紧来。后来，文佳佳在郝志的帮助下最终母子平安。

妊高征，即妊娠高血压综合征，是妊娠期最常见的特有疾病。关于妊娠高血压综合征的相关知识，在上文中我已经提到不少，在这里重点讲讲患有妊娠高血压综合征的孕妈妈孕晚期如何进行生活调理，以免出现类似于文佳佳的突然情况而危及母子安全。

调理方法	特别说明
适当休息	劳逸结合，保证充分睡眠，并不是指一定要卧床休息
睡姿正确	在休息和睡眠时尽量取左侧卧位，有利于维持正常的子宫胎盘血液循环，并具有利尿、降低血压的良好效应 患妊娠高血压综合征的孕妈妈要避免长时间保持仰卧位。因为仰卧位睡觉可能会影响肾脏的血液供应，如流量明显减少，排尿量也随之减少。孕妈妈身体内的钠盐及新陈代谢过程产生的有毒物质不能及时排出，将加重妊娠中毒症的病情，出现血压升高、蛋白尿、下肢及外阴部水肿，甚至发生抽搐、昏迷，医学上叫做"子痫"，如果处理不当，将威胁母子的生命安全
饮食调理	首先，注意限制热量摄入过多，防止吃得过多过饱，避免引起肥胖 其次，适当减少食盐摄入，吃得清淡一点，孕晚期每日摄盐量不能超过6克 再次，限制脂肪摄入，每日摄入量小于60克，以植物油为主，炒菜时最好不用动物油脂 除了上述"三限"外，蛋白质、维生素和矿物质的摄入应当增加一些，例如蛋白质的摄入应达到80~100克，并且动物和植物蛋白各占1/2，即将豆类或豆制品与瘦肉、鱼虾等进行搭配。而水果、蔬菜、牛奶等食品，最好天天都能吃点
情绪稳定	孕妈妈应保持乐观情绪，豁达开朗，不生闷气，不发脾气，不为小事斤斤计较

频繁性宫缩要紧吗

最近我接诊了一位孕妈妈，因为她问题多而且对我极度"不信任"，所以我对我们的对话印象很深刻，现在我把大概的对话写下来，以供孕妈妈们参考。

"医生，我最近总觉得肚子频繁性发紧，有的时候还觉得肚子疼，我是不是快生了？"

"现在根据你的末次月经，还有B超的显示结果，你怀孕36周。你说的这种情况应该是假宫缩，你还没到分娩的时候呢！"

"但我在网上查了，说胎宝宝已经足月了，很可能随时分娩。医生，您确定我真的不是快生了？"

"呵呵，真的没有！"

"那假宫缩跟真的宫缩有什么分别呢？"

"假宫缩没有规律性，真正的分娩前的宫缩是强有力的，而且有规律性的。"

对于真宫缩和假性宫缩我在孕中期曾经介绍过，为了方便读者朋友们阅读我将其做成了表格形式：

假宫缩　　PK　　真宫缩	
症状表现：起初，用手摸肚子时才感觉到宫缩；偶尔感觉肚子发紧、发硬、疼痛；宫缩无规律，且持续时间短。	症状表现：有规律且逐渐增强的宫缩，每次持续30秒以上，每次间隔5~6分钟，而且这种疼痛无法缓解。

那么，在孕晚期出现频繁性的假宫缩正常吗？就像上述案例一样，需不需要到医院就诊呢？

一般情况下，产前出现假性宫缩属于正常现象，孕妈妈长时间保持一个姿势站立或坐着，会感到腹部变硬，尤其是自觉疲劳时，这种现象更加频繁，这就是假性宫缩。但如果假性宫缩非常频繁，需到医院就诊，医生会根据孕妈妈的实际情况配合相关检查来判断胎宝宝是否发育正常。

患上产前焦虑怎么办

"我们邻居的大孙子是脑瘫，万一我的宝宝生出来也是这样，怎么办？"

"前几天出去玩，看到有个孩子的手粘连在了一起，看起来让人觉得心里发毛，要是我的宝宝不健康，我该怎么办？"

"今天看新闻，说一个新妈妈生完宝宝就晕倒了，因为宝宝不健全，少了只胳膊。好害怕这样的事情发生在我的身上。"

……

辛苦怀胎，经历孕吐、恶心、便秘、水肿等诸多"磨难"，终于胜利在望了，但有些孕妈妈却产生了以上的担忧。

调查显示，有98%的孕妈妈在孕晚期会出现产前焦虑心理。由于孕妈妈的心理状态会直接影响到分娩过程和胎宝宝的健康状况，因此孕妈妈的家人此时要帮助孕妈妈远离产前焦虑的困扰。

导致产前焦虑的原因

初产妇的忧虑：对于大多数第一次怀孕的孕妈妈来说，由于缺乏经验并且通过各种渠道耳濡目染了很多有关分娩的痛苦信息，所以担心自己也将面临这样的"灾难"，从而对分娩充满了恐惧和焦虑。

担心身体状况：一些在孕期患有疾病的孕妈妈，由于担心自己的身体状况会影响到腹中的胎宝宝或担心分娩难以顺利进行，从而在分娩前烦躁不安，容易出现焦虑的心理。

缓解产前焦虑，需要家人的帮助

孕妈妈的家人要多抽出时间陪孕妈妈参加一些有利于培养她积极乐观心理的健康活动，转移和分散她的注意力。同时，要督促孕妈妈多和其他孕妈妈或已经做妈妈的女性朋友交流，向她们请教，解决自己的疑问，以排解产前焦虑。

● 准爸爸是帮助孕妈妈缓解产前焦虑的重要人物。

你该做产检啦

本月同样需要进行两次产检，而且每次检查的内容并不会有明显的差别，孕妈妈对检查内容与流程基本都熟记于心了，但不可以消极怠工哦！毕竟，胎心监护与B超检查还是相当重要的内容。

产检指引

挂号

候诊 候诊时，需要做B超的孕妈妈请提前做好憋尿准备

医生问诊 任何孕期问题都可以向医生询问

例行检查 体重、血压、腹围、宫高、胎心、四肢水肿状况等，每次产检都要检查

内科检查 需要消毒，孕妈妈穿着尽量简单方便些，每次产检都要检查

缴费

B族链球菌培养（孕36周做1次） 尿常规血常规

多普勒听胎心测羊水

检验科 胎宝宝体重

采血科 脐带与胎盘情况

多普勒B超室

产检说明

☆ **产检时间** 孕33~35周、孕36周

☆ **产检准备** √诊疗卡 √围产保健手册 √医疗保险手册 √费用（现金或银行卡）

☆ **产检解析**

❶ B族链球菌培养：通过这项检查，可确认孕妈妈是否感染了B族链球菌。B族链球菌可是会使宝宝出生后出现败血症、肺炎、脑膜炎等严重病症的病毒，甚至会令宝宝死亡哦。

❷ B超检查：通过这项检查，确认胎宝宝的双顶径大小、胎盘功能分级、羊水量等，并准确评估胎宝宝当时的体重及发育状况，还可预估胎宝宝至足月生产时的重量。胎宝宝体重不足，孕妈妈就要多补营养；胎宝宝过重，孕妈妈则要控制饮食。

我的产检项目单

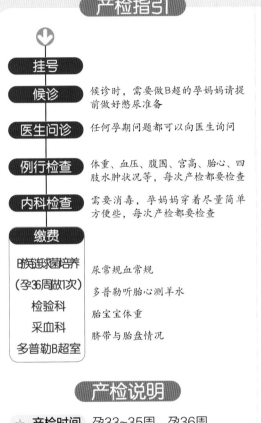

常规尿液检查，每次产检都要做。

221

孕10月是最后的冲刺阶段，万事俱备，只等宝贝搬家啦，但不可完全信赖预产期那一天，因为它并不是精确的分娩日期，只是胎宝宝安全出生的一个时间提醒，并不是所有的孕妈妈都会在那一天分娩。此时你可以明显感觉到肚子最低端与乳房的距离越来越远，呼吸变得越来越轻松，胃部的压迫感越来越弱，这完全是子宫在下降的表现。如果你的宫缩间歇越来越短暂、如果你已见红、如果你的羊水已破，别慌！请尽快去医院待产吧！

孕妈妈行为课程开课啦

了解胎盘老化的相关知识

胎盘老化是本月很多孕妈妈可能会遭遇的问题。一些孕妈妈在网上查到说胎盘老化会导致胎宝宝吸收不到营养，甚至缺氧，很是担忧。正确认识事情的本质，我们才能心里有底，不至于胡乱猜疑。

什么是胎盘老化

胎盘老化是指胎盘功能减退，可能导致胎宝宝营养不良、缺氧，甚至死胎、新生儿窒息等严重后果。其实胎盘老化是一种俗称，医学上并没有"胎盘老化"这个学术术语。医学影像系统对于胎盘的分级定义是根据胎盘成熟程度来讲的。胎盘成熟程度越低，说明胎盘的功能越好；胎盘成熟程度越高，说明胎盘的功能越低，有胎盘老化的可能。

胎盘老化怎么办

胎盘是胎宝宝营养的来源，还可以代谢胎宝宝体内的废物。胎盘老化意味着胎盘功能降低，可能引起胎宝宝在宫腔内发育迟缓，甚至缺氧、窘迫死亡。

大多数孕妈妈发生胎盘老化时胎宝宝都已经足月了，只要胎宝宝还在正常胎动，正常生长，孕妈妈不需太担心，只要遵医嘱严密监护、数胎动就好了。

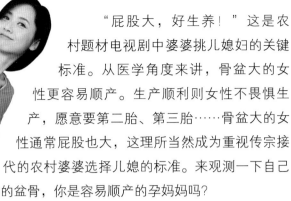

"屁股大，好生养！"这是农村题材电视剧中婆婆挑儿媳妇的关键标准。从医学角度来讲，骨盆大的女性更容易顺产。生产顺利则女性不畏惧生产，愿意要第二胎、第三胎……骨盆大的女性通常屁股也大，这理所当然成为重视传宗接代的农村婆婆选择儿媳的标准。来观测一下自己的盆骨，你是容易顺产的孕妈妈吗？

认识骨盆

● 臀部大就一定好生吗？

骨盆是胎宝宝从母体娩出的必经之路，骨盆的大小、形状直接影响分娩的顺利与否。因为，孕妈妈必须对自己骨盆的构造和特点了解清楚。

骨盆由骶骶骨、尾骨和两块髋骨构成，并由韧带和关节将它们连接在一起，一般不能活动。骨盆分为上、下两个部分。上半部宽大，产科称为"假盆骨"，可支持怀孕增大的子宫，与分娩关系关系不大；下半部比较狭窄，产科称为"真盆骨"，与分娩关系密切，它的狭窄为胎儿顺利分娩造成阻力。不过，在孕激素的影响下，真盆骨周围的韧带会稍微变得松弛，各关节略有松动，为日后的分娩做准备。

你的骨盆适合顺产吗

通常来讲，骨盆越大，顺产的机会就越大。在产前检查中，产科医生通常会测量孕妈妈的骨盆直径来告诉孕妈妈她是否适合顺产。骨盆在结构上有两个直径，前后径短、左右径宽的利于胎宝宝顺利娩出，适合顺产；前后径长，左右径窄，胎儿就不易娩出，多建议选择剖宫产。

阵痛已开始，提升分娩力有妙招

一波又一波强烈的阵痛来袭，孕妈妈终于体会到老辈人为啥称分娩为"儿奔生娘奔死"的老话了。最后的时刻来临了，你马上将蜕变为勇敢坚强的母亲了，不要害怕，请密切配合医生，提升分娩力。

提升分娩力妙招一：产前及时贮备产能

"怀胎十月，一朝分娩。"孕妈妈最后拼体力的时刻到了，那么应该怎么提高体力呢？其实，从怀孕开始，孕妈妈就开始在饮食上加强营养，这是增强产力的前期储备。分娩时，无论是产妇的身体还是精神都承受着巨大的能量消耗，因此分娩前的饮食至关重要，不仅关系到补充身体的需要，还可以帮产妇增加产力，帮助产妇顺利地分娩。

提升分娩力妙招二：掌握最佳用力时机

分娩时，如果孕妈妈主动配合医生或助产士，在合适的时机或放松或用力，不仅可以促进分娩，还可以缓和宫缩带来的强烈痛感。具体来讲，就是在宫缩疼痛时，尽量放松身体，或者适当活动。在子宫口全开时，子宫收缩会使胎宝宝逐渐下降，此时孕妈妈应该听从医生或助产士及时用力，促进分娩。

提升分娩力妙招三：化阵痛为产力

学会放松肌肉，将注意力转移到呼吸上，可以帮忙孕妈妈转移疼痛的感觉，也能适当减轻分娩的焦虑感。阵痛来袭时，孕妈妈要知道这是胎宝宝要来报到的好消息，要化阵痛为产力，配合医生调整呼吸，放松肌肉，正确用力，可以减轻产痛并让宝宝顺利到来。

> 🔊 **孕力加油站·双手抓握温软柔软的东西**
>
> 孕妈妈分娩疼痛时，很希望抓住一件温暖柔软的东西。如果准爸爸可以进产房，要把手递给孕妈妈；如果准爸爸不能进产房，可以给孕妈妈提供柔软的枕头、被子、有护垫的床栏等。

在我们医院里，每天都有小生命的诞生，新生命的降临自然是值得庆幸的，但我们真的要对那些与分娩产程做斗争的孕妈妈表示钦佩，只有她们坚强地挺过三道产程（剖宫产的孕妈妈除外），才能有新生命的开始。有些孕妈妈听到此后，心里如揣了一只小兔怦怦乱撞了吧？

今天，我就为大家介绍一下分娩时的三个产程，在了解事实真相后，孕妈妈们可以根据自身情况，掌握配合医生分娩的窍门。

第一产程

第一产程初期，宫口开大2~3厘米，宫缩每隔5~6分钟1次，持续时间30~50秒，疼痛不太强烈。如果孕妈妈的羊水未破，可以下床走动，利于胎位下降，分散宫缩痛；如果羊水已破，最好卧床，宫缩时用鼻子深吸一口气，再用嘴巴把气体呼出，尽量保持吸气呼气量均衡，缓解阵痛。

第一产程后期，宫口开大4~10厘米，宫缩每隔1~3分钟一次，持续时间长达60秒左右，疼痛难以忍受。这时孕妈妈继续保持鼻吸气嘴呼气的原则，并随着宫缩的增强或减弱来加快或放慢呼吸，以此来有效地缓解宫缩带来的疼痛感。

第二产程

此时宫口已经全开，宫缩也越来越强烈，阵痛间隔时间短且每次持续时间较长。这时，孕妈妈要配合医生或助产士，宫缩时用力，宫缩停止休息。在宫缩开始时，要用力用鼻子吸一大口气，然后憋住气（尽量憋气20~30秒），听医生指挥，慢慢地随着宫缩用力向下使劲，就像用力排大便的感觉。呼气后马上大口吸气，再憋气再用力至宫缩结束。

第三产程

娩出胎盘。

痛并快乐，分娩产程一路相随

拉梅兹呼吸法，让分娩又快又省力

孕妈妈们最难熬的就是分娩，那种撕心裂肺的痛让每个妈妈都毕生难忘。怎么缓解生产痛？聘请导乐？水中分娩？无痛分娩？这些都是靠外界因素来创造比较轻松的分娩条件，而且也不是每家医院都具备这样的条件，孕妈妈可以依靠自身的力量缓解产痛，让分娩又快又省力。法国医生拉梅兹博士在研究"心理预防法"时，发现利用呼吸可以分散注意力，正好可以用在女性分娩时减轻产痛，于是就有了著名的"拉梅兹分娩呼吸法"。阵痛来临时，孕妈妈可以专注呼吸，运用"拉梅兹分娩呼吸法"转移产痛，加快产程。具体有五个步骤：

Step 1　胸部呼吸法

阵痛5~20分钟一次，每次疼痛30~60秒。宫缩时，孕妈妈用鼻子深深吸一口气，随阵痛开始吸气、吐气，反复进行至阵痛停止，恢复正常呼吸。

Step 2　嘻嘻轻浅呼吸法

阵痛2~4分钟一次，每次疼痛持续45~60秒。宫缩强烈时，孕妈妈用嘴巴轻轻吸入一小口空气，保持轻浅呼吸，让吸入及吐出的气量相等，呼吸完全用嘴呼吸，保持呼吸高位在喉咙，就像发出"嘻嘻"的声音。

Step 3　喘息呼吸法

阵痛1~1.5分钟一次，每次疼痛持续30~90秒，产程最激烈、最难控制的阶段。孕妈妈先将空气完全排空，深吸一口气，紧接着快速做4~6次的短呼气，就像在吹气球，比嘻嘻轻浅式呼吸还要浅，可根据宫缩的程度来调解速度。

Step 4　哈气运动

第二产程的第二阶段，此时医生或助产士会叮嘱孕妈妈不要太用力，避免会阴撕裂，等待宝宝自己挤出来。阵痛开始，孕妈妈先深吸一口气，接着短而有力地哈气，如浅吐1、2、3、4，接着大大地吐出所有的"气"，就像在吹一样很费劲的东西。

Step 5　用力推

此时宫颈全开了，助产师也要求产妇在即将看到婴儿头部时，用力将婴儿娩出。准妈妈此时要长长吸一口气，略抬头，憋气，用力使肺部的空气压向下腹部，完全放松骨盆肌肉。需要换气时，保持原有姿势，马上把气呼出，同时马上吸满一口气，继续憋气和用力，直到宝宝娩出。当胎头已娩出产道时，准妈妈可使用短促的呼吸来减缓疼痛。

明明到了预产期，却迟迟没有分娩的征兆，胎宝宝要留级了！从医学角度来讲，预产期并不是精确的分娩日期，分娩提前或延后1~2周都属于正常现象。过了预产期的孕妈妈，请做好下列四项检查。

核对预产期

孕妈妈需要把孕早期的妊娠试验、B超、验血结果等检查数据以及第一次胎动时间等都告诉医生，如果记得，最好告诉医生你的末次月经时间以及可能引起受孕的同房日期，让医生重新核对孕周。

检测胎动

过了预产期，应该早、中、晚各数一次胎动。如果孕妈妈发现每小时胎动少于3次或多于20次，或者12小时内的胎动少于10次，或者逐日胎动次数下降50%且不能恢复正常胎动者，应该马上就医。

胎心监测

超过预产期后，孕妈妈应该经常做胎心监测。正常的胎心率是胎宝宝的每分钟心跳值持续在110~160次之间。而且每次胎动后，胎心会有一定幅度的加快。如果胎心值低于或超过正常范围，出现过快或过慢，或者胎心率在胎动发生后没有明显的加速，甚至出现下降，都应该及时去医院就诊。

超声波检查

医生利用超声波监测胎宝宝呼吸、胎动、身体张力、四象限、羊水定量、脐血管血流信号六项数据，评定胎儿的健康状况是否良好。

过了预产期，必做的4项检查

● 胎宝宝"留级"了该怎么办？

227

进入最后冲刺阶段了，孕妈妈的胃部不适感会有所减轻，食欲随之增加，因而各种营养的摄取应该不成问题，但不可乱吃滥吃，而应该充分合理地搭配好食物。

快生了，多摄入锌

孕晚期摄入富含锌的食物，可以提高自然分娩的概率，这在妇产科临床医学上已经得到了证实。这是因为锌可以增加子宫相关酶的活性，促进子宫肌肉收缩，帮忙孕妈妈更快地将胎宝宝娩出体内。反之，缺锌会导致子宫肌收缩力弱，加重孕妈妈自然分娩的痛苦，甚至无法自行娩出胎宝宝，借助产钳、吸引等外力，甚至要改为剖宫产。

海产品和动物内脏中的含量锌比较丰富，孕妈妈在孕晚期可以多吃猪肝、瘦肉、海带、紫菜、牡蛎等。豆类中含锌也比较丰富，孕妈妈早餐可以喝黄豆、红豆、绿豆浆等。此外，核桃、栗子等坚果类也含锌比较丰富，对胎宝宝的智力发育也有益。

那么，今天我为大家推荐一款美食——核桃花生粥，花生和核桃不仅含有丰富的锌，对孕晚期希望自然分娩的孕妈妈增添一分分娩助力。具体做法是：取大米200克、花生10~15粒、核桃仁3~5个、白糖适量。锅内放清水、花生、核桃仁，烧开后放入淘洗干净的大米，小火煮30分钟左右，加入白糖即可。

避免胎儿过大，限制碳水化合物的摄取

临产前胎宝宝的生产发育已经基本成熟，应该限制碳水化合物等热量的摄入，以免胎宝宝过大，影响顺利分娩。以下这些富含碳水化合物的食物尤其要少吃。

薯类	马铃薯、白薯、红薯等
谷类	水稻、小麦、玉米、大麦、燕麦、高粱等
豆类	大豆以外的干豆类，如：红豆等
蔬果类	甘蔗、甜瓜、西瓜、香蕉、葡萄、胡萝卜、西红柿等

自然分娩一般分为三个产程，第一产程是子宫颈扩张，这段时间持续很长；第二阶段是胎儿娩出，宫缩痛最厉害；第三产程是胎盘娩出，时间较短。根据产程的不断进展，孕妈妈应该安排适宜的饮食。

第一产程：补充能量

第一次产程前期，每5~6分钟阵痛1次，每次时间持续30秒左右。这只是战争的开始，在接下来的分娩中可能短短几个小时，也可能一天一夜甚至更长时间，需要消化大量的体能。因此孕妈妈必须趁宫缩间隙较长的时候正常进食，补充能量。

推荐食谱：荷包蛋挂面汤

材料：鸡蛋1个，西红柿1个，挂面1把，葱花少许。

调料：盐适量，香油、香醋各少许。

做法：

❶ 油锅烧热，爆香葱花，放入西红柿爆炒至出汁，加入1碗清水烧开。

❷ 水开后，磕开鸡蛋，从锅边滑入鸡蛋，待1~2分钟荷包蛋成型后放入挂面继续煮开。

❸ 待面熟时调入盐、滴入香醋、淋上香油即可。

第二产程：滑胎饮食

进入第二产程后，宫缩频繁强烈，消耗剧增。除了吃巧克力补充体能外，还可以多喝些有利于滑胎易产的汤粥。

推荐食谱：空心菜大米粥

材料：空心菜5根，大米1勺。

调料：盐少许。

做法：

❶ 大米淘洗干净；空心菜洗净，去根，切碎，待用。

❷ 锅内放入两碗清水烧开，放入大米大火烧开，改为小火煮30分钟。

❸ 放入切碎的空心菜，调入盐，续煮2~3分钟。

第三产程：补充体力

第三产程通常不会超过半小时，孕妈妈一般不用吃任何东西。如果产程延长，可以喝一碗红糖水或者一块巧克力以支撑体力。

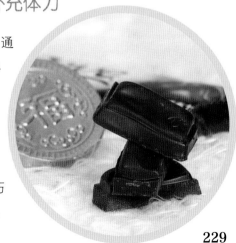

分娩时使用麻醉药绝对安全吗

无论是顺产还是剖宫产，疼痛在所难免，有些孕妈妈会选择麻醉。然而，分娩过程中使用麻醉药会不会对孕妈妈和胎宝宝产生影响？应该使用哪种麻醉药呢？有风险吗？本节我就给各位孕妈妈普及一些分娩麻醉的基本知识。

剖宫产

剖宫产必须进行麻醉，以椎管内麻醉为主，其中又以硬膜外麻醉为多，即在手术前对孕妈妈的脊柱腰椎间盘部位进行麻醉注射，即大家常说的半身麻醉。椎管内麻醉是作用在孕妈妈的脊髓神经根，麻醉药并不进入孕妈妈的血液循环内，因此不会对胎宝宝产生影响，只是给孕妈妈起到很好的止痛效果。如果孕妈妈有心衰、贫血等方面的问题，麻醉后易出现血压下降、心悸、头晕等症状，此时应及时告诉医生，以便采取急救措施。

自然分娩

自然分娩不用进行麻醉，但如果孕妈妈选择无痛分娩则会使用麻醉，正规的无痛分娩也是使用椎管内麻醉，在宫口打开2~3厘米时介入效果最佳，只可以止痛，也有利于产力的聚集。操作比较安全，对孕妈妈和胎宝宝的影响不大。至于某些小型医院采取吸入式的麻醉无痛分娩，止痛效果比较小，不推荐。

全身麻醉

简称全麻，一般在孕妈妈因为一些大出血等急诊失去意识，无法配合生产时才使用。由于全麻是将麻醉药经过静脉注射到体内，进入孕妈妈的血液循环中，因为可能会孕妈妈和胎宝宝都有一定的影响。但随着医疗技术水平的提高，近几年全麻的风险也在不断降低。

随着医学的发展，目前我国正规医院的麻醉药物对母婴来讲都是比较安全的。孕妈妈不必过于担忧。

分娩时大出血，俗称产后大出血，是指胎宝宝娩出后24小时内出血量超过500毫升。这是分娩期的严重并发症，也是产妇死亡的最主要原因。要保障母婴的生命安全，必须有效预防分娩大出血。

分娩大出血的原因

引起分娩时大出血的原因主要有四点：

宫缩乏力。这是分娩大出血的最常见原因。羊水过多、巨大儿、多胞胎等造成子宫扩张太大，或者产程过久会造成子宫乏力，进而诱发大出血。

产妇产道损伤。胎宝宝过大、产道明显水肿、静脉曲张、急产、上胎为剖宫产这胎尝试自然分娩者宜出现产道裂伤。

胎盘滞留，胎盘部分残留或者胎盘粘连或植入。

产妇存在凝血功能障碍。

分娩时大出血医生的基本对策

第一产程时出血，医生和助产士要对产妇进行宣教，让产妇以平和的心态迎接分娩的到来，让产妇在阵痛间隙多进食碳水化合物，补充能量，必要时给予镇静剂和导尿，减轻膀胱压力。

第二产程是根据产妇的宫缩情况看是否加用缩宫素，严密监护产妇，正确指导产妇进行用力和哈气，阴道手术要轻柔规范，避免因急产造成产道损伤。

第三产程胎宝宝娩出后立即给产妇静滴缩宫素，20分钟未娩出胎盘则根据具体情况给予其他药物并进行人工剥离胎盘术，如果出血过多立即进行清宫术；如果出血不多，连续三天给予药物注射并持续监测至缝合止血。

产程结束后，常规导尿，产后2小时严密观察出血情况及宫缩、膀胱充盈情况，根据新妈妈具体情况给予饮食补充体力。并通过各个环节的严密措施降低大出血风险。

你该做产检啦

马上就要分娩了，本月孕妈妈每周要做一次产前检查，医生会严格监护胎心、做B超检查，了解羊水以及胎宝宝在宫内的情况。临产前，准妈妈还会做一次全面的检查，为宝宝的顺利出生做好铺垫，你可千万别不耐烦哦！

产检指引

挂号	
候诊	候诊时，需要做B超的孕妈妈请提前做好憋尿准备
医生问诊	任何孕期问题都可以向医生详细询问
例行检查	体重、血压、腹围、宫高、胎心、四肢水肿状况等
内科检查	需要消毒，孕妈妈穿着尽量简单方便些
缴费 检验科 采血科 多普勒 B超室	尿常规全血细胞计数、凝血酶原时多普勒听胎心测羊水、胎宝宝体重、间及指数、人类免疫缺陷病毒、脐带与胎盘情况

产检说明

☆ **产检时间** 孕37~40周，每隔一周产检1次。

☆ **产检准备** √诊疗卡√围产保健手册√医疗保险手册√费用（现金或银行卡）

☆ **产检解析**

❶ 内科检查：消毒后检查外阴有无水肿、静脉曲张；有无阴道畸形、湿疣；宫口开大多少，胎膜是否凸出、有无阴道流水；胎宝宝有无入盆，宫缩时胎头是否下降等与分娩相关的情况。

❷ 人类免疫缺陷病毒：检查血液是否存在该病毒，以免孕晚期免疫系统失去抵抗力，从而容易导致艾滋病等传染性疾病。

我的产检项目单

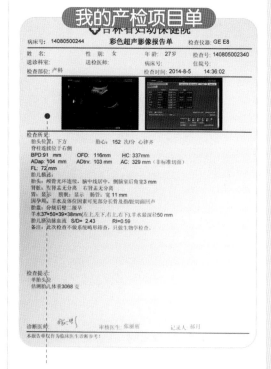

B超检查：

临产时做B超检查，主要是观察胎位、胎儿大小、胎盘成熟度、羊水多少等，进行临产评估。

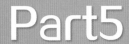

Part5

产褥期全优护理，为新妈妈铸就好体质

随着明星辣妈队伍的日益壮大，产后恢复几乎是每位女性关注的焦点。产后恢复其实远不止产后1个月，但产后1月却是最为关键的时段，被称作产褥期，俗称"月子"。从宝宝生出那一刻起，新妈妈的大部分器官就开始逐渐恢复产前的状态，能否完好复原全凭月子里的调养与保健。事实上，"坐月子"还是一个多事之秋，各种妇科疾病特别容易缠着新妈妈不放，注意个人卫生、合理安排作息、尽早母乳喂养等都应该各就各位了。

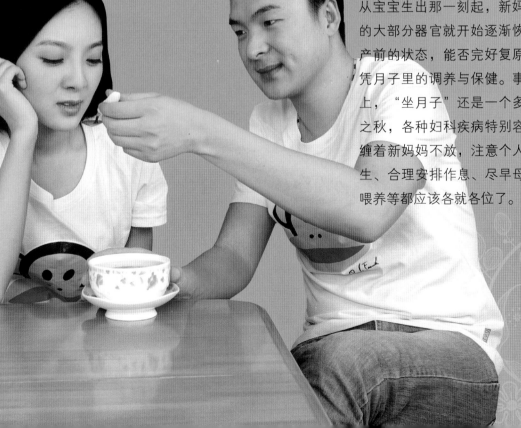

你可以这样度过产后住院期

关于产后住院，一般顺产妈妈2~3天内就可以出院，一些体质很好的经产妇甚至可以当天下午就出院；剖宫产妈妈一般5~7天后出院，也和新妈妈的身体恢复情况有关。说到产后住院期，我就想到我去年接诊的产妇小艾，从她身上我明白了好像不少新妈妈不太理解我们医生产后查房提问的真正含义。

小艾，29岁，金融业会计。生产时因为宫缩一度乏力导致胎心减弱而改为剖宫产。我查房时问她：排气了吗？感觉如何？"排气是啥意思？"小艾问。旁边的小护士扑哧笑了，说："就是问你术后放屁了吗。"也是，有时我们医生想用相对比较文雅的话来代替比较尴尬的问话，但有些术语并不一定被每个患者所理解。后来我在产后查房时，会细心留意患者及家属的表情，如果他们出现疑惑的表情，我会换一种更通俗的语言和他们沟通。还有，就是当医生问你排气了吗？排便了吗？伤口疼吗？有灼烧感还是痒？请产后的新妈妈一定要如实回答，这些看似简单的提问其实是医生判断你产后身体恢复情况。小艾经过了顺产和剖宫产长达12小时的双重折磨，在产后3小时时，实在又渴又饿，谎称自己已经排气，她爱人给她喂了牛奶和香蕉，还好没有给食太多，只是腹胀、打嗝。新妈妈们，一定要正确解读产后的身体信号，你才能轻松、安全地度过产后住院期。

自然分娩的妈妈这边看

信号一 **排尿**。顺产妈妈要在产后4小时内进行排尿，如果超过4小时，可能会发生尿潴留的情况。因此，顺产妈妈回到病房后，家属应该及时给服红糖水或汤粥，充盈膀胱，促进尿液分泌，尽量让新妈妈尽快排尿。如果超过4小时未排尿者，家属和护士应该采取各种方法来督促新妈妈尽快排尿，比如用流水声音诱导、搀扶到厕所排尿等。如果新妈妈确实无法排尿，但医务人员检查到新妈妈膀胱充盈明显，必要时可放置导尿管。

信号二 **排便**。由于顺产妈妈分娩后就可进食水和食物，因此大多数顺产妈妈会在产后第二天或者第三天排出大便。如果三天后仍然未排便者，根据医生建议和指导，可以采取饮食调配或配合药物进行通便。

信号三 会阴伤口。顺产过程中，产妇会出现会阴撕裂或被侧切的可能性，这些小伤口都需要用丝线缝合和拆线，前者需要48小时拆线，后者需要72小时拆线。在此期间，医院护理人员会每天2~3次对伤口进行清洁和消毒，以免引发感染。

剖宫产的妈妈这边看

信号一 排气。由于麻醉抑制新妈妈的肠胃蠕动，为了避免肠胃粘连，建议剖宫产的新妈妈在排气前禁食。一般剖宫产妈妈会在产后6小时或第二天会排气，如果次日仍未排气者，可能会出现腹胀明显的情况，此时可以少喝一些萝卜汤或下床沿着床边走动来促进排气。未排气前原则上是禁食禁水的，如果新妈妈确实饥渴难忍，可以在6小时后稍微进食一些流食，但不可以进食牛奶、巧克力、糖水等易引起胀气的食物。

信号二 排尿。剖宫产在手术前会插尿管，以便排空膀胱，避免手术中压迫坏膀胱造成损伤。术后24小时内，护士会帮新妈妈拔出插尿管，新妈妈要多喝水，以促进尽快自然排尿。如果拔掉插尿管4小时，新妈妈还不能正常排尿，护士和家属要想办法诱导新妈妈排尿。

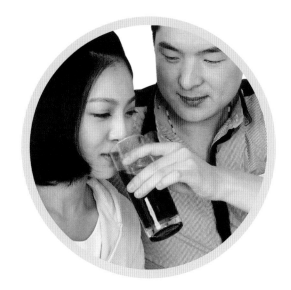

● 顺产后的新妈妈回到产房后应喝些红糖水，一方面可以补充体力，另一方面可以促进排尿。

信号三 排便。由于剖宫产妈妈在术后第二天才开始进食，肠胃功能也因为麻醉的作用恢复比较慢，因此多在术后第三天或第四天才会自然排便。如果第四天仍不能排便者，可以听取医生建议适当有一些缓和的泻药或用开塞露置肛。

信号四 活动。术后次日拔出尿管后就开始下地活动，第一次下地，一定要有人陪同，以防摔倒。产后不要一直卧床，防止血栓的形成。早活动、适量的下地活动对减轻术后的粘连也很有必要。

信号五 腹部切口。腹部的切口第一次换药一般在术后24小时，药物敷料表面会有少量渗出的血迹，是细菌生长的良好培养基，因此次日的换药很重要。至第四天(三日后)再换药一次，注意伤口有无红肿、流液、压痛等情况。至第七天敷料可以去除，再次观察伤口情况。

坐月子最易犯的十个错误

女性坐月子是大事，稍有差池可能就留下一生病根。我们医院之前有一个很年轻漂亮的导诊，生完孩子没多久就来上班了。她自己想着，反正导诊也不太累，无非是告诉病号怎么填单子、哪个科怎么走，站着和大家说说话而已，没准儿还对产后恢复还有益呢。然后，不到几个月，她就开始脚跟疼，连续几年没好彻底，放射拍片、CT造影都没事，究其原因还是月子没出多久就开始久站的原因。

在这里给各位新妈妈普及一下坐月子最易犯的10个错误，希望对大家有所帮助。

错误一 一出月子就久站、久蹲

有些新妈妈和我们医院那位漂亮的导诊妹妹一样，认为出了月子就证明身体恢复差不多了。坐着不如站着，多站、多蹲、多运动，有利于身体更快恢复。其实，短短一个月的时间，盆腔内的生殖器官还并没完全复位，机体的其他功能也没有完全恢复。过早站立、久蹲会影响机体各种机能，比如容易腿酸、脚跟疼等。

错误二 多吃鸡蛋

鸡蛋是补气补身的好食材，多吃鸡蛋有利于新妈妈的元气恢复，这种说话是有道理的。但是建议新妈妈每天吃2~3个鸡蛋即可，多吃营养吸收不了，反而加重肝肾负担，导致身体发福。

错误三 产后1周内不吃盐

民间说新妈妈产后1周不要吃盐，是担心吃盐多了奶水会下来慢，而且还容易造成产后身体水肿。事实上，如果新妈妈产后不吃盐会导致食欲严重下降，全身脱力，不仅影响乳汁分泌，还会产后身体恢复极为不利。正确的做法是，产后新妈妈的饮食中少放盐，是正常餐饮中的1/3盐量为宜。鸡蛋建议每天吃2~3个，多吃营养也吸收不了，反而加重肝肾负担，导致身体发福。

错误四 坐月子不开窗

不少新妈妈坐月子期间，家里老人就嘱咐她一定要紧闭门窗，避免受风、着凉。这可能跟老一辈坐月子时房屋保暖性不好有关。现在基本所有的新妈妈都在有暖气或空调的屋子坐月子，应该适当开窗通风，有利于空气流通，降低空气中的细菌数量。

错误五 不洗头不洗澡

很多地方的新妈妈在月子里是不允许洗头和洗澡的，以免得产后风。其实这完全没有科学道理，还可能因为卫生问题影响产妇健康。正确的做法是，顺产的妈妈可以在1周后洗头洗澡，清洗时注意室内保暖，并采取淋浴方法；剖宫产妈妈在两周后可以洗头洗澡，同样采取淋浴方式，并尽量保护腹部伤口不被水淋湿。

错误六 只喝汤不吃肉

产后适当多喝一些鸡汤、鱼汤、排骨汤、豆腐汤等，确实可促进乳汁分泌。但如果认为汤比肉有营养那就错了，其实据科学分析，肉比汤营养更高。新妈妈在喝汤的同时也要吃肉。

错误七 过量摄取营养

为了让小宝贝有奶吃，促进新妈妈身体快速复原，大多数家庭把产后滋补当做新妈妈坐月子的大任。殊不知，过量摄取营养会使新妈妈的身体肥胖起来，不仅使体形难以恢复，影响心理健康，还会导致体内糖和脂肪代谢失调，增大糖尿病、冠心病等疾病的发生率。

错误八 不去做产后体检

如果不去做检查，就不能及时发现异常并及早进行处理。因此，产后6~8周

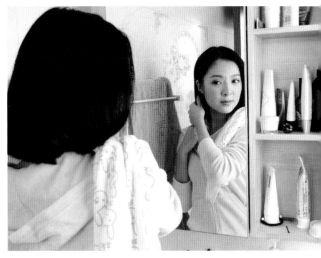

● 月子期间是可以洗头的，但要注意方式方法。

应到医院进行一次全面的产后检查，以便了解全身和盆腔器官是否恢复到孕前状态，了解哺乳情况。

错误九 喝大量的红糖水

红糖确实是产后的补益佳品，但并不是喝得越多越好，更不是坐月子一直要喝。尤其是产后10天左右，恶露开始逐渐减少，子宫收缩基本恢复正常。如果此时仍然喝大量的红糖水，会使恶露的血量增多，造成继续失血。通常，产后喝红糖水的时间以7~10天为宜。

错误十 长时间玩手机、看电视或上网

坐月子不让劳动不让运动，新妈妈常常感到没意思，就歪在床上玩手机、看电视，或者上网。但产后过早或长时间用眼过度，很容易引起眼睛疲劳，出现眼疼、眼痒等症状，特别是患有孕期合并妊娠高血压的新妈妈。

月子里五大暖招防受风受凉

月子里最怕的就是受风受凉，刚刚完成分娩大任的新妈妈体内阳气不足，产生的热量少，一不小心就容易遭受风寒侵袭，留下健康隐患，人们常说的"产后风"就是由此而来的。那么，如何避免"产后风"呢？这是我本小节需要和新妈妈交流的主题。

暖房间

新妈妈的房间一定要朝阳温暖，有着充足的阳光，且不会过于干燥。一般来讲，新妈妈的房间温度保持在20~25摄氏度为宜，湿度则以55%~65%为宜。即便在寒冷的冬季，新妈妈的房间还是需要开窗通气的，以便时刻保持房间的新鲜空气，换走污浊或有病菌的空气。

暖衣物

这里最主要是保持腿部和脚部的保暖。俗话说："寒从足下生，养人先养足。"脚位于人体躯干的末端，离心脏较远，心血输出量较少，足部的温度也就较低，新妈妈更是如此。长裤要温暖柔和且可以将整个腹部包围住；脚上穿上棉质袜子。

暖食物

产后的新妈妈容易身体亏虚或气血多淤，应该禁食生冷食物。因为生冷食物多伤胃，寒冷则血瘀，恶露不下，引发产后腹痛、身痛等诸多疾病。以食用温补的食物，以促进血液循环，达到气血双补的目的。

暖洗澡

不要以为冬天就不可以洗澡，把室内温度调得暖暖的，浴室温度也调高，然后洗了暖洋洋的热水澡，让血液循环到身体的每个末梢。注意洗完澡尽快把身体擦干，及时穿上衣服，避免着凉。

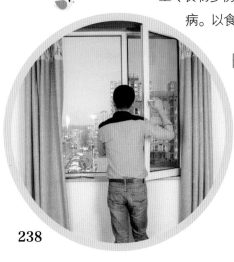

● 新妈妈坐月子的房间应注意通风，通风期间新妈妈应暂时抱着宝宝到别的房间，以免受风着凉。

作家朋友曾说，女性最温柔的瞬间就是哺乳的时候。当柔柔软软的小宝贝依偎在新妈妈的怀里满足地吮吸乳汁，新妈妈的心一下子就融化了。女人因怀孕而美丽，因哺乳而温柔。原本A罩杯的女性过了哺乳期，变成了C罩杯，这是真实存在的。产后呵护好你的乳房，它可以更加柔美、丰满和结实。做到这一点，就要从母乳喂养开始。母乳不仅是妈妈送给宝宝最天然、最神圣、最健康的"口粮"，还可以让你的身材更加优美。

母乳喂养是产后乳房护理的基础

有些注重身材的时尚新妈妈不愿意母乳喂养，因为她们错误地认为哺乳结束后本来充盈的乳房会出现下垂和干瘪。事实上，只要新妈妈在产后的哺乳期内坚持佩戴乳罩，加强对乳房的保护，并掌握正确的哺乳方法和及时断奶，不仅可以帮助新妈妈有效健康地减去体重，还可以促进乳房血液循环的畅通，防止乳房下垂，有助于产后恢复健美的身姿。

产后护理乳房三部曲

第一步：清洁乳头和乳晕

新妈妈最好每日两次用干净的温水清洗乳房，这样不仅有利于乳房的清洁卫生，而且还能增加悬韧带的弹性，从而防止乳房下垂。但注意水温不能过热或过冷，乳房周围微血管密布，如果受到过热或过冷的水刺激都可能导致乳房软组织松弛，也会引起皮肤干燥。

第二步：科学喂奶

新妈妈喂奶时一定要两侧乳房轮流哺乳，最好吸空一侧后再换另一侧，这样反复轮换，使每个乳房都能均匀哺乳，才可以让两侧乳房等大，保持一样的健美。如果没有特殊情况，建议新妈妈在宝宝满1周岁后就要断奶。随着时间的不断增长，新妈妈的乳腺分泌会逐渐减少，迟迟不断奶会让乳房出现逐渐干瘪的现象。

第三步：经常按摩乳房

新妈妈在产后还应该经常按摩乳房，这样不仅可以避免乳腺炎的发生，还可以促进乳房内组织的血液循环，防止在停止哺乳后发生萎缩和下垂。

产后呵护乳房，从母乳喂养做起

239

奶水膨胀得难受，爸爸是个好帮手

顺利生下小宝宝的新妈妈最担心的就是缺乳、少乳，在怀孕期间就开始饮食、按摩、推拿等。其实，真正生产后新妈妈才发现，缺乳少乳是一回事，还有另外一个同样严峻的问题，就是产后乳腺不通，乳房严重胀痛。妈妈奶水涨得难受，小宝宝没奶吃，这才是最煎熬的。怎么办呢？自然是让宝宝尽早吮吸，使用吸奶器等。还有那个除了偶尔抱抱小宝贝炫耀父爱，每天继续正常上下班，时不时还享受新妈妈"月子餐"福利的新爸爸。

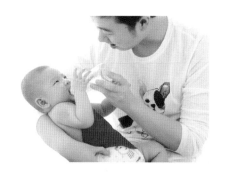

乳头内陷，乳腺不通，新爸爸来帮忙

就通奶效果来讲，让宝宝尽早吮吸效果最好。是当新妈妈的奶水很胀，但由于乳腺不通或乳头内陷，无法泌出乳汁时，宝宝无法吮吸时，可以选择用吸奶器或者新爸爸来帮忙吸奶。用吸奶器比较容易吸破奶头，让新爸爸吸奶时新妈妈可以叮嘱他注意用力。需要特别提醒的是，成人的口腔存在细菌，新爸爸给新妈妈吸奶前，一定要做好口腔卫生。

新妈妈和新爸爸配合

新爸爸帮你吮吸奶水时，新妈妈也不要闲着，要同时做乳房按摩。比如双手呈螺旋状按顺时针或逆时针方向按摩乳房胀痛或硬结处，一边按摩一边从上往下顺着乳腺管推奶。或者双手放于乳房左右，拇指和其他四指分开分别放于乳房上下，从乳房的根部向乳头方向挤压，促进乳腺通畅，利于乳汁排出。

坐月子期间新爸爸能做些什么

在妻子与宝宝回家之前，整理出一间干净整洁的"月子屋"，穿上的垫子不要太软；在新妈妈产后42天内远离香烟，在外面吸烟都尽量避免；为了爱妻与宝贝的"口粮"，一切以老婆开心为重心。

"我当时怎么就没有用束缚带呢？现在想瘦也瘦不下来。"孕前纤长俏丽的护工菲菲在和姐妹们唠叨。其实她现在也并不太胖，只是她之前太瘦了，而且一直认为自己是那种易瘦体质，坐月子时半点没考虑身材问题，束缚带也没用，八个月后的今天，小肚腩仍然明显易见。那么，新妈妈产后到底要不要用束缚带呢？

剖宫产妈妈一定要用束缚带

剖宫产妈妈运动时可能会牵扯到腹部伤口，为了避免受伤，剖宫产妈妈最好使用束缚带，这是最简单有效的方法。顺产妈妈的伤口在会阴部，如果不是有塑形要求，可以不用束缚带。

使用束缚带的最佳时机

剖宫产妈妈一般在第二天开始下床活动，此时是使用束缚带的最佳时机，可以避免活动牵扯到伤口。顺产妈妈则应该在产后1周左右使用束缚带，因为此时血性恶露基本消失。

使用束缚带的注意事项

束缚带不宜太紧、太高。尤其是在产后1周内，太紧、太高的束缚带会过于压迫新妈妈的腹腔，不利于腹腰部血液循环，影响产后康复。

随时调整松紧度。判断束缚带是否松紧合适的标准是，束缚带束好后，可以容纳一个手掌放进去。在使用过程中，新妈妈也要随着腹部的减少而随时调整束缚带的松紧度。

预防过敏长疹子。有的新妈妈使用束缚带容易过敏长疹子，解决这个问题很简单，就是在束缚带里面裹一条柔软的毛巾或套一件柔软的内衣。

及时停用束缚带。长时间带着束缚带会使盆腔血运行不畅，导致盆腔炎、盆腔淤血等病症。一般来讲，束缚带应该戴2小时，脱2小时，吃饭、睡觉时都要摘掉。

● 产后可以使用束缚带但不需要一直戴着。

食补关键：开胃排毒，利水消肿

在产后第1周，由于在分娩时消耗了巨大的能量，因此大多数新妈妈会感觉到身体十分虚弱，而且消化能力较弱，再加上恶露量较多，因此这1周的食补应以开胃排毒、利水消肿为主。

产后第1周食补餐单

产后天数	餐单安排
第1天	一杯白开水，藕粉糊。（注：剖宫产的新妈妈要在肠道排气后再进食。）
第2天	早餐：小米粥，营养丰富，具有滋补作用，还能和胃安神。 午餐：熟烂面条，一定要容易消化 晚餐：生菜粥（利水消肿）、白萝卜汤（利水消肿、促进肠胃蠕动）、醪糟红糖鸡蛋（补虚，促进恶露排出）
第3天	早餐：白米粥（加些小米），乌鸡汤 午餐：西红柿面片汤（补充能量），清炒藕片（利水消肿、促消化） 晚餐：益母草粥（活血化瘀，促进恶露排出），清炒鸡毛菜（清淡易消化）
第4天	早餐：枸杞小米粥（滋补） 午餐：鲫鱼汤（补虚、利水消肿、催奶），鸡蛋1个 晚餐：黑鱼汤（促进伤口恢复），鸡毛菜炒蘑菇（补充营养），银耳汤（滋阴润燥，预防便秘）
第5天	早餐：白米粥，1个素包子 午餐：鲫鱼汤（补虚、利水消肿、催奶），烂面条，清炒菠菜（补铁补血） 晚餐：西红柿鸡蛋汤，小白菜炒木耳（补铁补血），白米粥
第6天	早餐：小米粥，1个素包子，半个馒头 午餐：米饭，鲫鱼汤（补虚、利水消肿、催奶） 晚餐：鲫鱼汤，西红柿炒鸡蛋（营养丰富），白米粥
第7天	早餐：1个素包子，2个鸡蛋 午餐：黑鱼汤（滋补身体），米饭，香菇油菜（营养丰富） 晚餐：鲫鱼汤，炒双花（营养丰富，促进消化），白米粥

食补关键：滋阴补血，促进机体组织修复

到了第2周，大多数新妈妈都已出院了。从此时起，家人应该为新妈妈提供营养丰富的饮食，以滋阴补血，促进机体组织修复。

产后第2周食补餐单

产后天数	餐单安排
第8天	早餐：鸡蛋羹（补虚），小馒头两个（加餐：草莓） 午餐：米饭，菠菜鸡肝汤（补血）、清蒸鲈鱼（营养丰富）（加餐：酸奶、小面包） 晚餐：小米红枣粥（调味补虚、补铁补血）、胡萝卜炒肉丝
第9天	早餐：豆浆（补钙），鸡蛋两个，小馒头1个（加餐：苹果） 午餐：馒头，玉米排骨汤（润肠通便、增强体质），炒圆白菜（加餐：香蕉、酸奶） 晚餐：小米粥（和胃安神），菠菜炒猪血（补血）
第10天	早餐：牛奶，全麦面包，鸡蛋1个（加餐：核桃、酸奶） 午餐：花卷，胡萝卜菠菜汤，鱼香肉片（加餐：火龙果） 晚餐：花生薏米汤（调理气血），小馒头
第11天	早餐：小米红糖粥（调理气血），鸡蛋1个，小馒头1个（加餐：圣女果） 午餐：米饭，五香猪肝（补铁补血），西红柿鸡蛋汤（加餐：酸奶、鸡蛋羹） 晚餐：芹菜粥（补铁、促消化），鸡片炒荷兰豆（补充营养）
第12天	早餐：红枣燕麦粥（补气血、润肠道），小馒头1个，鸡蛋1个（加餐：果汁、腰果） 午餐：紫米馒头，香菇鲫鱼豆腐汤，鸡蛋炒菠菜（加餐：桃） 晚餐：红豆核桃糙米粥（补血安神），清炒西蓝花
第13天	早餐：鸡蛋羹，牛奶，小馒头1个（加餐：苹果） 午餐：米饭，鸡蛋红枣汤（补虚养血），柚子皮炒鸡丝（加餐：小面包、酸奶） 晚餐：核桃红糖小米粥（补血、和胃安眠），黑木耳莴笋炒肉丝
第14天	早餐：花生山药粥（补虚养血），鸡蛋1个，小面包1个（加餐：核桃、果汁） 午餐：花卷，苹果鲜蔬汤，四季豆炒肉片（加餐：葡萄） 晚餐：玉米面粥，蔬菜豆腐干蛋饼（营养丰富）

产后第三周餐单

食补关键：恢复体力，促进新陈代谢

新妈妈坐月子进入第3周后，恶露已基本排尽，此时是进补的最佳时机，饮食宜以营养和口味可口为主，不能一味地补充高蛋白、高糖食物。另外，新妈妈要多吃对体力恢复有益的食物。

产后第3周食补餐单

产后天数	餐单安排
第15天	早餐：牛奶，全麦面包，鸡蛋1个（加餐：苹果） 午餐：米饭，木瓜鲫鱼汤（补虚、催奶），茭白炒肉丝（加餐：酸奶、杏仁） 晚餐：核桃仁粥，清炒荷兰豆（补充维生素、膳食纤维）
第16天	早餐：蔬菜粥，肉包子1个，鸡蛋1个（加餐：牛奶、小面包） 午餐：馒头，杏仁火腿炒虾仁（增强体质），红豆黄豆芽汤（加餐：果仁鸡蛋羹） 晚餐：芝麻粥（润肠排毒），莴笋炒肉片（补充营养）
第17天	早餐：豆浆，小馒头，蔬菜沙拉（加餐：香蕉） 午餐：花卷，莲子银耳汤，鸡蛋炒芦笋（加餐：核桃、酸奶） 晚餐：黑木耳肉羹汤（润肠排毒），蒜蓉油麦菜
第18天	早餐：玉米面粥，小面包，鸡蛋1个（加餐：火龙果） 午餐：牛肉面，手撕鸡（增强体质），蔬菜沙拉（加餐：桃） 晚餐：牛奶玉米汤（营养丰富），清炒豆芽
第19天	早餐：小米鸡蛋粥，素包子1个（加餐：酸奶、小面包） 午餐：米饭，三彩核桃仁（增强体质），山药鸡汤（补虚损）（加餐：腰果、果汁） 晚餐：银耳双瓜羹（滋阴润燥），莲藕炒荷兰豆（促进消化）
第20天	早餐：红枣燕麦粥，小面包1个，鸡蛋1个（加餐：香蕉） 午餐：玉米面窝头，芹菜牛肉末（增强体质），海带豆腐汤（利水消肿）（加餐：酸奶、核桃） 晚餐：芹菜粥（润肠排毒），荷兰豆炒豆腐（利水消肿）
第21天	早餐：松仁小米红糖粥（补血，增强体质），鸡蛋1个，小馒头1个（加餐：苹果） 午餐：花卷，鲫鱼炖豆腐，芹菜炒花生（加餐：葡萄） 晚餐：山药粥（增强体质），核桃仁炒平菇（补充营养）

食补关键：提高新陈代谢，为减肥做准备

到了坐月子的第4周，新妈妈要调整好自己的饮食，同时适当参与运动，让自己的形体慢慢恢复至以前的婀娜多姿。

产后第4周食补餐单

产后天数	餐单安排
第22天	早餐：牛奶，全麦面包，鸡蛋1个（加餐：火龙果酸奶沙拉） 午餐：米饭，美味三鲜汤（利水消肿），黑木耳炒茭白（加餐：葡萄） 晚餐：莲子红枣银耳粥（补血安神），猕猴桃生菜沙拉
第23天	早餐：豆浆，素包子两个（加餐：香蕉） 午餐：花卷，五色蔬菜（补充维生素、膳食纤维），菠菜猪血汤（加餐：苹果） 晚餐：鳕鱼草菇粥（补充营养），黑木耳拌黄瓜（瘦身排毒）
第24天	早餐：黑芝麻燕麦粥，鸡蛋1个，小馒头1个（加餐：芝麻糊） 午餐：红豆甘薯粥，小花卷1个，西红柿豆腐焖鱼（营养丰富）（加餐：鸡蛋羹） 晚餐：牡蛎粥（增强体质），荷兰豆炒莴笋（补充膳食纤维）
第25天	早餐：小米红枣粥，鸡蛋羹，小面包1个（加餐：核桃、酸奶） 午餐：米饭，柠檬蒸虾（补充营养，增强体质）（加餐：草莓） 晚餐：南瓜百合粥（健脾和胃、滋阴润燥），拌双色甘蓝
第26天	早餐：牛奶，鸡蛋1个，小面包两个（加餐：香蕉） 午餐：西红柿疙瘩汤，核桃肉卷，醋拌胡萝卜（补充维生素A）（加餐：杏仁糊） 晚餐：小米红枣粥（养血安神），黄花菜炒香菇（安神助眠）
第27天	早餐：八宝粥，鸡蛋1个，小馒头1个（加餐：苹果） 午餐：馒头，醋炒莲藕片，红枣枸杞鸡汤（增强免疫力）（加餐：果汁、核桃） 晚餐：燕麦粥（促进肠胃蠕动），一品上素（补充维生素）
第28天	早餐：小米鸡蛋粥，素包子两个（加餐：葡萄） 午餐：米饭，肉末豆腐（增强体质），枸杞鲤鱼汤（利水消肿、补充营养）（加餐：火龙果、酸奶） 晚餐：西红柿鸡蛋汤，海带拌腐竹（热量低）

产后大出血

古装电视剧中经常会出现一个嬷嬷从产房里抱出一个孩子给外边的大人报喜："恭喜老爷，贺喜老爷，是个少爷！"然后又有一个产婆慌慌张张跑出来说："不好，大出血！"诚然，产后大出血是分娩完成后新妈妈遭遇"死亡威胁"的头号大敌，也是造成新妈妈产后死亡的首要原因。

哪些新妈妈易遭遇产后大出血

有多次流产史或有习惯性流产病史

无论是人工流产还是自然流产，对子宫内膜都有不同程度的损伤或感染，导致其罹患子宫内膜炎的概率增加，而且这些女性再次怀孕时发生胎盘异常状况的概率会相应增大，遭遇产后出血的可能性也同比增加。流产的次数越多，发生产后出血的概率越大。

产后子宫收缩能力恢复不佳

有些新妈妈分娩过程过于精神紧张、心神疲惫，或者生产过程产程过快、过长会导致宫口无法很好恢复，血管闭合不全。

患有原发性或继发性血液疾病

新妈妈身患白血病、血小板减少症、再生障碍性贫血或严重病毒性肝炎等原发性血液疾病，这些新妈妈多存在凝血功能阻碍，因此容易造成产后出血状况难以控制，形成大出血。同理，生理期间发生的胎盘早剥、羊水栓塞、死胎及妊娠期急性脂肪肝等引起的凝血功能障碍也会诱发产后出血。

产后大出血的危害性

❶ 休克、昏迷甚至死亡。产后大出血对新妈妈最直接的伤害就是可能诱使其发生失血性休克甚至昏迷、死亡。

❷ 凝血功能异常。产后大量出血容易造成血液中血浆与浓缩红细胞比例失衡，导致产后出现凝血功能异常现象。

❸ 席恩氏症候群。这是产后出血可能诱发的健康危机之一，表现身体瘦弱、性情冷淡、脱发、月经量少甚至闭经等。

如何预防产后大出血

孕期定期产检，早发现早治疗

这是预防新妈妈产后出血易发因素的首要手段。在孕检过程中，医生会详细地询问孕妈妈的妊娠分娩史、既往史、家族史及辅助相关检查，对孕妈妈的相关病情、胎宝宝的发育情况有了较深的了解，也会根据具体情况及时采取相关措施，预防产后出血。目前孕检中关于凝血功能的检查是常规项目。

产后严密观察，了解宫缩变化

产后出血多发生在分娩后两小时内。因此，助产人员应严密观察宫底高度、子宫软硬度、膀胱是否充盈、阴道流血量是否异常，同时注意有无内出血的临床表现。

休息充足，积极进行心理调节

新妈妈因生产分娩时过度紧张情绪在产后延续所导致的精神疲惫也是造成产后出血的常见原因之一，因此预防产后出血，新妈妈要保证产后充足的休息时间，并做好心理调整，想想小宝贝的到来让你感到初为人母的喜悦和责任，以后你就是伟大的母亲了。

注意卫生，促进子宫伤口恢复

新妈妈在产后初期，子宫里还有未排净的淤血、黏液和其他组织物等残留物。如果这些残留物清理不干净，会导致新妈妈的子宫伤口难以恢复，很容易

在分娩后两小时内诱发新妈妈产后出血。因此，亲人要帮助新妈妈做好产后残留物的清洁，并保持外阴清洁、干燥。

产后出血治疗恢复

方法1 产后出血2000~5000毫升的新妈妈，应以6:4的比率输入红细胞悬液和新鲜冰冻血浆为宜，如果新妈妈产后出血量超过5000毫升，其上述输血比率则应提高至1:1。

方法2 新妈妈产后补血的重要原则就是必须加强自身肝脏造血功能，保证自身机体藏血量充足。而中医认为，补肝养血宜选用一些如红枣、枸杞及动物肝脏等性平温和的食材进行缓慢调理。

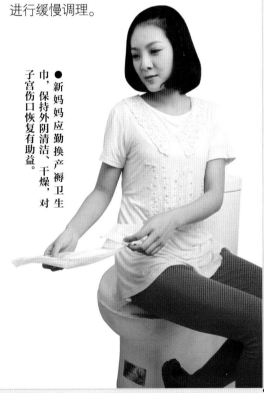

● 新妈妈应勤换产褥卫生巾，保持外阴清洁、干燥，对子宫伤口恢复有助益。

产后虚脱

新妈妈产后会出现面色苍白、四肢发冷、头晕乏力等不适，甚至会出现晕厥、休克等，这就是产后虚脱。很多新妈妈都会出现不同程度的虚脱，及时给予处理后新妈妈一般在短时间内会恢复过来。我们一起两了解一下。

产后虚脱的五大典型症表征

表征一 面色苍白。这是新妈妈产后虚脱最明显的外在表现，西医认为是由于新妈妈脸部毛细血管充盈不足而引起的，中医则认为这是体质差的表现。

表征二 四肢发冷。西医认为是新妈妈的四肢末梢组织血液灌注不足而导致的体温下降，中医观点则认为四肢发冷是阳气虚衰，阳气不能振奋于外，温煦四肢所致。

表征三 周身出汗。这是四肢发冷的后续发展，中医认为出的都是虚汗，而过多的汗液排出会造成人体血液循环的流量减少，循环变慢，使得人体的散热量趋减，从而导致体温升高。新妈妈分娩时失血过多而引起阴血骤失不能敛阳，阳气外浮，津液随之而泄，或因为分娩时气血耗损，气随血耗，卫外不固。

表征四 主诉头晕、乏力。产后虚脱的新妈妈很多都还有意识，让她描述，多会主诉头晕、眼花、浑身无力。有的可能觉得头重脚轻或脑袋嗡嗡响或脑子里有东西摇晃。

表征五 恶心呕吐。有些孕妈妈表现为恶心呕吐。呕吐是胃气之寒，则胃气不能行于肾之中；肾之气寒，则肾气亦不能行于胃之内，肾与胃不可分。败血散于脾胃，胃受不能而生呕逆。

如何预防产后虚脱

◎孕期加强营养，提升产力，避免产程过长，消耗过多体力。
◎孕期贫血的孕妈妈产后及时复查血红蛋白，纠正贫血治疗。
◎顺产妈妈分娩过程中注意及时补足能量。
◎产后尽快下床活动，恢复体力。

恶露是判断新妈妈子宫恢复的一个晴雨表，如果出现异常状况，可能说明新妈妈的身体出现某些异常。下面，我就给大家讲一讲恶露，尤其是产后恶露不尽的问题，大家可以对照一下自己的情况，看自己是否存在恶露异常症状。

正确解读产后恶露

新妈妈产后会从阴道内分泌出一些棕红色的液体，称为产后恶露，也称产露。恶露的成分有血液、黏液、坏死的脱膜组织及细菌等。正常恶露有血腥味，但无臭味，持续时间的长短和恶露量和孕妈妈的个体差异和分娩情况有关，差异较大。一般持续4~6周结束。

恶露异常的5个信号

坐月子期间，新妈妈要注意观察恶露的量、颜色、质地和气味的变化，小心恶露异常的信号。

信号1 恶露中有较大的血块流出，并伴有阵阵腹痛。

信号2 恶露持续一个多月淋漓不尽。

信号3 恶露伴有恶臭味。

信号4 下腹部和会阴切开处疼痛感较强，持续发烧。

信号5 随着时间推移，尤其是产后5天，恶露的量不减反增。

有效预防产后恶露异常

❶ 分娩前积极治疗各种孕期病症，如妊高综合征、阴道炎、贫血等。

❷ 对胎膜早破、产程长者，给予抗生素预防感染。

❸ 分娩后仔细检查胎盘、胎膜是否完全，如有残留者及时处理。

❹ 检查哺乳，有利于子宫收缩和恶露的排出。

❺ 分娩后每日观察恶露的颜色、量和气味，发现异常应立即治疗。

❻ 定期测量子宫收缩度，如发现收缩差，应找医生开服宫缩剂。

❼ 勤换卫生棉，保持清爽，暂时禁止行房，避免受感染。

产后乳头皲裂

有些新妈妈在刚开始哺乳小宝宝时，常常感到乳头有刺痛感，有时还会流血，仔细观察乳头，可以发现乳头上有裂开的小细纹或小裂口，这就是乳头皲裂。乳头皲裂小则疼痛难忍，重则渗液渗血，我们要及时矫正乳头皲裂，才能减轻新妈妈的疼痛，为小宝宝准备更卫生、健康的"口粮"。

如何预防产后乳头皲裂

临产1个月用干净的热毛巾对乳头进行擦拭，刺激乳头，让乳头不要太敏感脆弱。

喂奶时尽量让宝宝含住大部分乳晕，一是为了保护乳头，二是乳晕下面是乳汁集中之处，宝宝这样吸奶更省力。

喂奶完毕，一定要等宝宝的小嘴巴放松乳头后才将乳头轻轻拉出，避免硬拉猛拉造成乳头皮肤破损。

交替改变喂奶姿势，以便小宝宝的吮吸力分散在乳头和乳晕四周，且每次喂奶时间最好不要超过20分钟。乳头无限制地浸泡在婴儿口腔中也容易损伤乳头皮肤，而且婴儿口腔中也会有细菌，可通过破损的皮肤致乳房感染。

乳头皲裂的处理方法

❶ 尽快掌握正确的哺乳方式，避免乳头反复受伤皲裂。比如哺乳时先在疼痛较轻的一侧乳房开始，以减轻对另一侧乳房的吸吮力；让宝宝含吮住尽可能多的乳晕；奶嘴套在乳头上等。

❷ 如果新妈妈乳头疼痛难忍，可以把乳汁挤出来，用小勺喂宝宝，但注意不要用奶瓶，以免宝宝产生乳头混淆。

❸ 喂奶后，妈妈可挤出少量乳汁或用棉签蘸取10%的鱼肝油涂在皲裂的乳头上，使其自然干燥，如果能靠近窗户照射一会儿阳光就更好了。因为乳汁具有抑菌作用且含有丰富蛋白质，有利于乳头皮肤的愈合。

❹ 对于已经裂开的乳头，可以每天使用热的食用油涂抹伤口处。

我发现近年来女性便秘的概率越来越大，产后便秘也越来越成为一种常见病症，主要表现为：粪便干结，艰涩难以排出，数天甚至一周才排便一次。不要小看便秘，这不仅会对你的肤色、身材恢复有害，还存在其他方面的健康隐患。

产后便秘的危害

❶ **宿便的危害**：大量的宿便积聚在肠子内，不仅会使新妈妈腹部膨隆，影响新体形恢复，还有让新妈妈出现口臭、皮肤色素沉着、面部长斑等情况。

❷ **内分泌紊乱**：便秘长期循环还会造成新妈妈内分泌系统改变，导致月经周期紊乱，还会使乳房组织细胞变异，诱发乳腺癌。

❸ **上火易怒**：新妈妈本身处在一个心理敏感时期，便秘更容易造成情绪的异常反应，如心烦、急躁、易怒。

❹ **毒素蓄积**：粪便在肠道停留过久，能引起轻度的毒血症，不但影响新妈妈的健康，还可能通过哺乳影响宝宝的健康。

❺ **母婴营养不良**：便秘使肠道排空减缓，新妈妈食欲缺乏造成营养不良、贫血、免疫力下降等危害。

应对便秘巧护理

❶ **饮食护理**

药疗不如食疗，饮食是调节便秘最健康有效的办法。患有便秘的新妈妈要多喝汤水，鱼汤、鸡汤等不仅味道鲜美、利于下奶，还可以刺激消化液分泌，促进肠胃蠕动。此外，新妈妈还要多吃芹菜、韭菜、香蕉等富含粗纤维的蔬菜和水果。

❷ **起居护理**

产后新妈妈的主要任务就是休息，充足的休息不仅有利于产后身体的恢复，新妈妈也会因为身体健康而减少便秘的发生。新妈妈产后可以适当做一些运动，比如在床上进行一些翻身活动，抬臂、伸腿等床上操，也可以在室内来回走动。

产后腹痛

产后腹痛，尤其是小腹部疼痛也是月子期间新妈妈常遇到的问题。这是因为女性下腹部的盆腔内器官较多，分娩过程造成某些异常时引起了腹痛，我们一起来了解一下。

产后腹痛的病因剖析

子宫收缩：这个是新妈妈产后腹部最主要也是最常见的原因，几乎80%的产后腹痛是子宫收缩引起的。由子宫收缩引起的产后腹痛，新妈妈用手摸小腹可以摸到一个很清楚的较硬的球状体，这就是正在收缩的子宫，医学上称这种正常的子宫收缩为产后阵缩。这属于正常的产后疾病，如果新妈妈没有伴有其他并发症，无须用药处理。

受寒受凉：女性月子里不能招惹寒气，一旦受冷或腹部触冒风寒就会血脉凝滞或气血运行不畅，刚刚"卸货"尚未完全复原的小腹就容易疼痛。

缺少运动：不要认为产后修养就是静养，长时间的卧床而不改变体位，也会引起淤血停留，致使下腹疼痛坠胀，甚至引起腰腰骶部酸痛。

产后腹痛的鉴别

产后腹痛大多数属于生理性腹痛，病理性比较少见。根据其产生的原因不同，可以将产后腹痛分为两种：

功能性腹痛与感染类腹痛。前者由于分娩过程造成腹腔内器官位置变化所致；后者腹痛严重，伴有阴道流血、恶露发暗或发臭、发烧等。

产后腹痛的预防保健

❶ 月子内注意保暖防风，尤其要保护下腹部的保暖，夏季也忌用冷水洗浴。

❷ 卧床期间随时改变体位，并进行适当活动。